HISTORIAS DE ÉXITO

"Cuando empecé mi cintura era talla 42 y hoy en día es tamaño 36. Bajé 45 libras que tenía de exceso. Ya no uso el medicamento para la alta presión. Es un éxito."

K. Torres -
San Sebastián, PR

"Mi diabetes se mejoró tanto que ya no me tengo que inyectar insulina como antes y sólo utilizo un medicamento para controlar mi condición. Hacer esto me ayudó a recuperar mi salud, mi metabolismo y la confianza en mí misma. Cuando estaba gorda usaba una talla 18 y hoy soy talla 10."

M. Santiago
Río Piedras, PR

"Había fracasado en tantas dietas y distintos sistemas de bajar de peso que mi esposo me decía que no valía la pena seguirlo intentando. Hoy me puedo poner ropa talla 6 que me gusta y ya regalé toda la ropa talla 14 que tenía en el closet. Jamás regresaré a cometer los mismos errores de antes."

T. Andreu
Carolina, PR

"Mi metabolismo realmente se mejoró. Era algo que me parecía imposible. Mi cintura antes era tamaño 46 y hoy compro pantalones tamaño 36."

P. Morales
Juncos, PR

"Yo era una horrible talla 20. Mis hijos y conocidos me criticaban. Todos pensaban que mi problema era que yo comía mucho. Pero, aprendí que mi problema era que tenía un metabolismo lento y una condición de tiroides que mis médicos no habían detectado porque no se reflejaba en los análisis de laboratorio. Aprender sobre el metabolismo me permitió conseguir la ayuda médica que necesitaba. Al conseguir esa ayuda y mejorar mis hábitos y mi estilo de vida logré bajar hasta mi talla actual, talla 8."

S. Rodríguez
Fajardo, PR

"Francamente, ya me había dado por vencida porque ninguna dieta me funcionaba. Había hecho dietas de contar calorías y había pasado mucha hambre. No sabía que mi problema era un problema de metabolismo lento. Ya he bajado casi 60 libras de peso y ahora hasta mi marido me cela porque nuevamente me veo bien. Era talla 16 y hoy compré ropa talla 6 que me queda bien bonita."

M. Flores
San Juan, PR.

"Después de casarme aumenté como 30 libras de peso hasta llegar a una talla 12. Pero, lo más triste es que empecé a padecer de migrañas, sinusitis y hasta de alta presión. Mi salud se deterioró y me sentía siempre cansada. Ahora he vuelto a ponerme la ropa de cuando me casé, talla 6, y tengo montones de energía. Recobré mi metabolismo."

Z. Martínez
Yauco, PR

"Cuando dejé de fumar aumenté casi 40 libras de peso. La ansiedad me estaba matando y comía dulces sin control. Con lo que aprendí logré bajar las mismas 40 libras de sobrepeso y nuevamente estoy en mi talla normal. Lo logré sin pasar hambre. Es un éxito."

M. Martínez
Guaynabo, PR

"Estaba adicta a los dulces y los carbohidratos. También a la Coca-Cola. Con lo que aprendí pude romper el vicio y hoy en día no siento necesidad de esos alimentos que tanto me engordaban. Bajé de la talla 16 a mi talla actual número 8. Me siento con mucha energía y mi migraña se desapareció."

R. Rosales
Guaynabo, PR

"Soy diabética hace 12 años. Con la diabetes subí de peso y aumenté de una talla 4 que era hasta la talla 12. Me sentía fea y enferma. Después de hacer este programa he logrado controlar mi diabetes y ya estoy comprando ropa talla 6. Todavía me queda un trecho para llegar a mi talla 4 original, pero sé que lo voy a lograr. ¡Esto funciona!"

K. Sotomayor
San Juan, PR

"Finalmente alguien me pudo explicar las razones de mi metabolismo lento. Lo más importante es que logré mejorar mi metabolismo y bajé 36 libras y 8 tallas en el proceso sin pasar hambre ni ansiedad. "

D. Angulo
Las Piedras, PR

El Poder del Metabolismo

Advertencia:

Este libro, *El Poder del Metabolismo,* ha sido escrito solamente como una fuente de información. La información contenida en este libro nunca debe considerarse como información sustituta de las recomendaciones de su profesional de la salud o médico cualificado. Siempre debe consultar con su médico antes de empezar cualquier régimen de dieta, ejercicio u otro programa relacionado a la salud. El autor, Frank Suárez, es alguien que logró vencer su propia obesidad, no es un médico, dietista, ni nutricionista. Es un especialista en obesidad y metabolismo por su propio mérito. La información que provee este libro está basada en las recomendaciones que a través de más de veinte años han resultado exitosas para las personas que buscaban su ayuda para bajar de peso y recuperar el metabolismo. Hemos hecho esfuerzos razonables para que toda la información aquí descrita sea veraz. La gran mayoría de la información aquí contenida está basada en las experiencias adquiridas trabajando con miles de personas en el sistema NaturalSlim (www.rebajar.com). **Se le advierte que nunca se deben descontinuar o alterar las dosis de los medicamentos recetados, ni cambiar su régimen nutricional, ni utilizar suplementos naturales sin que antes haya consultado con su médico.**

SAN # 8 5 1 – 7 4 9 5 P
Décimoquinta edición: abril, 2021

Metabolic Press
262 Ave. Piñero, San Juan Puerto Rico 00918-4004

Diseño e ilustración de portada: Juan Luis Martínez, Idearte
Impresión: Panamericana Formas e Impresos SA
Edición, corrección y revisión: Xiomara Acobes-Lozada

Impreso en Colombia / Printed in Coombia
ISBN: 978-0-9882218-5-7 Edición Deluxe con Enlaces

Dedico este libro a mi amada esposa Elizabeth,
quien también es mi mejor amiga y aliada.

También lo dedico a mi filósofo, educador e investigador
favorito, L. Ronald Hubbard, quién me sirvió de inspiración y
ejemplo sobre la capacidad de observar y sobre la importancia
de la búsqueda incesante de la verdad.

TABLA DE CONTENIDO

VÍDEOS EL PODER DEL METABOLISMO

Edición Deluxe con enlace a vídeos

Esta es una edición "Deluxe" del libro *El Poder del Metabolismo* porque le ofrece acceso gratuito a vídeos educacionales en los que le explico importantes temas como:

- ¿Qué es el Metabolismo?
- Causas para un "Metabolismo Lento"
- Su Sistema Nervioso y el Metabolismo
- La dieta que sube el Metabolismo

Su éxito en adelgazar o mejorar la salud y la energía de su cuerpo dependerá totalmente de los CONOCIMIENTOS que usted adquiera sobre el amplio tema del metabolismo. Para lograr el máximo de conocimientos y así aumentar sus posibilidades de éxito, trate de ver los vídeos que complementan la lectura de este libro lo antes que le sea posible, en el siguiente enlace gratuito:

ElPoderDelMetabolismo.com/videos

Nota: Al acceder al enlace anterior regístrese con su dirección de email y automáticamente recibirá un email nuestro con los enlaces que le permitirán ver los cuatro vídeos especiales de su edición Deluxe.

Adicional a los vídeos especiales de esta edición Deluxe del *Poder del Metabolismo,* usted también puede disfrutar de más de 800 vídeos educacionales gratuitos, sobre todo tipo de temas relacionados al metabolismo y a la salud, en MetabolismoTV.com.

Que disfrute,

Frank Suárez
Especialista en Obesidad y Metabolismo

Introducción

Luego de más de 20 años practicando la medicina he visto como mis pacientes han sufrido las consecuencias de la obesidad. Son múltiples las complicaciones que puede traer el sobrepeso: artritis, depresión, enfermedades del corazón, hipertensión arterial, problemas de hígado, diabetes, etc., la lista parecería interminable. Por muchos años observé cómo pacientes hacían diferentes dietas que no les funcionaban o que al poco tiempo volvían a ganar las libras perdidas y hasta algunas adicionales. Fui testigo de la desesperanza en que caían estas personas y de cómo este problema les afectaba el día a día. Creían que sus vidas estaban arruinadas por encontrarse sin energía y sufriendo las complicaciones relacionadas a la obesidad. Éstos me expresaban que entendían que no iban a mejorar y que todo estaba perdido para ellos.

Hay gran variedad de dietas para bajar de peso, pero a muchos pacientes les resultaba muy difícil seguirlas por mucho tiempo sin llegar al cansancio. Comenzaban con mucho entusiasmo pero al poco tiempo se sentían desmotivados. Unas dietas eran mejores que otras y estaban diseñadas con la mejor intención pero, por ser éstas complicadas para implementarse o cansonas, los pacientes no lograban perder peso ni mantenerlo.

Pensaba que lo ideal sería un método sencillo que fuera fácil de seguir, que se pudiera comer de todo, y así el paciente lo pudiera hacer para toda la vida sin llegar a la apatía. En otras palabras un cambio en la manera de alimentarse o más bien una mejoría en el "estilo de vida". Estudié muchos métodos de adelgazamiento con especial interés en la dieta mediterránea. Estos países tienen uno de los índices de obesidad y de enfermedades del corazón más bajos del mundo. Realmente lo que tenían que hacer mis pacientes era conseguir una dieta que funcionara.

Varios de mis pacientes con obesidad, algunos de ellos diabéticos, habían logrado bajar de peso mientras se habían reducido sus necesidades de medicamentos recetados con la ayuda del sistema de NaturalSlim. Me entró curiosidad e investigando el tema con algunos de ellos encontré que lo que les enseñaban sobre el metabolismo y la alimentación hacía lógica y producía mejorías de salud además de que se adaptaba perfectamente a las realidades de mis pacientes. Luego descubrí que el *libro El Poder del Metabolismo* explicaba de forma sencilla los conceptos de sentido común que utilizaban en NaturalSlim. Comencé a recomendar este tipo de dieta y sencillamente funcionó. A mis pacientes se le hacía fácil llevarla, y bajaban de peso. Las dosis de los medicamentos se podían reducir y lo más importante era que comían de todo y así la podían continuar por tiempo indefinido. Es sumamente gratificante y alentador observar cómo un paciente hace los cambios para mejorar su vida y ver cómo vuelve la esperanza. Me llenaba de alegría verlos entender que podían retomar el control de su cuerpo y no terminar siendo un manojo de quejas y enfermedades.

En este libro se presenta un sistema de alimentación sencillo, práctico, fácil de llevar y lo más importante de todo es que, por lo que he visto, funciona para cualquier persona. Es un enfoque novedoso pero abarcador que no se limita estrictamente a "la dieta" y que está basado en combinar los distintos factores que mejoran el metabolismo y la salud del cuerpo humano. Este libro trae una fuerte dosis de "sentido común" que se hará sentir positivamente en nuestros pacientes con sobrepeso, obesidad o diabetes.

Para un médico la salud mental y física del paciente es su meta. La alegría y el entusiasmo que brinda ver a estos pacientes mejorar la salud no tienen comparación. Felicito al señor Frank Suárez por llevar salud y bienestar a tantos pacientes que lo necesitan.

Dr. Carlos M. Cidre
Médico Internista – Board Certified

UN PROBLEMA
GIGANTE

Notas Del Autor

Mi propósito es llevar un mensaje que sirva para mejorar o recuperar la energía, el metabolismo y la salud en general. El mensaje escrito se comunica a través de las palabras. Las palabras tienen significados que no siempre son conocidos para todos nosotros.

Es por eso que hago lo posible por evitar las palabras técnicas o los términos médicos. Siempre que me veo forzado a utilizar una palabra técnica me aseguro de proveer también la definición de ella para que la persona no pierda el interés en el tema y lo pueda entender. En realidad "el conocimiento es poder" pero el conocimiento se adquiere a través de las palabras del lenguaje.

Cuando me veo obligado a utilizar una palabra que entiendo pudiera ser malentendida la he marcado con el símbolo † y la incluyo en las definiciones que están en la sección de GLOSARIO - DEFINICIONES DE LAS PALABRAS que está al final del libro. La idea es que usted pueda localizar las palabras nuevas que trae este tema en el glosario sin necesidad de utilizar un diccionario médico o especializado. No obstante, es siempre una buena idea el tener un buen diccionario accesible porque aun una simple palabra de nuestro lenguaje común que no se entienda le puede quitar el interés en lo que usted lee.

Lo mismo pasa con el lenguaje. Muchas de las palabras que se utilizan son más fáciles de entender en Inglés que en Español. Ejemplo: el cuerpo humano produce una hormona que en español se llama *glucocorticosteroide* y que es la hormona asociada a las condiciones de estrés. En inglés esta hormona se llama *cortisol* y naturalmente es muchísimo más fácil hablar de *cortisol* que de *glucocorticosteroide*. Como mi propósito principal es que el mensaje llegue a los lectores, elegí usar la palabra que sea más fácil de entender y recordar con el permiso de los expertos de la lengua española.

Desde mi punto de vista tanto las palabras como el lenguaje son sólo herramientas para la comunicación de las ideas y el conocimiento. En ese sentido las palabras y el lenguaje son menos importantes que el CONOCIMIENTO.

Era Un Problema Personal

Desde muy joven tuve problemas con mi peso. Siempre fui "gordito". Estudié la escuela superior en una escuela militar de varones y allí los compañeros se mofaban de mí por mi obesidad. Me tenían un nombre no muy agradable (no se puede imprimir) que tenía que ver con una parte de mi cuerpo.

Como era "gordito", lento y pesado no participaba en ningún deporte de mi escuela. Me acostumbré a la idea de ser un simple observador de los deportes.

La vida social que recuerdo de esa época estaba llena de rechazos, incluyendo el de las muchachas que bailaban conmigo solamente porque yo tenía mucha habilidad para bailar, aunque era "gordito". Más allá de lograr que bailaran conmigo se me hacía difícil iniciar una relación. De una forma u otra me sentía como un ser atrapado en grasa y con los años aprendí a aceptarlo como algo inevitable.

Por suerte tenía habilidades con la música. Aprendí a tocar el saxofón y de esa forma logré llamar la atención de algunas chicas. Con el tiempo entablé una relación, me casé, tuve 4 hijos y continué mi vida profesional, pero siempre sintiéndome más "gordo" y pesado de lo común.

Unos 25 años después que dejé la universidad y empecé a trabajar había seguido poco a poco ganando peso. No solamente estaba 40 libras sobrepeso sino que, para colmo, mi médico, un amigo personal, me advirtió que mi presión arterial, mi colesterol[†] y mis triglicéridos[†] estaban fuera de control. Incluso me advirtió que estaba a punto de desarrollar diabetes.

Estas advertencias tan severas de mi amigo y doctor me hicieron reaccionar y decidí hacer algo al respecto. Poco sabía en aquel entonces lo que me esperaba.

Busqué ayuda profesional. Hice una dieta de controlar las calorías y bajé 20 libras de peso, pero pasando algo de hambre, porque esa dieta era una de esas dietas de siempre comer menos que lo que el cuerpo me pedía. La "fuerza de voluntad" era un elemento vital para llevarla a cabo. Aunque ya había bajado 20 libras y sólo me quedaban 20 más para llegar a mi meta, finalmente me quité de la dieta porque me estanqué en el peso y aunque hiciera la dieta simplemente no bajaba más. Me desanimé y la dejé. En los próximos 3 meses aumenté las 20 libras que había perdido y otras 10 o 12 libras más. O sea, había rebotado como un yo-yo.

Unos meses después decidí tratar la dieta vegetariana y me volví vegetariano. Bajé de peso, pero nuevamente llegó un punto donde se estancó la pérdida de peso y me sentía débil. Otra vez me desanimé y dejé la dieta. En poco tiempo volví a aumentar lo perdido y algo más.

Tiempo después hice otros intentos, incluyendo ponerme a trotar (*"jogging"*), lo cual me hizo rebajar muchísimo. Hasta que un día tuve una lesión corriendo y dejé de correr. El peso regresó para atrás "más rápido que ligero".

Mi propósito de bajar de peso se había vuelto una tortura constante. Aun así seguí intentando otras dietas y sistemas. Una de las dietas que traté fue la famosa dieta Atkins que era una dieta de comer sólo carne y grasa. En esa dieta bajé muchísimo, 35 libras, pero un día me dio un mareo y desperté en la sala de emergencia. Después de ese susto algo me decía que una dieta de pura carne y grasa no podía ser algo saludable para mí.

Luego del susto con la dieta Atkins decidí que tenía que entender mejor el tema de mi metabolismo[†]. El deseo de bajar de peso se había convertido casi en una obsesión y no estaba dispuesto a darme por vencido. Me di a la tarea de estudiar el tema del metabolismo y todo lo relacionado a la nutrición, digestión y cualquier otro tema que de alguna forma pudiera ayudarme a entender y resolver mi obesidad. El tema de la obesidad se transformó en mi "hobby" y mi único tema de interés fuera de mi familia y mi trabajo.

Recuerdo que estuve por lo menos 8 años leyendo e investigando TODO lo que pudiera conseguir sobre las dietas, la obesidad, el metabolismo, la biología del cuerpo, las células, la digestión y mil otros temas relacionados. Pasaba largas horas en Internet. Compré cientos de libros sobre dietas, nutrición y metabolismo. Exploré los aspectos médicos de la obesidad para ver si era alguna enfermedad que me la causaba. Estudié temas como la física nuclear y el magnetismo para ver si encontraba alguna pista que me ayudara.

La búsqueda de las causas y de las soluciones a la obesidad se convirtió en lo primordial en mi vida. Los temas de la obesidad y el metabolismo eran un verdadero reto para mí. Salía de mi trabajo de ventas y me encerraba a leer y a estudiar. Hacía anotaciones, abría archivos por tema, escribía mis pensamientos y conclusiones. Hice experimentos con mi cuerpo tomando distintos suplementos y hierbas naturales para ver si daba con aquellos que me pusieran "flaco".

Poco a poco y casi sin darme cuenta fui bajando de peso hasta perder las 40 libras de más que en un momento llegué a tener. Para ese entonces mis análisis de laboratorio salieron todos normales. La presión arterial se puso normal, los triglicéridos y el colesterol también. Pero, además de bajar de peso y recobrar la salud me di cuenta de que el conocimiento de tantos temas relacionados a la obesidad me había transformado, ya que empecé a ver que en el cuerpo humano "todo está relacionado con todo". Entendí que la obesidad no se podía vencer desde la única y limitada perspectiva de la comida. Dejar de comer o comer menos no necesariamente resuelve el problema de la obesidad. Encontré que son <u>múltiples</u>

factores los que reducen el metabolismo y causan la obesidad. No es un sólo factor, la comida, como pudiera pensar alguien que fue educado como nutricionista. Descubrí el METABOLISMO.

Mis conocidos y amistades observaron que bajé mucho de peso y muchos de ellos se interesaron en preguntarme qué hice para lograrlo. Se me ocurrió escribir un resumen de mis descubrimientos y cada vez que alguien me preguntaba cómo lo había logrado, simplemente le daba el resumen escrito de 7 páginas para que lo aplicara. Pensé que dar el resumen escrito con mis recomendaciones para bajar de peso resolvía el problema de tener que explicar todo lo que había descubierto al respecto. Fue una equivocación. El resumen escrito le funcionaba a la gente pero también les causaba otras múltiples dudas al respecto, y siempre terminaban llamándome para hacer una "consulta personal". Esto pasaba quizá porque el tema de las dietas y el metabolismo es el tema más lleno de fracasos y desilusiones del planeta. La mayoría de la gente ha fracasado en varios intentos de bajar de peso. Así que cuando leen algo que les ofrece esperanza se les revuelcan las mil y una contradicciones de lo que han leído y oído sobre el tema, más el recuerdo de sus propios fracasos al respecto.

El campo de la obesidad y el metabolismo es uno controversial, donde existen miles de distintos "expertos" con certificaciones, diplomas y títulos, y que curiosamente se contradicen los unos a los otros con abandono total. Mi observación personal es que el público en general termina en un estado de confusión total al tener tantas opiniones expertas que se contradicen entre sí. Unos "expertos" hablan de calorías, mientras otros dicen que es la grasa, otros invitan al vegetarianismo y aun otros dicen que la obesidad es una enfermedad y pretenden tratarla con medicamentos. Algunos aseveran que lo único que sirve es el ejercicio físico y aun otros que no tienen soluciones culpan todo el problema de la obesidad a los factores hereditarios. En fin, no existen soluciones claras.

La cantidad de gente que me llamaba para pedir mi ayuda seguía creciendo ya que algunos se habían dado a la práctica de sacarle copia a mi escrito de recomendaciones y pasárselo a sus familiares y amistades. Cada vez me llamaba más gente e incluso, me llamaban de sitios lejanos a donde había llegado una copia de mi escrito. Algunas de estas personas ya estaban en un estado de desesperación porque habían tratado todo y no encontraban una solución a su problema de obesidad. Varias personas, sobre todo mujeres, ya estaban afectadas emocionalmente por el constante fracaso de sus dietas más las acusaciones y las críticas de los que no entienden del tema del metabolismo que les acusan de "glotonas".

Las constantes llamadas y "consultas personales" me hicieron entender que había tocado una llaga. La obesidad es un tema emocional lleno de fracasos, confusión e información incompleta. Decidí crear una empresa para dedicarme a ayudar a estas personas a vencer su obesidad. Fue casi una locura porque no tenía un título ni de nutricionista ni de doctor. Sólo tenía mis conocimientos y los buenos resultados que invariablemente obtenían los que me consultaban. Lo tomé como un nuevo reto y cree NaturalSlim (www.rebajar.com). Le llamé a NaturalSlim *el peso que se fue para siempre* porque mi intención es cambiar los conocimientos y el estilo de vida de los miembros del sistema. La experiencia me había demostrado que lo único que duraba para siempre era el CONOCIMIENTO. Decidí que NaturalSlim sería un centro de conocimiento donde miles de personas se educarían sobre el tema de la obesidad y el metabolismo. Aposté a que el conocimiento sería más valioso y útil a largo plazo que cualquier suplemento o comida congelada. Aposté también a que el conocimiento sobre las causas de la obesidad y sus soluciones provocarían un cambio en las personas porque al saber sobre estos temas su conciencia les molestaría si no hacían lo correcto. Fue una locura, pero salió bien, NaturalSlim se hizo todo un éxito porque produce lo más deseado: RESULTADOS.

En mi propio caso habían logrado resultados que no solamente se reflejaban en mi peso y en mi cintura. Eran resultados que demostraban una mejoría significativa en mi salud. Había dejado de ser un "gordo" cansado y sin energía para convertirme en alguien esbelto y lleno de entusiasmo. Había recuperado mi metabolismo y mi salud.

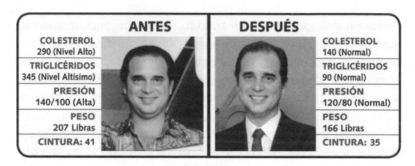

ANTES		DESPUÉS	
COLESTEROL 290 (Nivel Alto)			COLESTEROL 140 (Normal)
TRIGLICÉRIDOS 345 (Nivel Altísimo)			TRIGLICÉRIDOS 90 (Normal)
PRESIÓN 140/100 (Alta)			PRESIÓN 120/80 (Normal)
PESO 207 Libras			PESO 166 Libras
CINTURA: 41			CINTURA: 35

Algunos amigos me recomendaron que no les diera el conocimiento completo a los miembros del sistema NaturalSlim porque si lo hacía ya no nos necesitarían. Es lógico pensar que el que aprende su lección en la universidad finalmente deja de necesitar los estudios universitarios. Me resistí a esa idea de restringir la educación a nuestros miembros porque pensé que las cosas que había descubierto en realidad producían tan buenos resultados que los mismos miembros del sistema nos recomendarían a sus familiares y conocidos. Viendo las estadísticas nacionales sobre la obesidad, las cuales cada año van más en aumento, me di cuenta de que no me quedaría sin clientes potenciales en un buen rato. Decidí darle a cada miembro de NaturalSlim una educación completa sobre su metabolismo confiando en que, al ellos aplicarlo, los resultados positivos que producirían atraerían a otras personas que también deseaban bajar de peso y recobrar su metabolismo. Por suerte, así fue. NaturalSlim tiene más de 300,000 miembros y sigue creciendo. No hay verdad más grande: ¡los clientes contentos son la mejor publicidad!

Ahora, NaturalSlim es un sistema completo donde la tecnología de recobrar el metabolismo y la energía del cuerpo se ha desarrollado a un punto óptimo y es casi imposible que una persona no baje de peso en el sistema NaturalSlim. Hoy en día decenas de médicos refieren a sus pacientes a NaturalSlim cuando desean que bajen de peso de forma natural. Muchos de los médicos que nos recomiendan han sido miembros del sistema NaturalSlim y vinieron a nosotros motivados por los resultados que veían en sus pacientes.

Tengo que decir que pienso que no existe ningún trabajo que provea más satisfacción que mi trabajo como Director Ejecutivo de NaturalSlim. Constantemente tengo la oportunidad de ver cómo los miembros del sistema NaturalSlim adelgazan y mejoran su salud tan notablemente que en muchos casos ya no necesitan usar medicamentos recetados. Casi todas las semanas vemos diabéticos que ya no necesitan inyectarse insulina y personas que estaban muy débiles y enfermas que hoy en día han recobrado la totalidad de su salud. El trabajo en NaturalSlim es un trabajo muy gratificante, lleno de las grandes satisfacciones de poder ayudar a otros.

Este libro, *El Poder del Metabolismo*, está orientado a todas aquellas personas que deseen tomar el control de su peso de forma natural y saludable. Si usted desea reducir su talla de ropa este libro definitivamente le ayudará. Si desea mantenerse en un peso adecuado, aquí encontrará las verdades que le permitirán hacerlo. Pero, en honor a la verdad, debo decir que para las personas que han experimentado muchísima dificultad para bajar de peso es posible que se requiera una ayuda intensiva y personalizada como la que provee NaturalSlim, donde nos especializamos en "casos difíciles". Por ejemplo, en NaturalSlim hay tratamientos naturales contra hongos y parásitos que no se pueden proveer en un libro y hemos visto que algunas personas no pueden bajar de peso porque sus cuerpos están severamente infectados de organismos parasíticos. NaturalSlim ofrece ayuda hormonal natural para aquellas damas cuya menstruación irregular refleja un desorden hormonal. En algunos casos las personas no bajan de peso porque tienen problemas digestivos y ese es otra área en la que NaturalSlim ofrece ayuda. Por otro lado, NaturalSlim provee un seguimiento y una motivación personal que resultan vitales para las personas cuyos múltiples fracasos les han reducido la autoestima y la perseverancia. Si un ser fracasa demasiadas veces en su esfuerzo por bajar de peso tiende a darse por vencido con demasiada facilidad porque se les han violado sus esperanzas demasiadas veces. Es la naturaleza humana.

Entonces, este libro comunica unas verdades que producen unos beneficios palpables en las personas que las practican. No se garantizan los resultados porque no sería honesto garantizarlos. Hay personas que tienen condiciones de salud que dificultan el adelgazar. Lo que sí se garantiza es que estas verdades han sido aplicadas por cientos de miles de personas con resultados excelentes y a veces excepcionales <u>para la gran mayoría</u>. Si aún después de aplicar estos datos a su nutrición, y a su vida, usted nota que su cuerpo simplemente se resiste a bajar de peso convendría que usted reciba una orientación gratis del sistema NaturalSlim (www.rebajar.com), que ofrece una ayuda personalizada más completa, lo que generalmente logra buenos resultados, aún para los "casos difíciles".

Estos temas, obesidad y metabolismo, eran un "problema personal" que yo tenía. Hoy en día son mi vida y me llenan con la enorme satisfacción de haber ayudado a miles de personas a salir de esa trampa de grasa llamada "obesidad". Definitivamente, no existe mejor satisfacción que la de ayudar a otros.

Sobrepeso y Obesidad: Epidemias

El sobrepeso y la obesidad han crecido a proporciones epidémicas. Por lo menos así lo considera el Departamento de Salud del gobierno de los Estados Unidos.

Se calcula que un 68% de la población está sobrepeso y que un 24.7% (1 de cada 4 personas) está ya en obesidad. El término "obesidad" no quiere decir lo mismo que "sobrepeso". "Obesidad" quiere decir estar por lo menos 20% más arriba del peso normal para nuestra estatura. Todas las personas obesas están sobrepeso, pero no todos los que están sobrepeso están obesos.

Lo cierto es que estos números estadísticos sobre la población vienen empeorando cada vez más. Por ejemplo, vea esta gráfica:

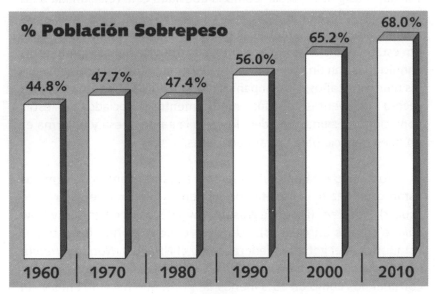

Incluso, la obesidad infantil ha tenido un aumento constante desde hace décadas y lo mismo ha pasado con la diabetes infantil. Se ha demostrado que existe una relación directa entre el sobrepeso y la diabetes. Se calcula que más del 85% de los diabéticos están sobrepeso. Cualquier diabético que logre adelgazar experimentará una mejoría sustancial en su condición de diabetes.

La Asociación Americana del Cáncer ha publicado estudios que demuestran una incidencia de cáncer muchísimo más alta en las personas que están sobrepeso. Por mencionar algunos ejemplos, las mujeres con sobrepeso experimentan un 112% de incidencia mayor de cáncer en los senos. Los hombres con sobrepeso experimentan un 352% más de incidencia de cáncer del hígado (fuente: NAASO, *The Obesity Society, Study on Obesity*). O sea, estar sobrepeso es un verdadero riesgo a la salud.

En resumen, podríamos decir sin temor a equivocarnos que se está perdiendo la batalla contra la obesidad a nivel nacional. Cada vez hay más gente obesa. Como la obesidad está relacionada a las condiciones de alta presión arterial, altos triglicéridos, colesterol alto y diabetes, las estadísticas también reflejan aumentos anuales en estas condiciones. Las ventas de medicamentos para estas condiciones son un buen indicador de la magnitud del problema. En los últimos 10 años, las compañías farmacéuticas han roto su propio récord de ventas de los medicamentos asociados a estas condiciones. Es una pena decirlo, pero la gente obesa y enferma es un buen negocio para las farmacéuticas.

Todo esto está pasando mientras nuestras tiendas de comidas están cada vez más repletas de alimentos "sugar free" (libres de azúcar), "*fat free*" (libres de grasa), "*low fat*" (bajos en grasas) y "*low calorie*" (bajos en calorías). Un dato curioso es que los estudios estadísticos del gobierno federal como el NHANES (*National Health and Nutrition Examination Survey*) reflejan que actualmente consumimos como un 19% menos de grasa que hace 40 años y sin embargo estamos un 47% más sobrepeso que en esa época.

Cuando entienda usted la forma en que el cuerpo crea la grasa se dará cuenta de que nuestra población no está más sobrepeso que antes debido a que comamos más grasa que antes. Hay otras razones que están aumentando la proporción de grasa en nuestros cuerpos y se discutirán bajo el tema de "Cómo se crea la grasa en el cuerpo". Son datos que todo el que quiera evitar o vencer el sobrepeso y la obesidad debe saber.

Por último, debemos ver que el futuro de nuestra juventud es cada vez más incierto debido a la epidemia de sobrepeso y obesidad. Ya hay cientos de miles de niños y niñas que necesitan usar medicamentos recetados para controlar su alta presión y sus altos niveles de colesterol. Estamos criando una nueva generación de cuerpos débiles, grasosos y flácidos que sólo tiene energía para jugar los juegos electrónicos. Les estamos dando un malísimo ejemplo de lo que deberían aprender sobre la alimentación y el cuidado de sus cuerpos. Hasta la alimentación en los comedores escolares es desastrosa con porciones de pizza, "hot dogs" y otras comidas que más que alimentos podrían llamarse "desalimentos".

Se habla de que la obesidad tiene un cierto factor hereditario. Estoy de acuerdo, en cierta medida. Concuerdo en que existe un fuerte factor hereditario, pero este factor hereditario no tiene nada que ver con nuestros genes o cromosomas. Sino con el hecho de que los malos hábitos se heredan de los padres a los hijos. Una familia con malos hábitos engendra y cría hijos con malos hábitos. Todos los cientos de niños sobrepeso con los que he trabajado vivían en hogares donde la alimentación y el estilo de vida poco saludable eran causas obvias de la obesidad del niño.

Es evidente que ninguno de nosotros tiene el poder para cambiar la totalidad de la sociedad. No obstante, cada uno de nosotros sí tiene el poder de mejorar el conocimiento y la responsabilidad con la que se alimentan nuestros seres queridos. Si cada uno se hace responsable de mejorar a su propia familia cercana y si todo el mundo hiciera lo mismo, en muy poco tiempo habríamos mejorado a toda la sociedad. Lo que es cierto es que si no hacemos nada al respecto, ni siquiera con nuestros seres queridos, habremos sido cómplices de la creación de estados de salud deficientes para nuestros seres queridos y sus futuras generaciones.

LAS DIETAS: EL REINO DE LAS CONTRADICCIONES

Hay temas que son controversiales por naturaleza. Temas como la política o la religión. Pero el tema de las dietas, además de ser controversial, está lleno de contradicciones. Las contradicciones entre las distintas dietas van desde comer mucha grasa, mucha proteína y casi ninguna cantidad de carbohidratos (dieta del Dr. Atkins) hasta la recomendación exactamente contraria de comer ninguna grasa, ninguna o poquísima proteína y montones de carbohidratos (dieta *Pritikin*). Son contradicciones entre sí. Como resultado de esto el público generalmente está en confusión con el tema de las dietas.

La realidad es que cuando una persona va a una librería con la idea de buscar un libro que le recomiende qué tipo de dieta debe hacer puede quedar en total confusión al encontrarse con una variedad interminable de distintas dietas. Cada una de ellas se recomienda como "la mejor dieta". Muchos de los libros son escritos por personas con diplomas en medicina, nutrición, física o química. Todos recomiendan algún tipo de dieta que habrá de solucionarlo todo para la persona que desea bajar de peso. Son enfoques tan variados como control de calorías, reducción de grasas, vegetarianismo, dietas de jugos de frutas, dietas de eliminar los lácteos o el trigo, dietas de consumir sólo productos en su estado natural y dietas de otros mil tipos más. En fin, confusión.

Luego están las dietas de moda: "Atkins diet", "Scarsdale diet", "Pritikin diet", "South Beach diet", "Sugar Busters diet", "Caveman diet" y la lista sigue, y se hace interminable.

En mi búsqueda para encontrar cuál dieta funcionaba mejor para yo adelgazar pienso que las probé prácticamente todas. Encontré que la dieta que mejor me hacía bajar de peso era la dieta del Doctor Atkins que es una dieta baja en carbohidratos. Pero, noté que esa dieta también me producía una debilidad horrible.

Incluso me enfermé. Finalmente llegué a la conclusión de que es una dieta extrema que no se puede utilizar como "estilo de vida" porque es demasiado limitada en selección de alimentos y utiliza demasiadas carnes rojas y tocineta que no necesariamente son el mejor tipo de alimento para el cuerpo.

Buscando y buscando alternativas me interesé en observar que la gente del mar mediterráneo tiene las estadísticas más bajas de obesidad y de problemas del corazón. Eso me dejó saber que debería observar el tipo de alimento que comen en el área del mediterráneo[1]. Observé también que la dieta del mar mediterráneo permite comer de todo pero sin abusar de los carbohidratos refinados como el pan, el arroz y el azúcar. En el mediterráneo se come mucho pescado y mariscos, mucha ensalada y un pan muy duro que contiene mucha fibra. Allá se toma vino, se come queso a diario y se utilizan jamones como el *"prosciutto"* que es como un tipo de jamón "serrano". En esa área la gente no utiliza grandes cantidades de azúcar. En esos países disfrutan de la mantequilla y prácticamente todo lo cocinan con aceite de oliva. Pensé que podía aprender de ellos.

Estuve experimentando con distintas proporciones de alimentos y encontré que si reducía los carbohidratos refinados (pan, harina, arroz, papa, dulces, azúcar, etc.) podía adelgazar sin la necesidad de eliminar totalmente los carbohidratos. Me di cuenta de que era más bien una cuestión de la CALIDAD de los carbohidratos que de la cantidad de los carbohidratos. Observé que si reducía los aceites industriales como maíz y vegetal y los sustituía con aceite de oliva podía adelgazar. El uso de los vegetales y las ensaladas se convirtió también en una ayuda. Encontré que un régimen moderado de reducción de carbohidratos refinados acompañado de buenas proteínas (pollo, pavo, pescado, mariscos) y mucha agua producía una sensación de bienestar notable.

---

[1] *El "mediterráneo" se refiere al área donde está el "mar mediterráneo" donde se localizan los países como Italia, Grecia, Israel y Egipto.*

Después, cuando creé NaturalSlim, apliqué estos conocimientos y empecé a ver resultados impresionantes en las personas que se alimentaban de esta forma. Persona tras persona la grasa se estaba yendo del cuerpo y la persona se sentía siempre con mucha energía y sin experimentar hambre ni ansiedad.

Así que el concepto básico de una dieta mediterránea fue lo que me funcionó con miles y miles de personas. Buenas proteínas (carnes, pescado, mariscos, proteína de whey[†]), vegetales, ensaladas, queso, huevos y poco pan, poca harina, poco arroz, pocos almidones (papa, yuca, yautía, etc.) y poca azúcar. Descubrí que no tenemos que "prohibirnos" nada. Es cuestión de evitar o reducir aquellos alimentos que reducen el metabolismo y que más nos hacen engordar: los carbohidratos refinados.

¿Qué Cosa Realmente Es El Metabolismo?

C antidad de gente se queja de tener un "metabolismo lento" pero realmente, ¿qué cosa es el metabolismo?

Las definiciones en el diccionario de la palabra metabolismo pueden ser bastante técnicas o complejas. Ofrezco a los lectores la siguiente definición básica de "metabolismo" que encuentro fácil de entender:

> **metabolismo: la suma de todos los movimientos, acciones y cambios que ocurren en el cuerpo para convertir los alimentos y los nutrientes en energía para sobrevivir.**

Son muchos los procesos, movimientos, acciones y cambios que el cuerpo humano realiza para poder sobrevivir: digestión, absorción, respiración, sistema inmune (defensa), circulación, eliminación, etc. Cada uno de estos procesos tiene algo en común: *movimiento*. El movimiento siempre conlleva el uso de energía. Sin energía no hay movimiento. La materia, toda, está compuesta de energía en *movimiento*. Aunque no podamos a simple vista ver los átomos que componen la materia al moverse en sus constantes órbitas sigue siendo cierto que toda la materia está compuesta de átomos que están en *movimiento*.

El cuerpo humano está compuesto de materia, la cual incluye componentes como agua, grasa, proteínas[†], carbohidratos[†] y minerales. Todas estas materias están animadas por la vida que hay en nosotros pero a su vez responden a las leyes de la física y los átomos. Los organismos vivos, para sobrevivir, deben poder tener *movimiento*. Pero el *movimiento* deberá ser un *movimiento* ordenado y a un *ritmo* adecuado. Ejemplo: si nuestro corazón va a un *ritmo* demasiado lento sería un riesgo casi igual de severo que si va a un *ritmo* demasiado rápido. Para sobrevivir, el cuerpo humano necesita tener *movimiento* pero este *movimiento* deberá ser a un *ritmo* adecuado, ni muy lento ni muy rápido.

El metabolismo es la suma total de todos los *movimientos* que el cuerpo ejecuta para poder existir como cuerpo. Cuando decimos que tenemos un "metabolismo lento" en realidad estamos diciendo que el *movimiento* del cuerpo no está ocurriendo al *ritmo* óptimo.

Existen factores de salud, de nutrición y de estilos de vida que reducen el *ritmo* del *movimiento* de los procesos del cuerpo. Existen también otros factores que agilizan, aceleran y contribuyen a aumentar el *ritmo* del *movimiento* de los procesos del cuerpo.

La gente asocia el llamado: "metabolismo lento" con una fuerte dificultad para bajar de peso. No obstante, tener un "metabolismo lento" es algo que puede llegar a ser realmente peligroso. Esto es debido a que cuando el metabolismo es demasiado lento <u>todos</u> los procesos del cuerpo también son lentos y ello se puede reflejar en estreñimiento, acumulación de tóxicos, mala circulación, muchas infecciones, mala digestión, sobrepeso y obesidad, entre otros.

El Poder del Metabolismo trata sobre cómo reconocer estos factores y cómo utilizar los conocimientos al respecto para mejorar nuestro metabolismo y con él nuestra salud.

EL FAMOSO "METABOLISMO LENTO"

L as estadísticas no mienten. La gran mayoría de la población está sobrepeso y una de cada cuatro personas ya está en una condición de obesidad. El mayor problema es que la tendencia es clara: la situación continúa empeorando año tras año.

Se calcula que en cualquier momento del año más del 30% de la población está haciendo algún tipo de dieta, ejercicio o esfuerzo por bajar o controlar su peso. Sin embargo, estamos perdiendo la batalla; cada vez estamos más gordos y más débiles.

Muchas de las personas que han tratado varias de las distintas dietas de moda ya se dieron por vencidas porque observaron que hacen el esfuerzo y ven muy pobres resultados. Otros se deprimen al ver cómo algún familiar o conocido que es flaco come de todo lo que ellos no pueden comer y sin embargo sigue siendo un flaco esquelético, aunque coma dulces, chocolates y mantecado todos los días.

Es algo ilógico porque por alguna misteriosa razón algunos de nosotros engordamos "hasta de mirar la comida". A este fenómeno se le ha llamado el "metabolismo lento". El término "metabolismo lento" se ha popularizado a tal nivel que cualquier persona que observe que engorda con mucha facilidad o que tiene gran dificultad para bajar de peso lo usa para describir su condición aunque no pueda explicarse lo que la palabra "metabolismo" quiere decir. Para la población "metabolismo lento" quiere decir "como poco y engordo mucho".

Si miramos las estadísticas nacionales de sobrepeso y obesidad tenemos que concluir que se hace obvio que el número de personas que experimentan el famoso "metabolismo lento" tiene que estar aumentando. Faltaría ahora entender cuáles son los factores que reducen el metabolismo para convertirlo en un "metabolismo lento". Si conociéramos los factores que reducen el metabolismo hasta convertirlo en un "metabolismo lento" entonces pudiéramos no sólo evitar el "metabolismo lento" sino también recuperar el metabolismo para llevarlo a un punto óptimo de salud y energía.

Esto me hace recordar que hace poco hablaba con una joven muy bonita de cara que sujetaba en sus brazos a un hermoso bebé. La joven me comentaba de su gran dificultad para bajar de peso. Me explicaba que antes de tener a su bebé podía comer de todo y siempre mantenía la figura. Me enseñó fotos de ella donde lucía una esbelta talla 4 y con lágrimas en los ojos me dijo "ahora soy talla 10 y nada me queda bien". La angustia era evidente. Algo pasó que ahora ella dice "tengo un metabolismo lento". También me recuerda al señor diabético que estaba por lo menos 60 libras sobrepeso y que me comentaba "yo era un flaco de esos que come como un cáncer y no engorda". Hoy en día ese flaco estaba obeso y se quejaba de tener un "metabolismo lento".

¿Cuáles son los factores que reducen el metabolismo y lo vuelven un "metabolismo lento"? Eso lo veremos a continuación. Pero, lo más importante es observar las soluciones. O sea, lo que podemos hacer para recuperar lo máximo de nuestro metabolismo.

Después de haber trabajado con cientos de miles de personas para ayudarlas a recuperar su metabolismo puedo adelantarles que son varios los factores que reducen el metabolismo. El metabolismo ágil con el que casi todos nacemos puede sufrir daño si no lo cuidamos. Una vez que ha sufrido daño podría llamársele "metabolismo lento". No todo el daño causado al metabolismo es recuperable pero una buena parte sí lo es. Es decir, si no podemos recuperar el 100% del metabolismo de cuando éramos más jóvenes, sí podemos recuperar una parte sustancial aplicando los conocimientos correctos. Entonces, hay esperanza para todos a cualquier edad. He visto a una señora de 72 años aplicar los conocimientos correctos para subir su metabolismo y lograr bajar de una talla enorme (talla 22) hasta una elegante talla 10. Su familia no lo podía creer, la señora antes sólo andaba con la ayuda de un bastón y hoy camina 1 milla, 3 veces por semana, sin ninguna ayuda y llena de energía y entusiasmo.

Existen, por supuesto, algunos "expertos" que insisten en la idea fija y equivocada de que toda persona que esté sobrepeso u obesa es sólo porque consume demasiadas calorías. Generalmente se aferran a esta idea simplista de que la nutrición es la única área que existe para lograr adelgazar y sentirse bien. Son personas que ciertamente pueden tener buenas intenciones pero seguramente no tienen la habilidad de observar los otros múltiples factores que afectan el metabolismo de una persona. A veces la necesidad de "estar en lo correcto" de nuestros profesionales de la salud opaca su propia curiosidad y su sentido común. En mi caso, como era víctima de mi propia obesidad no me podía dar el lujo de cerrarme a esa idea de que sólo pasando hambre y "contando calorías" podía adelgazar. Mi salud mental y mi autoestima estaban en juego con este tema del metabolismo.

El "metabolismo lento" no tiene que ser una condena de por vida. El metabolismo, en gran parte, se puede recuperar si dejamos de hacer aquellas cosas que lo reducen y empezamos a hacer aquellas otras que lo aceleran.

Datos Relevantes y Datos Vitales

Podría decirse que existe una gran cantidad de datos (información, conocimientos) que se necesitan saber para lograr que un "metabolismo lento" deje de ser "lento" y tenga un ritmo más acelerado. Estos datos se pueden clasificar en dos tipos:

- Datos relevantes
- Datos vitales

Los datos "relevantes" son los datos de aquellas cosas que tienen que ver con el metabolismo y con vencer el sobrepeso, que tienen utilidad demostrada en el propósito de mejorar nuestro metabolismo. Son datos que tienen alguna relevancia o asociación con el tema. O sea, datos como el beneficio que produce un régimen de ejercicio moderado, la ventaja de utilizar carnes blancas (pollo, pavo, pescado) en vez de carnes rojas (res, cerdo), el tipo de agua que nos sube el metabolismo (del grifo, destilada, de manantial, filtrada, etc.) y muchos otros. En el tema del metabolismo existen muchos datos relevantes que una persona debe conocer y este libro hace el intento de explicarlos todos. Los datos relevantes son cosas que debemos saber para mejorar el metabolismo.

Ahora, los datos vitales <u>tienen mucha importancia</u> y sin ellos se nos hará imposible mejorar o recuperar el metabolismo. Un dato vital es un pedazo de información cuyo conocimiento y aplicación garantiza el éxito y cuyo desconocimiento garantiza el fracaso. ¡Es algo vital!

A través de este libro identificaré para usted cuales datos son vitales. La idea es ayudarle a distinguir las importancias relativas entre todos estos factores que mejoran o empeoran el metabolismo. Es posible que logre mejorar su metabolismo aún si obvia algún dato relevante, pero es seguro que usted fracasará en su intento si ignora alguno de los datos vitales. Por lo tanto, le identificaré cada tema que sea vital como un dato vital para que usted le asigne la importancia que debe tener.

Si el tema no está identificado como dato vital puede usted considerarlo como dato relevante. Si el tema es un dato vital estará identificado de esta forma al inicio del tema:

> **ESTE ES UN DATO VITAL**

Usted puede que tenga éxito en mejorar su metabolismo y adelgazar aún si desconoce alguno de los datos relevantes al tema. No obstante, le garantizo que fracasará en su esfuerzo si ignora alguno de los datos vitales al tema del metabolismo. O sea, todo puede parecer importante, pero todo no tiene la misma magnitud de importancia a la hora de lograr nuestro propósito de recuperar el metabolismo y adelgazar. Si ignora un dato de vital importancia simplemente no lo logrará.

Naturalmente, todos tenemos un cuerpo distinto al de los otros seres. Tenemos un cuerpo que es único y que realmente no es igual al de nadie. Existen distintos grados de "metabolismo lento". Hay metabolismos que son un poco lentos, los hay medianamente lentos y existen metabolismos que son "lentísimos" donde la persona prácticamente siente que engorda "hasta de mirar la comida". Mientras más lento sea un metabolismo más relevancia tendrá la aplicación de todos estos datos, relevantes y vitales, para lograr nuestro propósito. Las personas que tienen un metabolismo "lentísimo" tendrán que ser más disciplinadas en aplicar todas las ayudas posibles para lograr vencer su sobrepeso u obesidad.

LOS ENEMIGOS DEL METABOLISMO

FACTORES QUE REDUCEN EL METABOLISMO

Las personas que fracasan en las dietas se preguntan qué es lo que están haciendo mal. Algunas personas tienen un "metabolismo lento", tan lento que ningún sacrificio les da resultado.

Por supuesto, las personas que tienen un "metabolismo lento" generalmente creen que lo único importante que deben hacer para adelgazar es modificar la dieta de lo que comen. Éste ha sido el mayor error, pensar que lo único que les puede hacer adelgazar es modificar lo que comen.

La nutrición es un factor importante pero también es cierto que existen otros factores que reducen el metabolismo. Por esa razón las personas que tienen un "metabolismo lento" no pueden adelgazar, ni aunque reduzcan o varíen grandemente su consumo de alimentos. Es obvio que la nutrición no puede ser el único factor que afecta al metabolismo ya que existen esos famosos flacos que comen todo lo que deseen comer (dulces, chocolates, postres, pan, grasa) y sin embargo nunca engordan. ¡Si fuera verdad que todo el que está obeso es debido a lo mucho que come entonces esos famosos flacos serían la gente más gorda del mundo! La existencia de esos "flacos comelones" contrasta con la triste realidad de esas otras personas que "engordan hasta de mirar la comida" porque tienen un "metabolismo lento".

Hay varios factores que reducen el metabolismo y que si se combinan pueden lograr que una persona empiece a tener un "metabolismo lento". Es de beneficio conocer estos factores que reducen el metabolismo porque saber sobre ellos nos permite evitar o vencer una condición de "metabolismo lento". Tener un metabolismo ágil es también una garantía de tener una buena salud.

EXCESO DE AZÚCARES Y CARBOHIDRATOS REFINADOS

La epidemia de sobrepeso y obesidad ha sido causada por varios factores que reducen el metabolismo. Quizá el más evidente de estos factores es el uso excesivo de azúcares y carbohidratos refinados.

Debo aclarar que los carbohidratos son alimentos necesarios. Pero existen dos calidades de carbohidratos: carbohidratos naturales y carbohidratos refinados. Los carbohidratos naturales son aquellos carbohidratos que están en su estado natural sin haber sido manipulados industrialmente por el ser humano. Ejemplos: vegetales y frutas. Los carbohidratos refinados son productos modernos de la industria alimentaria y han sufrido una variedad de procesos de pulido, blanqueado, molido y refinación.

Existen también dentro de los carbohidratos naturales algunos carbohidratos que son de sabor muy dulce. Los carbohidratos dulces pueden venir de fuentes "naturales" pero el hecho de que son dulces indica que son muy altos en azúcares que se pueden convertir en grasa. Ejemplos de carbohidratos dulces lo sería las frutas dulces como el guineo, el mango o las pasas. Hay frutas que no son excesivamente dulces como las fresas, la manzana y la pera que son aceptables como carbohidratos "naturales".

Cuando los carbohidratos se procesan industrialmente pierden una buena parte de su valor nutritivo (vitaminas y minerales) y se convierten en alimentos que nos engordan con facilidad. Por ejemplo la parte más nutritiva del trigo es el germen de trigo que es donde el grano tiene todas sus vitaminas y minerales. El germen de trigo se le quita al trigo durante el proceso industrial y lo que nosotros terminamos comiéndonos es sólo el almidón[†] (azúcar simple) del trigo. Los fabricantes de vitaminas compran el germen de trigo y extraen parte de las vitaminas que luego nos venden en tabletas y cápsulas de vitaminas.

Los procesos industriales para refinar los carbohidratos (trigo, arroz, maíz) son violentos. El fabricante tiene una sola cosa en mente: su ganancia. Los carbohidratos que ya están refinados se convierten en harina de trigo, harina de maíz, endulzantes de maíz (*"corn syrup"*), papa deshidratada, harina de soja (soya) y otras formas de carbohidratos refinados. Estos Alimentos Están tan refinados y sus moléculas son ya tan pequeñas que el cuerpo humano los convierte en glucosa rápidamente sin mucho esfuerzo. Todo lo que aumente demasiado la glucosa en el cuerpo habrá de crear un exceso de grasa corporal.

Obsérvese que más del 85% de los diabéticos están sobrepeso. Los diabéticos son diabéticos porque sus niveles de glucosa son demasiado altos y como los altos niveles de glucosa fuerzan una creación de grasa corporal más del 85% de ellos están sobrepeso.

Cuando nos comemos una dona (harina de trigo con azúcar) el cuerpo rápidamente convierte la dona en un montón de glucosa y eso crea un exceso de glucosa en la sangre lo cual prepara la escena para engordar. Esa es la mecánica envuelta en el proceso de engordar.

Nada ha hecho más contribución a la obesidad rampante que el uso excesivo de los carbohidratos refinados. Por el contrario los carbohidratos naturales como los vegetales son excelentes como alimentos y no reducen el metabolismo ni contribuyen a la obesidad. Con excepción del maíz y de la remolacha, prácticamente todos los otros vegetales nos ayudarán a adelgazar y a proteger nuestro metabolismo.

La remolacha se usa hoy en día como fuente principal de la azúcar blanca. Por su alto contenido en carbohidratos substituyó a la caña de azúcar que se usaba para producir el azúcar años atrás. Por otro lado, pocos Alimentos Engordan más que el maíz por su alto contenido de la azúcar fructosa. Fíjese que hoy en día el maíz y sus derivados son utilizados para engordar a los cerdos, las gallinas y al ganado. Curiosamente el edulcorante[1] principal de los refrescos carbonatados y de muchísimos Alimentos En los Estados Unidos lo es el sirope de maíz (*"corn syrup"*).

Existe una realidad económica detrás de todo esto. Lo que más dinero le produce a los fabricantes de Alimentos Es precisamente los carbohidratos. Las proteínas (carne, queso, huevos) son alimentos que producen poca ganancia. Observe que los fabricantes más grandes de alimentos son compañías como *General Foods*, *Quaker Oats*, *Nabisco*, *Kellog's* y la compañía *Nestlé*. Observe que lo que producen y venden todas ellas son carbohidratos refinados: jugos en polvo con azúcar, galletitas, avena, sucaritas de maíz (*"corn flakes"*) dulces y chocolates. Los carbohidratos son la mayor fuente de ingresos de las industrias de alimentos.

Para que tenga una idea, hace unos años leí un análisis económico sobre el negocio de las sucaritas de maíz (*"corn flakes"*) de la compañía Kellog's. Un analista de productos agrícolas había calculado que la caja de sucaritas (*"corn flakes"*) tamaño "familiar" que se vendía en el supermercado a $1.89 contenía, por peso neto en producto, el equivalente a sólo 11¢ en costo de maíz. Cuando se utilizaba como base las onzas de maíz contenidas en la caja de sucaritas y se valoraban al precio que les pagan a los agricultores por su maíz el valor era 11¢. Ahora, imagínese usted un negocio en el cual usted puede convertir 11¢ en $1.89 añadiendo sólo una caja de cartón, azúcar y publicidad. ¡Es un gran negocio!

---

[1] *edulcorante: sustancia que se utiliza para endulzar alimentos o bebidas.*

Por esta misma razón usted nunca verá anuncios en televisión para promover la carne, el queso o los huevos que son proteínas. Lo que deja MUCHO dinero son los carbohidratos refinados. Las "ofertas agrandadas" de los restaurantes de comida rápida sólo "agrandan" la porción de carbohidratos (refresco azucarado, papitas fritas), nunca la carne.

No es que los fabricantes de alimentos sean personas malas. ¡Es que son comerciantes! Lo que deja mucho dinero son los carbohidratos y por lo tanto es lo que todas estas compañías nos promueven. Y a su vez lo que promueve la epidemia de sobrepeso y obesidad que nos arropa. Detrás de todo ello está siempre el dinero.

Aquí lo importante, y lo inteligente, no es molestarse con los comerciantes de alimentos. Lo importante e inteligente es crear conciencia del problema y sus causas, los excesos de carbohidratos refinados. La idea es protegernos y proteger también a nuestros seres queridos, para que no se conviertan en víctimas de la ignorancia. Todos tenemos la responsabilidad de saber sobre esto para proteger la salud de los nuestros.

LOS CARBOHIDRATOS SON ADICTIVOS

Quizá el daño mayor de los carbohidratos refinados es su fuerte poder adictivo. Sí, los carbohidratos refinados son adictivos. Cuando su cuerpo le pide algún antojo especial ¿qué le pide? ¿Le pide carne o queso? ¿O le pide chocolates, dulce, mantecado, pan o galletitas? Fíjese que el cuerpo solamente pide carbohidratos refinados. Los carbohidratos refinados son como la droga para el adicto. Las personas que están adictas a los carbohidratos no se pueden controlar. Se comen los chocolates y esconden las envolturas como si fueran malhechores. Están atrapados en una adicción de la misma forma que el adicto al cigarrillo necesita fumar o el alcohólico necesita beber alcohol. El adicto a los carbohidratos refinados necesita su "cura" y está atrapado en su adicción.

El consumo de estos carbohidratos refinados en abundancia causa no solamente una adicción, causa un estado de acidez en el cuerpo que reduce el metabolismo. El exceso de carbohidratos refinados se convierte en glucosa una vez ha sido digerido. Parte del sobrante de glucosa se fermenta dentro del cuerpo y se convierte en ácido láctico, lo cual crea un estado de acidez que reduce el oxígeno y el metabolismo.

Nada de esto pasa cuando una persona consume vegetales ni cuando consume frutas en moderación. Lo que más ha cambiado en los últimos 50 años y que ha llevado a nuestra población a una epidemia de sobrepeso y obesidad, es la disponibilidad y el mercadeo agresivo de cientos de productos enlatados, congelados y embolsados que son carbohidratos refinados. Si le sumamos a esto el crecimiento explosivo de los restaurantes de comida rápida ("*fast foods*") que principalmente venden carbohidratos refinados (papas fritas, refrescos carbonatados con azúcar, pan blanco, mantecado) podemos entender la gran cantidad de personas que hoy reclaman tener un "metabolismo lento" y que tienen problemas de obesidad.

Por otro lado, hay líquidos que por su alto contenido de azúcares logran subir demasiado la glucosa y tienen facilidad para crear sobrepeso u obesidad. La leche es un ejemplo. La leche de vaca es muy alta en su azúcar natural, la *lactosa*. La lactosa es una azúcar muy potente que para las personas que quieren adelgazar es un obstáculo. De hecho, la lactosa es un azúcar tan potente que es la que utilizan los vendedores de drogas ilegales, como la heroína, para "cortar" su droga y abaratar los costos. Hace años los distribuidores de droga callejera descubrieron que si mezclaban la heroína con lactosa les rendía muchísimo más su embarque de droga. Como la lactosa es una azúcar muy poderosa tiene la propiedad de aumentar el efecto de la heroína y es ideal para mezclarla con ella por esa misma razón.

He conocido varios "adictos a la leche" entre las personas obesas con las que he trabajado. Son personas que "necesitan" tomar leche para sentirse bien porque ya han creado una relación adictiva con la leche. Como la mayoría de las personas desconocen estos atributos de la leche y la industria lechera se encarga de promover su producto como buena fuente de calcio y todo lo otro, la gente se conforma con comprar leche "fat-free" bajo la creencia de que tomando esa leche baja en grasa o sin grasa les ayudará a bajar de peso. No se dan cuenta de que lo que más engorda de la leche es la lactosa que contiene.

Para los diabéticos la leche es especialmente mala como alimento. Hay varios libros que mencionan los efectos nocivos de la leche para los diabéticos y para los no diabéticos. Libros como, "*Don't Drink Your Milk!*", escrito por el Doctor Frank A. Oski.

En mi caso, me gusta el café con leche por la mañana. Considero que si utilizo muy poca leche y sólo para el café no estoy haciéndome demasiado daño. Usualmente utilizo la crema de leche ("heavy cream") que es la grasa de la leche que es baja en carbohidratos o utilizo un producto llamado "Half & Half" que es un producto que contiene mitad leche y mitad crema. Evito la leche en cualquier otra forma líquida durante el día.

Los carbohidratos refinados tienen otro efecto que es devastador sobre nuestro estado de ánimo, nuestras emociones y nuestro entusiasmo hacia la vida. Observen que los carbohidratos refinados causan sueño y cansancio. Después de una buena "hartera" de azúcar con harina de trigo (postres, bizcochos, galletitas, donas, etc.) sentiremos un fuerte deseo de dormir. Los bostezos no se harán esperar minutos después de tal fiestón[1]. Los carbohidratos refinados causan sueño. Las madres saben que esto es así y por eso les dan a los bebés que lloran de noche una botella de leche con azúcar, o con avena, o con miel para que el bebé se quede dormido y les deje dormir.

Las personas que consumen muchos carbohidratos refinados siempre están cansadas y en desgano. Además, se les afectan las emociones, porque cuando una persona está muy débil o falta de energía o con sueño también se pone intolerante. La gente adicta a los carbohidratos tiende a tener serios desbalances hormonales en su cuerpo, lo cual produce estados mentales y emocionales que no son agradables. Sí, lo que comemos impacta nuestras emociones y actitudes porque afecta nuestro sistema hormonal.

La adicción a los carbohidratos refinados, además de ser causante de sobrepeso y obesidad, causa hasta depresión emocional en algunas personas. Los doctores saben que las personas que padecen de hipotiroidismo[+] también sufren de depresión, insomnio, estreñimiento, dificultad para bajar de peso y frío en las extremidades, entre otras manifestaciones. Esto pasa porque las

---

[1] *fiestón: gran fiesta o celebración.*

hormonas que produce la glándula tiroides controlan todo el metabolismo del cuerpo y también su temperatura. Cuando el metabolismo se ve afectado, se afectan todos los procesos del cuerpo y sobreviene un desajuste hormonal que produce todos estos síntomas.

Un descubrimiento reciente demostró que el exceso de carbohidratos refinados se convierte en un exceso de glucosa (azúcar de la sangre) lo cual obliga al cuerpo a producir un exceso de la hormona *insulina*[†], y esta hormona a su vez interfiere con las hormonas de la glándula tiroides y trae consigo todas las manifestaciones del hipotiroidismo incluyendo la depresión. La gente que está adicta a los carbohidratos refinados empieza entonces a tener problemas con su tiroides porque su cuerpo produce un exceso de *insulina* y ello interfiere con las hormonas de la tiroides.

Las hormonas compiten entre sí por los llamados "receptores" de las células. Los receptores de las células podrían compararse a las "puertas de entrada" de las células. Cuando una hormona domina el ambiente interno, como pasa cuando se produce un exceso de *insulina*, se bloquean los "receptores" y las otras hormonas tienen que esperar y no pueden actuar sobre las células. Un exceso de *insulina* en el cuerpo por haber consumido un exceso de carbohidratos refinados interfiere con la función de la tiroides.

En el cuerpo humano el único estado deseable es el de balance entre las distintas hormonas. Cuando una de las hormonas domina el ambiente las otras dejan de hacer su trabajo y se generan problemas de "metabolismo lento" y de salud. Este es el caso con el exceso de *insulina* que nuestra dieta típica, alta en carbohidratos refinados, obliga al cuerpo a producir.

No quiero exagerar la nota. Pero la próxima vez que observe a una persona deprimida buscar refugio en la comida, observe si es cierto que lo que deseará comer será azúcar, harina, chocolates o algún otro alimento dulce.   Los carbohidratos refinados y la depresión emocional van de la mano.

Para recuperar el metabolismo es necesario ganar el control total del cuerpo y eso significa que no pueden existir adicciones que nos dominen. Una adicción, por definición, es una condición en la que una persona obedece los impulsos de su cuerpo ya que ha perdido el control de su cuerpo. Una de las técnicas exitosas del sistema NaturalSlim es la técnica del DETOX NATURAL que es un periodo de 48 horas (2 días) en el cual una persona se desintoxica del uso de los carbohidratos refinados eliminándolos totalmente de su dieta. Algunas personas están tan adictas a los carbohidratos refinados que simplemente no pueden dejar de usarlos ni siquiera por 48 horas a menos que tengan ayudas especiales de suplementos naturales que se han desarrollado especialmente para romper esta adicción. Las personas muy adictas a los carbohidratos sufren reacciones desagradables (dolores de cabeza, diarrea, dolor muscular, etc.) y mucha ansiedad al tratar de romper con este vicio si no se les ayuda con suplementos especiales para romper la adicción y calmar el sistema hormonal.

Una nota final. En realidad no hay nada malo con un buen pedazo de pastel, o con una dona o con un pan calientito. Es un asunto de si uno controla al alimento o si el alimento lo controla a uno. Se trata de llegar a un punto no adictivo donde uno pueda libremente escoger si utilizará algún dulce u otros carbohidratos refinados sin que ello signifique perder totalmente el control y dejarse dominar por el poder adictivo de estos alimentos.

La comida es uno de los placeres más exquisitos de la vida. Pero nunca se debe permitir que algunos alimentos se nos conviertan en una droga.

Existe un punto en el que uno ya se ha liberado del poder adictivo de los carbohidratos refinados y puede incluso disfrutar de ellos periódicamente sin caer en la adicción. Lo que crea la adicción es el <u>uso repetido y consecutivo</u> de los carbohidratos refinados. O sea, si ya me siento libre de la adicción puedo disfrutar de ellos, en plena conciencia de que, si abuso de ellos, quedaré atrapado en sus efectos adictivos. Es un asunto de tener conciencia sobre el potencial adictivo de estos alimentos y utilizar la disciplina para poderlos disfrutar sin que ello nos deje atrapados y con "antojos".

UN EFECTO DEVASTADOR SOBRE LA SALUD

El exceso de carbohidratos refinados ha tenido otro efecto menos obvio que el de la obesidad en nuestra población. Ha tenido un efecto dañino sobre la salud en general.

Una dieta alta en carbohidratos refinados como pan, pasta, harina, arroz, chocolates, dulces y almidones, como la papa, produce o agrava condiciones como: alta presión, altos triglicéridos y colesterol alto. Los diabéticos que no controlan su consumo de carbohidratos refinados nunca logran controlar su diabetes. Incluso, se ha demostrado una relación directa entre el exceso de carbohidratos refinados y el cáncer, tanto en el hombre como en la mujer.

Las personas que consumen exceso de carbohidratos refinados obligan a su cuerpo a producir un exceso de glucosa en su sangre y mucha *insulina*. La *insulina* es la hormona que reduce los niveles de glucosa en la sangre y es también la hormona que permite que las células utilicen la glucosa como energía.

Cuando se consume un exceso de carbohidratos refinados el cuerpo convierte esos carbohidratos en un exceso de glucosa. Un exceso de glucosa es precisamente lo que los médicos llaman "diabetes". O sea, que el exceso de glucosa prepara el camino para desarrollar una diabetes o agravar la diabetes.

Las estadísticas nacionales de diabetes infantil y de diabetes adulta han aumentado cada año por los últimos 30 años. La obesidad infantil es cada vez un hecho más común. El uso excesivo de los carbohidratos refinados está causando estos problemas de salud.

El exceso de glucosa que producen los carbohidratos refinados fuerza al cuerpo a aumentar su producción de la hormona *insulina*.

Este exceso de *insulina* entonces interfiere con las hormonas de la tiroides y la persona empieza a tener problemas con su tiroides. Problemas como depresión, irritabilidad, insomnio, debilidad, infecciones y un metabolismo lento, entre otras. En fin, se crea un caos hormonal cuando se abusa de los carbohidratos refinados.

Hay otro factor adicional que tiene que ver con los procesos inflamatorios del cuerpo. La persona que consume un exceso de carbohidratos refinados crea más condiciones inflamatorias en el cuerpo. O sea, agrava las condiciones inflamatorias como migrañas, dolores artríticos, dolores de espalda, inflamación del corazón, daño a los riñones e hígado graso. La dieta que mejor resultados ha tenido para reducir las condiciones inflamatorias del cuerpo siempre ha sido la dieta de proteínas muy digeribles como el pescado y de vegetales y frutas. Los vegetales en especial tienen efectos antiinflamatorios por su contenido de sustancias naturales llamadas "polifenoles" que bloquean la inflamación.

Los alimentos que más inflamación producen son el azúcar y los carbohidratos refinados como donas, bizcochos, panes y galletitas.

Por otro lado, como los carbohidratos refinados tienen un efecto adictivo pero también calmante, muchas personas los utilizan como "drogas" para refugiarse durante sus momentos de crisis emocional. Una buena "hartera" con donas, mantecado, chocolates o galletitas produce en el cuerpo un aumento de la *serotonina* que es una sustancia calmante que se produce en el cerebro. Los medicamentos antidepresivos como *Paxil* o *Prozac* precisamente trabajan en el cerebro aumentando la reutilización de la *serotonina*.

El problema aquí es que los carbohidratos refinados llegan a afectar nuestro estado emocional y crean una dependencia adictiva por el efecto calmante que producen. Las personas que ya están adictas a los carbohidratos refinados se comportan con la comida como los adictos a las drogas callejeras. Ellos tienen que tener su "cura" diaria de Coca-Cola, chocolates, dulces u otro tipo de carbohidratos refinados. La salud emocional se afecta.

Sí, el exceso de carbohidratos refinados está enfermando a nuestra población. Es un problema mucho más abarcador que la realidad de que cada día hay más sobrepeso y más obesidad en nuestra sociedad.

DESHIDRATACIÓN

Uno de los factores que más reduce el metabolismo es la deshidratación. O sea, la falta de agua.

Trabajando con miles de personas para ayudarlas a recuperar su metabolismo he visto que el consumo reducido de agua tiene un efecto devastador sobre el metabolismo.

El cuerpo humano está compuesto principalmente de agua. Se calcula que el cuerpo debe ser un mínimo de 65% agua. Usando una pesa moderna de las que miden electrónicamente la composición del cuerpo he tenido la oportunidad de pesar a miles de personas. Este tipo de pesa electrónica utiliza una tecnología que mide con exactitud la cantidad de agua y grasa que el cuerpo contiene. Esa información es más valiosa que la de obtener solamente el peso del cuerpo.

Al pesar a personas que están sobrepeso lo que se observa en la pesa es que mientras más obesas estén mayor será la cantidad de grasa y menor será la proporción de agua en su cuerpo. O sea, estar gordo realmente es tener mucha grasa y poca agua. Estar flaco es lo contrario, mucha agua y poca grasa. En las personas delgadas hasta el 65% de sus cuerpos es agua y en los obesos el por ciento de agua se reduce hasta 40%. Según la persona va adelgazando la pesa marca un aumento en el agua y una reducción en la grasa.

La realidad es que si una persona quiere adelgazar tendrá que tomar mucha agua como medida principal. El agua sube el metabolismo de forma significativa. Es lógico que sea así porque cuando estudiamos la física de la molécula del agua, H_2O (dos átomos de hidrógeno y un átomo de oxígeno), podemos ver que el átomo de oxígeno tiene una masa molecular 8 veces más grande que la de los dos pequeños átomos de hidrógeno. La molécula del agua, H_2O, parece la figura de un *"Mickey Mouse"* donde los dos átomos de hidrógeno son las orejitas del *Mickey*.

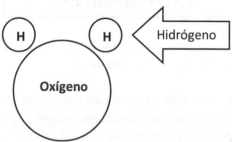

El agua, H_2O, está compuesta en un 89% de oxígeno y sólo un 11% de hidrógeno cuando consideramos su masa molecular[1]. Cuando tomamos agua lo que principalmente añadimos al cuerpo es oxígeno. El oxígeno es el elemento que permite la combustión de la grasa y es lo que más impulsa al metabolismo. Tomar mucha agua es una forma bien efectiva de subir el metabolismo y adelgazar.

Ahora, hay que aclarar que tomar agua y tomar jugos o refrescos no es la misma cosa. De la forma en que funciona el cuerpo, si el agua es agua sin ningún sabor, el cuerpo la envía al torrente sanguíneo y aumenta la hidratación y el oxígeno a nivel celular. Si el líquido que ingerimos tiene algún sabor (refrescos, jugos, café), el cuerpo asume que es un alimento y lo envía a través del tracto digestivo lo cual no remedia un estado de deshidratación ni necesariamente sube el metabolismo. Nuestro cuerpo sabe distinguir entre lo que es simplemente agua pura y los otros líquidos (refrescos, jugos, café, etc.) a los cuales trata como alimentos.

Consumir los refrescos carbonatados (Coca-Cola, 7UP, etc.) es una de las mejores formas que existen de deshidratar el cuerpo y de reducir el metabolismo. Estos refrescos contienen un ácido llamado

---

[1] *masa molecular: la materia, toda, está compuesta de átomos. Los átomos cuando se unen forman moléculas. La "masa molecular" se refiere al tamaño combinado de los átomos que forman una molécula.*

ácido fosfórico que es lo que nos causa el picorcito en la lengua cuando los tomamos. El propósito de este ácido es mantener el azúcar en suspensión para que no se vaya al fondo de la lata y proveer el picorcito efervescente característico de estos refrescos. Los ácidos, por definición, son sustancias que reducen el oxígeno. Lo que pasa cuando tomamos uno de estos refrescos, aunque sea de dieta, es que el ácido fosfórico que contienen reduce una buena parte del oxígeno que está disponible en el cuerpo y eso a su vez reduce el metabolismo. He conocido personas obesas cuya acción principal para adelgazar fue eliminar los refrescos de dieta y sustituirlos por un alto consumo de agua.

Cuando consumimos refrescos carbonatados, de dieta o no de dieta, el cuerpo se deshidrata. La razón para esto es que el cuerpo humano tiene que mantener un bajo nivel de acidez interna en la sangre para poder sobrevivir. Nuestra sangre es más alcalina (contrario a ácido) que ácida porque si no lo fuera se repelería el oxígeno que necesitan las células. Los ácidos repelen el oxígeno. Por esa razón nuestra sangre es más alcalina que ácida, para que el oxígeno pueda transportarse en ella. Cuando consumimos refrescos carbonatados con ácido fosfórico el cuerpo hace un esfuerzo supremo por reducir los niveles de ácidos a través de la orina y eso obliga al cuerpo a utilizar parte de su agua para empujar hacia fuera del cuerpo a los ácidos de los refrescos. Mientras más refrescos ácidos consumamos más tendrá el cuerpo que orinar para reducir el nivel de ácidos acumulados y esto agrava la deshidratación celular, reduce el oxígeno disponible para las células, al haber menos agua.

En química se utiliza la escala de pH (potencial de hidrógeno) para medir la acidez o alcalinidad de las substancias. En esta escala 7.0 es neutral, ni ácido ni alcalino. El agua por ejemplo, si no es destilada es 7.0 de pH en esta escala, o sea neutral.

Ejemplos en esta escala serían estos:

Sustancia	pH	
Amoniaco	11.0	Alcalino
Agua de mar	8.0	Alcalino
Sangre humana	**7.4**	**Alcalino**
Agua	7.0	neutral
Leche	6.8	ácido
Saliva humana	6.6	ácido
Jugo de tomate	4.3	ácido
Jugo de toronja	3.2	ácido
Refresco cola	**2.5**	**ácido**
Vinagre	2.4	ácido

Se ha calculado que una sola lata de refresco carbonatado de 12 onzas (pH 2.5) contiene tanto ácido que se requieren 32 vasos de agua de 8 onzas para devolver al cuerpo al punto neutral (pH 7.0). Las ventas de refrescos carbonatados a nivel mundial han crecido a un ritmo acelerado de la misma forma que han aumentado los problemas con el sobrepeso, la obesidad y el llamado "metabolismo lento". Cada vez que consumimos uno de esos refrescos carbonatados o colas reducimos drásticamente el oxígeno en el cuerpo al forzar un estado ácido interno. Nuestro metabolismo sufre las consecuencias porque al faltarle oxígeno se ve obligado a reducir parte de sus funciones y ello lo reduce.

Al cuerpo humano podría comparársele con un motor de combustión que utiliza carbón (glucosa) y oxígeno para generar energía. Como todo motor cuando se le corta el abasto de oxígeno se le reduce la combustión que en nuestro caso es lo que llamamos "metabolismo".

Las personas que ya tienen un metabolismo lento siempre están deshidratadas. Además de la pesa especial electrónica, como la que usa NaturalSlim para sus miembros que mide el agua en el cuerpo, hay varios indicadores clásicos de la deshidratación: la piel reseca, acidez estomacal, la persona prácticamente no suda, su orina es bien amarillenta y con fuerte olor a amoniaco, y tiene muy poca o ninguna sed.

Es curioso pero cierto el hecho de que mientras más deshidratada esté una persona más rechazará el agua su cuerpo. Las personas bien deshidratadas no soportan tomar agua y cuando tratan de tomársela sienten deseos hasta de vomitarla. El Doctor F. Batmanghelidj en su libro *"Your Body's Many Cries for Water"* hizo claro este fenómeno de adaptación del cuerpo humano. Cuando una persona está deshidratada el cuerpo entra en un estado de "racionamiento" y es por eso que prácticamente no suda. Lo otro que hace un cuerpo deshidratado es que apaga la sensación de sed como medida de adaptación a la falta de agua. O sea, cuando se está bien deshidratado simplemente no se siente ninguna sed. Se descubrió que el cuerpo tarda aproximadamente 7 días de consumo continuo de agua antes de volver a reactivar la sensación de sed nuevamente. Una vez se reactive esta sensación de sed la persona simplemente no puede dejar de tomar agua porque la sed que se produce cuando el cuerpo está deshidratado es desesperante.

Las personas que desean subir su metabolismo deben saber que tomar agua funciona. También deben entender que el alcohol (vino, cerveza, licor) y el café deshidratan al cuerpo. Si alguna vez va a una barra observe la frecuencia con la que la gente de la barra tiene que visitar el baño. El alcohol deshidrata y acidifica al cuerpo lo cual reduce el metabolismo. Si quiere adelgazar y recuperar su metabolismo tendrá que darle mucha agua a su cuerpo mientras reduce a un mínimo el consumo de alcohol y café.

¿CUÁNTA AGUA DEBO CONSUMIR?

La cantidad de agua necesaria para su cuerpo debe ser equivalente al tamaño de su cuerpo. O sea, mientras más grande sea un cuerpo mayor será su necesidad de agua. La recomendación general que estamos acostumbrados a oír es que se deben tomar 8 vasos de 8 onzas de agua al día. A falta de otra mejor esta es una buena recomendación pero no es exacta.

La fórmula para calcular el consumo de agua diario que usamos en NaturalSlim es más exacta debido a que toma en consideración el tamaño del cuerpo de la persona. La lógica nos dice que un cuerpo pequeño necesitará menos agua que un cuerpo grande y voluminoso. Un cuerpo grande tiene más capilares y mucha más área para hidratar. Podríamos decir que es algo como la diferencia que existiría entre la cantidad de agua que se necesitaría para limpiar una residencia grande con varios cuartos y el agua que se necesitaría para limpiar un pequeño apartamento.

Nosotros calculamos el consumo de agua diario recomendado dividiendo el peso del cuerpo por el número 16. El resultado se refleja en cantidad de vasos de 8 onzas por día. Por ejemplo: Si una persona tiene un cuerpo que pesa 160 libras y dividimos este peso por 16 el resultado será que su consumo diario recomendado serían 10 vasos de 8 onzas de agua al día (160lbs. ÷ 16 = 10 vasos). Si la persona pesara 240 libras su consumo diario recomendado serían 15 vasos (240lbs. ÷ 16 = 15 vasos). Según usted va perdiendo peso el consumo de agua recomendado se sigue reduciendo.

Para aquellas personas que se les hace difícil pensar en términos de "vasos de agua" deben saber que cada 2 vasos de agua de 8 onzas equivalen a una botella de agua de 16 onzas. Las botellas de 16 onzas de agua son las más comunes en el mercado. O sea, que si una persona necesita beberse 12 vasos de agua al día debido a su peso esto sería lo mismo que tomarse 6 botellas de agua durante el día.

Hay distintas teorías sobre si el agua debe tomarse fría o a la temperatura natural del ambiente. Personalmente no creo que ello haga gran diferencia. Lo que sí es importante es que durante el día usted se tome el agua que es necesaria para que logre subir el metabolismo. Tomar suficiente agua es vital para poder recuperar el metabolismo y adelgazar. Es incluso vital para la salud ya que el agua permite que su cuerpo elimine los tóxicos (por la orina) e incluso ayuda a las personas a evitar el estreñimiento.

Como si todo esto fuera poco debe saber que el agua mejora la capacidad sexual tanto del hombre como de la mujer. Cuando un hombre está bien hidratado puede lograr una erección adecuada ya que el miembro sexual del hombre es un aparato de tipo hidráulico y se llena de sangre (la sangre es 94% agua) en respuesta al estímulo. El hombre que está deshidratado puede perder su capacidad de tener una erección cuando el cuerpo se deshidrata y la sangre se torna espesa. En el caso de las mujeres el estar bien hidratadas les permite lubricarse bien de forma natural y eso les aumenta el placer y el interés en la pareja. O sea, podrían evitarse hasta los medicamentos para la disfunción eréctil como Viagra si tan solo nos hidratáramos con suficiente agua. El agua puede mejorar la vida sexual de una pareja.

Ocurre también que la mayoría de los asmáticos que empiezan a utilizar suficiente agua ven que sus ataques de asma se desaparecen. De igual forma la gran mayoría de esas personas que padecen de acidez estomacal o reflujo simplemente están deshidratadas. Si una persona empieza a consumir suficiente agua a diario y elimina los refrescos de dieta que son ácidos verá su acidez desaparecer sin la necesidad de medicamentos. Estas son situaciones que en NaturalSlim vemos a diario y por su puesto ya no nos sorprenden después de haber atendido a cientos de miles de personas y ver los "milagros" que se logran con sólo aumentar el consumo de agua.

En el tema del metabolismo el agua es nuestro mejor aliado.

PROBLEMAS CON EL SISTEMA DE LA GLÁNDULA TIROIDES

Los humanos tenemos una glándula que está localizada en el área del cuello y que tiene la forma como de una mariposa con las alas abiertas. Esta glándula se llama la glándula tiroides y sus hormonas controlan tanto el metabolismo como la temperatura del cuerpo.

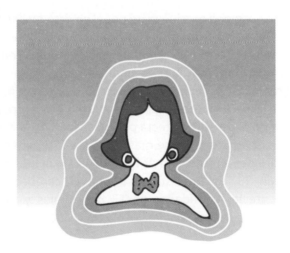

Sin entrar en detalles técnicos podemos decir que esta glándula produce una hormona que la medicina ha llamado T4. Esta hormona T4 no es una hormona activa sino más bien una hormona de almacenamiento. Se le llama T4 porque contiene 4 átomos del mineral yodo. El cuerpo, a través de la acción de una enzima llamada *deiodinasa*, convierte la hormona T4 en la hormona T3 que es una hormona activa, no de almacenamiento. La hormona T3 es la hormona que realmente sube el metabolismo y aumenta la temperatura del cuerpo. Es la hormona activa.

La hormona T4 sería como el equivalente de tener petróleo y la T3 sería como tener el producto activo y utilizable del petróleo, la gasolina.

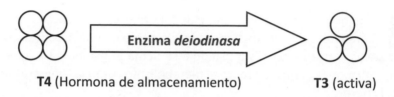

T4 (Hormona de almacenamiento)   **T3** (activa)

Hay otra hormona que juega un papel en esto que se llama TSH (*"Thyroid Stimulating Hormone"*). Es la hormona que produce el cerebro para solicitarle a la glándula tiroides que produzca más hormona T4. La hormona TSH es una hormona "mensajera" que lleva a la tiroides las órdenes del cerebro para producir más T4 y así obtener más T3 para mantener el metabolismo y la temperatura del cuerpo. Cuando el cerebro detecta poca actividad de la hormona T3 en las células entonces produce más hormona TSH para estimular a la glándula tiroides a producir más hormona T4 que luego pueda ser convertida en T3. Es un sistema donde el cerebro monitorea constantemente las cantidades de T3 disponibles y ordena a la glándula tiroides que produzca más T4 a través de su producción de TSH.

Las personas que tienen problemas con su glándula tiroides padecen de la condición llamada hipotiroidismo[†] la cual es una condición bastante común y para la cual existen medicamentos como Synthroid y otros.

Cuando una persona padece de hipotiroidismo puede sentir uno o varios de los síntomas de esta condición que son:

Colesterol alto

Caída del pelo

Depresión

Estreñimiento

Frío en las extremidades

Infecciones recurrentes

Pérdida de interés en el sexo

Dificultad para adelgazar

Problemas digestivos

Resequedad en la piel

Retención de líquidos

Cansancio continuo

Pérdida de memoria

Insomnio

Si el médico sospecha que existe una condición de hipotiroidismo simplemente ordena unas pruebas de laboratorio para medir en la sangre las cantidades de las hormonas T4, T3 y TSH. Hay unos niveles que se consideran "normales" de cada una de estas hormonas y con ellos el médico determina cuánto medicamento será necesario para corregir la situación. Desgraciadamente las pruebas de tiroides no son infalibles y algunos expertos, como el Doctor Broda O. Barnes, opinan que aproximadamente el 50% de estas pruebas fallan en detectar los problemas de la tiroides.

Es importante también saber que muchas personas que padecen de colesterol alto[+] realmente lo que tienen es un problema con su tiroides y no lo saben. Antes de que existieran las pruebas para medir las hormonas T4, T3 y TSH en la sangre los médicos sabían que una persona tenía problemas de tiroides si encontraban el colesterol demasiado alto y sabían que la persona no consumía una dieta alta en colesterol. El colesterol alto puede ser un indicador claro de una función deficiente de la tiroides.

Una de las manifestaciones principales del hipotiroidismo es la fuerte tendencia al sobrepeso y a la obesidad que produce. A las personas con hipotiroidismo se les hace casi imposible adelgazar porque su metabolismo es extremadamente lento ya que la tiroides es la glándula que controla el metabolismo. Si hay poca producción de la hormona T3 habrá poco *movimiento* a nivel celular y la persona tendrá un metabolismo lento. Para colmo hay personas cuyas pruebas de laboratorio reflejan niveles "normales" de hormona T3 y tienen un metabolismo extremadamente lento debido a que por alguna razón su hormona T3 no está totalmente activa y es como si fuera una hormona T3 defectuosa.

La verdadera acción de la hormona T3 sucede a nivel de las células del cuerpo. Las pruebas de laboratorio miden los niveles de hormonas T4 y T3 en la sangre pero no es en la sangre donde la hormona T3 tiene su acción, es en las células. No existen pruebas que midan la acción de la hormona T3 en las células. Por esa razón, se ha visto que las pruebas de laboratorio para medir estas hormonas de la tiroides en la sangre pueden ser una ayuda, pero no necesariamente dicen la verdad en todos los casos. Muchas de las personas que tienen un metabolismo extremadamente lento están teniendo problemas con la función de sus hormonas de la tiroides. Sin embargo, las pruebas de laboratorio que se hacen reflejan que "todo está bien" mientras la persona continúa deprimida, con insomnio, con debilidad, con sobrepeso y con todas las otras manifestaciones del hipotiroidismo.

Curiosamente el hipotiroidismo afecta a ocho mujeres por cada hombre que tiene esta condición. O sea, es una condición que afecta principalmente a las mujeres. Las mujeres con hipotiroidismo se sienten débiles, cansadas, gordas, deprimidas y con poco interés en el sexo. Es una condición que causa divorcios a granel y lo más triste es que en muchísimos casos permanecen sin detectar. El Doctor Broda O. Barnes en su libro "*The Unsuspected Illness*" estima que a casi la mitad de las personas que padecen de hipotiroidismo no se les detecta la condición con las pruebas de laboratorio tradicionales que utilizan los médicos. O sea, que son personas que siguen sintiéndose gordas, deprimidas y débiles mientras su doctor les dice "está todo bien con tu tiroides".

En los años que he trabajado con miles de mujeres que deseaban adelgazar y recuperar su metabolismo tuve que aprender a detectar el llamado "hipotiroidismo subclínico" que no detectan las pruebas normales de laboratorio. Tuve la suerte de descubrir la información que publicaron en sus respectivos libros el Doctor Broda Barnes y el Doctor Denis Wilson sobre estos temas. Estos dos doctores han sido, además de doctores, brillantes investigadores que supieron observar más allá de las pruebas de laboratorio. Fueron doctores que genuinamente se preocupaban por sus pacientes y que decidieron creerle a sus pacientes más que a las pruebas de laboratorio. En esa vorágine[1] acelerada que llamamos vida, a veces no es fácil conseguir a un médico que realmente escuche y observe a su paciente. Las presiones económicas y de tiempo que han impuesto sobre nuestros médicos las compañías de seguros médicos ciertamente nos han hecho perder esa calidad y tiempo de comunicación que debe existir entre médico y paciente. En parte, por esto nuestros médicos muchas veces han perdido la capacidad de dialogar con el paciente para ver si los análisis de laboratorio realmente concuerdan con los síntomas que el paciente tiene. O sea, han dejado de observar al paciente y lo sustituyen con interpretar lo que digan los resultados de los análisis de laboratorio.

Según los doctores Broda Barnes y Denis Wilson aproximadamente el 50% de los análisis de laboratorios para detectar problemas con el sistema de la glándula tiroides dan lo que llaman un "falso negativo". Un "falso negativo" quiere decir que es "falso que no hay problemas con la tiroides'. O sea, que sí existen problemas con la tiroides aunque no hayan sido detectados en los análisis de laboratorio.

La glándula tiroides es la glándula que controla el metabolismo. Cuando existen problemas o defectos en el funcionamiento de esta glándula el metabolismo se ve afectado. También, cuando falla alguno de los procesos que permiten que sus hormonas lleguen a las células del cuerpo para activar y acelerar el metabolismo se crea un caos llamado "metabolismo lento".

La glándula tiroides es muy sensible al estrés. De hecho el estrés es lo que más afecta esta glándula. La mayoría de las mujeres que hoy en día tienen problemas con su tiroides empezaron a tener problemas con ella justo después de algún evento traumático

---

[1] vorágine: aglomeración confusa de sucesos, de gentes o de cosas en movimiento.

emocional o doloroso. Por ejemplo, después de un divorcio aparatoso o después de un parto que fue doloroso y lleno de estrés. Incluso después de un accidente automovilístico o después de la pérdida de un ser querido. En fin, es una glándula que se afecta con el estrés.

Por otro lado, la tiroides tiene unas necesidades específicas de algunos nutrientes, vitaminas y minerales que si no se cubren y existe una deficiencia de alguno de los elementos necesarios la obliga a fallar en su función. Para poder funcionar adecuadamente la tiroides no puede tener deficiencias de ninguno de las siguientes sustancias: yodo, zinc, magnesio, cobre, manganeso, selenio y el aminoácido L-Tirosina. Si cualquiera de estas necesidades le falta su función se verá afectada y puede ocasionarse un hipotiroidismo con su resultante "metabolismo lento".

Si usted padece de un metabolismo lento, y también tiene varios de los síntomas de hipotiroidismo que se listaron anteriormente, debe sospechar que hay problemas con su sistema de la glándula tiroides. Los análisis de laboratorio existentes son una ayuda pero no son infalibles.

LA TEMPERATURA LO DICE TODO

Es fácil distraerse con los detalles técnicos de los exámenes de laboratorio y con las tecnologías sofisticadas de los rayos X y de los equipos de electromagnetismo. A veces tenemos frente a nosotros los indicadores más obvios de una situación y optamos por no observarlos. Este es el caso de los problemas con el sistema de la glándula tiroides, donde la mayoría de nuestros médicos han llegado a confiar únicamente en los exámenes de laboratorio y han dejado de observar los síntomas más obvios. Son muchas las personas que padecen de problemas con su tiroides y debido a eso padecen también de depresión, aunque sus pruebas de laboratorio reflejan que "está todo bien" mientras la persona se siente horriblemente mal. Cuando a estas personas no se les detecta el hipotiroidismo en las pruebas de laboratorio muchas veces se les acusa de imaginar condiciones que no tienen o de ser hipocondríacos (que se quejan de enfermedades que no tienen). Los médicos en su mayoría han llegado a creer que las pruebas de laboratorio que miden las hormonas de la tiroides son infalibles y que es el paciente el que se queja exageradamente de unas condiciones que en realidad no existen.

Por suerte, contamos con médicos que sí pueden observar como los doctores Barnes y Wilson. Ambos doctores utilizan el indicador más básico de problemas con la tiroides para sus diagnósticos: LA TEMPERATURA DEL CUERPO. Debido a que la tiroides controla la temperatura del cuerpo, cuando no está trabajando de forma óptima la temperatura del cuerpo lo refleja de forma directa. El cuerpo de una persona cuya tiroides tiene problemas de producción de hormonas o problemas de conversión de T4 a T3 estará más frío que el de una persona sin problemas. La glándula tiroides es como si fuera el termostato del cuerpo humano, cuando ella falla el cuerpo se enfría más de lo normal.

La temperatura normal de todos los cuerpos humanos es y debe ser 98.6° Fahrenheit o 37.0° C en la escala de centígrados. Cualquier temperatura por debajo de 97.8° F o de 36.5° C muestra que hay problemas con el sistema de la glándula tiroides. La temperatura del cuerpo humano puede variar unas cuantas décimas de grados durante el curso de un día pero cuando baja hasta 97.8° F o menos, o a 36.5° C o menos, una buena parte de los procesos del metabolismo se ven afectados.

En el cuerpo humano existen más de 500 enzimas[†] distintas cuya función es la de lograr cambios bioquímicos en las hormonas, las células y en la sangre. Las enzimas son proteínas las cuales son muy sensibles a la temperatura. Algunas enzimas dependen de que la temperatura del cuerpo se mantenga en 98.6° F o muy cercana a este nivel para poder funcionar. Cuando el cuerpo se enfría demasiado por problemas con la tiroides muchos de los procesos del metabolismo se interrumpen y es esto lo que causa las manifestaciones de depresión, frío en las extremidades, obesidad, insomnio y otros síntomas.

Una forma efectiva y sencilla de saber si su tiroides funciona bien es tomarse la temperatura con un termómetro. La temperatura debe tomarse por lo menos 3 veces durante el día, por lo menos 1 hora después de haber comido y deben promediarse los resultados para saber la temperatura promedio. Si el promedio de temperatura es de 97.8° F o 36.5° C o menos hay problemas con la tiroides. Si la temperatura está baja usted también tendrá un "metabolismo lento". Así que tomarse la temperatura sirve para saber si usted tiene un "metabolismo lento" o normal.

La temperatura del cuerpo refleja cuán lento o cuán rápido va el metabolismo. Las personas que tienen un metabolismo lento padecen y se quejan de frío porque sus cuerpos en realidad están más fríos de lo normal.

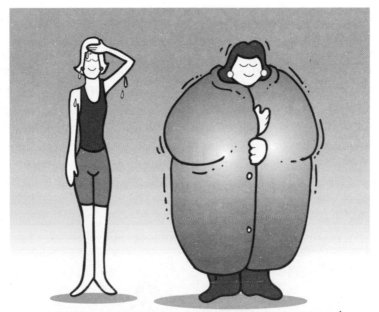

EL METABOLISMO LENTO SE REFLEJA EN UN CUERPO FRÍO

Los termómetros más exactos son los termómetros de cristal, pero lamentablemente ya no se producen. Así que al momento de adquirir un termómetro digital asegúrese de comprar el que más lento tome la temperatura. Usted verá que en las tiendas mercadean termómetros que dicen ser muy rápidos. Pero para que la temperatura sea lo más exacta posible debe adquirir el termómetro digital que más lentamente haga el proceso y así obtendrá un resultado más preciso.

Conocer este dato de la temperatura le permite buscar ayuda médica si la temperatura refleja consistentemente que la tiroides no está bien. Puede que usted pase un poco de trabajo localizando un médico que esté dispuesto a oírle y ayudarle aunque sus pruebas de laboratorio no lo justifiquen. Todavía existen algunos médicos que tienen una orientación clínica (de observación de los síntomas) y que están dispuestos a proveerle una receta de hormona tiroidea[1] a

---

[1] tiroidea: se refiere a la hormona que produce la glándula tiroides.

modo de "dosis de prueba". Sé que es así porque yo tenía este problema y pude encontrar (después de tres distintas visitas) a un médico que estuvo dispuesto a oírme y a recetarme una "dosis de prueba" para permitirme experimentar como ello mejoraba mis síntomas. Cuando finalmente empecé a usar la hormona tiroidea se desapareció el cansancio continuo, el insomnio, el frío en las extremidades y la dificultad para adelgazar que siempre había tenido.

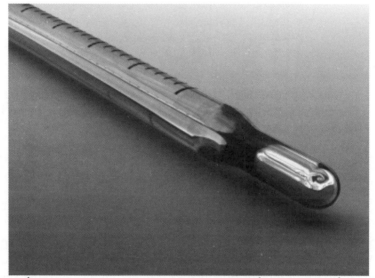

TOMÁNDOSE LA TEMPERATURA CON UN TERMÓMETRO SABRÁ COMO ESTÁ SU TIROIDES

Falta decir que el medicamento más usado para las condiciones de tiroides es Synthroid. Este medicamento lo que contiene es hormona T4 sintética. Es por esta razón que muchas de las personas que utilizan este medicamento pueden sentir alguna mejoría pero no les ayuda realmente a subir el metabolismo si resulta que la persona tiene en su cuerpo un problema de conversión de la hormona T4 a la hormona activa T3. Si recuerdan la explicación sobre las hormonas de la tiroides verán que la T4 es una "hormona de almacenamiento", no es una hormona activa. La hormona activa es la T3 que el cuerpo extrae de la T4 con la ayuda de la enzima *deiodinasa*. El problema aquí es que muchas de las personas que tienen el metabolismo lento lo que tienen es un problema de CONVERSIÓN por el cual su hormona T4 no se convierte eficientemente a T3 (hormona activa) y por eso el metabolismo se queda falto de energía. O sea, que ponerle más T4 (Synthroid) a un cuerpo no necesariamente resuelve el problema del metabolismo lento si el cuerpo resulta tener un problema de conversión de la hormona T4 a la hormona T3, la cual es la hormona activa a nivel celular.

Existen medicamentos para la tiroides de fuente natural como Armour el cual se extrae de la tiroides de los cerdos y contiene tanto T4 como T3. Existen sitios en la Internet como www.drugstore.com donde se pueden ordenar con la receta de su médico. Lo más difícil, si usted sospecha que su tiroides no está funcionando del todo bien y su cuerpo se siente más frío de la cuenta, es conseguir un médico amigo que esté dispuesto a recetarle una "dosis de prueba" para observar los resultados.

El metabolismo es un grupo de movimientos. Los movimientos utilizan energía y producen CALOR. Mientras más movimiento exista mayor calor habrá; mientras menos movimiento exista más frío habrá. Obsérvese que si usted carga en sus brazos a un bebé recién nacido siempre lo sentirá calientito por la gran cantidad de movimientos que existen en su joven cuerpo. El metabolismo de un bebé recién nacido siempre es rápido y por eso se siente bien calientito. Por el contrario observe que la temperatura de una persona ya anciana se sentirá siempre más fría al tacto. Esto se debe a que la persona anciana ya ha perdido una buena parte de su metabolismo por la edad y su cuerpo se va poniendo cada vez más frío y más lento. Llevo años trabajando con personas con sobrepeso y obesidad, y admito que no puedo evitar el calcular la temperatura y el metabolismo de una persona que recién he conocido al estrechar su mano y sentir la temperatura de su cuerpo. ¡La temperatura lo dice todo!

Otro dato interesante es que nada afecta más a la tiroides que el estrés. Es por esto que ya se ha descubierto que el estrés engorda. Como mencioné anteriormente, las condiciones de la tiroides que causan un "metabolismo lento" afectan a un total de 8 mujeres por cada hombre afectado. En el caso de las mujeres o de los hombres la tiroides se puede afectar al experimentarse alguna crisis familiar, un accidente, una enfermedad o un fuerte problema. En el caso específico de las mujeres la tiroides se ve afectada principalmente después de un parto debido al severo estrés físico y emocional que el parto puede ser para el cuerpo de una mujer. Quizá es por esto que la mayoría de las mujeres que perdieron su bella figura de recién casadas lo hicieron justo después de alguno de sus partos.

Existen también ciertas deficiencias de vitaminas y minerales como zinc, yodo, selenio, magnesio y otros que pueden crear problemas con la tiroides y que pueden incluso evitar que se haga una conversión eficiente de la hormona T4 a la hormona activa T3. O sea, la nutrición también es un factor.

En años recientes se hizo un gran descubrimiento que ha ayudado considerablemente a las personas que tienen problemas con su tiroides y con su metabolismo. El descubrimiento tiene que ver con las propiedades que tiene el aceite de coco orgánico. El aceite de coco orgánico, que es un producto natural, sube la temperatura y el metabolismo del cuerpo y ayuda a las personas que han tenido dificultad para adelgazar debido a un "metabolismo lento". El uso diario de una dosis de este aceite natural ha permitido que muchas personas que antes bajaban de peso lentamente ahora puedan adelgazar a una velocidad mucho más satisfactoria. El aceite de coco orgánico contiene una grasa saturada llamada "triglicéridos de cadena media" (MCT's o *medium chain triglycerides*" en inglés) la cual aumenta la temperatura y el metabolismo de forma notable y medible. De hecho, al usar una dosis diaria de aceite de coco orgánico se puede notar con un termómetro el aumento de temperatura que produce en el cuerpo. Con el aumento de temperatura del cuerpo también viene un aumento del metabolismo y una nueva facilidad para adelgazar.

En años pasados, ha existido bastante información errónea sobre el aceite de coco en los medios de comunicación. En otro capítulo de este libro analizaremos de forma más completa el tema del aceite de coco orgánico y de los datos científicos que lo respaldan.

Por el momento lo que es importante saber es que: ¡La temperatura lo dice todo!

Estrés, Es Verdad Que Engorda

Todo el mundo habla del estrés, pero ¿qué es el estrés? El estrés es una reacción. Es la reacción que nuestra mente y nuestro cuerpo produce siempre que la sobrevivencia se ve amenazada.

Cualquier amenaza real o imaginaria, ruido o movimiento inesperado, accidente, caída, golpe, cambio repentino de temperatura, preocupación con el presente o el futuro, posible pérdida de algo o de alguien querido, obstáculo o problema inesperado, peligro a la seguridad o problema de salud o enfermedad causarán una reacción de estrés. El estrés es una reacción instantánea que puede llegar a ser tan violenta que nos cause un fulminante ataque al corazón.

Generalmente el estrés no llega a producirnos un ataque al corazón pero sí genera un estado de ALARMA GENERAL tan pronunciado que todo nuestro sistema hormonal y nervioso se ve afectado. Digamos que cada célula del cuerpo se afecta por la reacción llamada estrés. Es un efecto que definitivamente es acumulativo. Basta con observar lo envejecida y deteriorada que se ve a una persona después de la pérdida de un ser querido para saber que el estrés afecta a todo el cuerpo en mil y una formas.

Por otro lado, después de haber experimentado un estado de estrés, el cuerpo y la mente tardan algún tiempo en lo que vuelven a ganar la calma y el orden interno. El estrés es un factor de desequilibrio que causa un estado de DESORDEN a nivel de todo el cuerpo. Algunas personas viven en un estado de estrés tan constante y continuo que ya no logran distinguir si sienten estrés o no. Cuando el estrés se hace presente de forma rutinaria a la persona se le dificulta el hacerse consciente de que está pasando por una situación de vida estresante. Por ejemplo, una persona que se ve forzada a trabajar en un sitio donde le maltratan tendrá un estrés casi continuo mientras asista a su trabajo. Lo mismo pasa cuando la persona experimenta problemas de pareja o familiares y tiene que vivir con ello día tras día.

Además de los daños observables a simple vista que produce el estrés al cuerpo y a la salud hay un factor que es medible. Es el factor hormonal. Cuando hay estrés el cuerpo produce un exceso de la hormona *cortisol*[†]. A esta hormona, *cortisol*, se le llama "la hormona del estrés" porque se produce siempre que se genera una situación de estrés.

La hormona *cortisol* se produce en las glándulas adrenales que están localizadas arriba de cada uno de nuestros riñones.

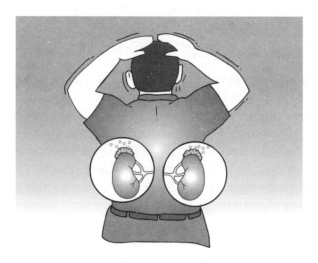

EL ESTRÉS PROVOCA LA PRODUCCIÓN DE *CORTISOL*

La hormona *cortisol* es parte vital de nuestro sistema interno de ALARMA. El cuerpo produce esta hormona con el propósito de manejar cualquier emergencia que se haya detectado en el ambiente. Es una hormona que prepara al cuerpo para huir o para pelear. Fue diseñada por la naturaleza para poder sobreponernos a una situación peligrosa utilizando el máximo de nuestros recursos físicos y mentales. Por esta razón cuando se produce la hormona *cortisol* en respuesta a una situación de estrés el cuerpo responde a esta hormona produciendo unos cambios internos que nos ayudan a sobrevivir el supuesto peligro o amenaza. Son cambios internos como subir la presión arterial (por si hay que correr o pelear) y como aumentar grandemente el nivel de glucosa (azúcar de la sangre) a niveles más altos (para que las células tengan suficiente energía disponible para combatir la amenaza), entre otros.

Si la fuente de estrés fuera un tigre que nos persigue para descuartizarnos, todo el exceso de glucosa que el *cortisol* puso en nuestra sangre sería consumido por nuestro esfuerzo de correr para alejarnos del tigre y no habría glucosa excedente después del periodo de estrés. El problema es que cuando la fuente del estrés es de corta duración, digamos una mala noticia, los niveles de glucosa aumentan debido al *cortisol,* pero al no ser consumidos por las células se convierten en grasa para almacenar. La glucosa es la fuente de energía principal de todas las células de nuestro cuerpo pero, cuando no se utiliza y está excedente, el cuerpo la convierte en grasa para almacenarla como fuente de energía para una ocasión futura. De aquí que el estrés produce un exceso de glucosa en la sangre a través de la acción de la hormona *cortisol* y ese exceso de glucosa termina depositándose en nuestra cintura, caderas y abdomen en forma de grasa. Sí, el estrés engorda.

Hay que mencionar que la fuente de estrés puede ser externa o interna. Con esto quiero decir que si bien es verdad que una mala noticia (algo externo al cuerpo) ocasiona un estrés que produce grandes cantidades de *cortisol*, también es verdad que una situación de infección o enfermedad interna del cuerpo produce grandes cantidades de *cortisol*; porque el cuerpo percibe la situación como algo peligroso y reacciona a ello con un aumento en la producción de *cortisol*. Ejemplo: personas que tienen infecciones internas del cuerpo de bacterias, virus, hongos o parásitos se verán muchas veces aumentando de peso casi sin tener que comer mucho debido al aumento de *cortisol*. Cualquier estrés, externo o interno, producirá más *cortisol* y ello reduce el metabolismo y nos engorda.

El *cortisol* que produce el estrés tiene otras manifestaciones como causar una pérdida de memoria o de concentración. Por eso, cuando estamos estresados no podemos pensar claramente. El *cortisol* también reduce el sistema inmune que es nuestro sistema de defensa interno. Las personas bajo estrés se enferman con mucha facilidad y de forma frecuente. El *cortisol* afecta nuestro sistema digestivo y puede producir un estado de acidez estomacal e incluso úlceras estomacales. El estrés produce *cortisol* y el *cortisol* en exceso tiene la capacidad de erosionar todos nuestros órganos y células. Incluso, se ha visto que el estrés aumenta la acidez interna del cuerpo y reduce los niveles de oxígeno, lo cual agrava aún más el funcionamiento del metabolismo.

Las personas que viven en condiciones de estrés de trabajo o de familia engordan con muchísima facilidad porque sus niveles de *cortisol* tienden a ser excesivamente altos. El *cortisol* aumenta la glucosa en la sangre dándole órdenes al hígado de que utilice su reserva de glucosa y la deposite en la sangre para manejar la emergencia del estado de ALARMA. Cuando ocurre una situación de estrés y el *cortisol* logra que se utilice nuestra reserva de glucosa del hígado automáticamente sentimos hambre, en especial por los alimentos dulces o los que son fuente de glucosa como los carbohidratos: pan, harina, chocolates, pasta, etc. O sea, que el estrés no solamente engorda, también da hambre. Por eso una persona que se siente deprimida por un problema de familia o personal muchas veces termina desquitándose con la nevera.

Existen estrategias naturales que se utilizan para controlar los efectos dañinos del estrés. Incluso hay suplementos naturales que pueden controlar la producción excesiva de la hormona *cortisol* para evitar que el estrés nos engorde y nos dé hambre. Cuando se limpia al cuerpo de hongos o parásitos se reducen los niveles de estrés interno y por ende bajan los niveles de *cortisol*. Es así como muchas personas han bajado de peso después de hacer una limpieza de hongos o de parásitos utilizando suplementos naturales. Todo lo que reduzca el estrés nos aumentará el metabolismo y nos ayudará a rebajar. Un mejor trabajo, una buena pareja, un pasatiempo entretenido, unas vacaciones agradables son acciones exitosas para aumentar el metabolismo y reducir el estrés.

El estrés produce *cortisol* y ya se descubrió que la hormona *cortisol* interfiere con la glándula tiroides, lo cual reduce el metabolismo. O sea, esta es otra forma en la cual el estrés nos reduce el metabolismo porque interfiere con nuestra tiroides.

La mejor manera de saber si el estrés nos está afectando demasiado, y si esa es una de las razones para experimentar el metabolismo lento, es observando nuestra calidad de sueño. Resulta que como la hormona *cortisol* es una hormona de ALARMA ella crea en el cuerpo un estado de ALERTA que no nos permite dormir placenteramente. Cuando hay demasiado *cortisol* en nuestra sangre se nos hace muy difícil conciliar el sueño. Por otro lado, el exceso de *cortisol* causa que durmamos un sueño poco profundo y nos levantamos sintiéndonos cansados por la mañana. El *cortisol* causado por el estrés mantiene a las células en un estado de constante ALARMA y ello logra que el sueño no sea uno profundo y reparador porque ¿quién puede dormir tranquilo cuando se está en peligro?

A través de los años he aprendido a nunca preguntarle a una persona si está pasando por algún estrés que no le permita bajar de peso. Me di cuenta de que algunas personas viven bajo un estrés tan constante que ya no pueden distinguir si sienten estrés o no. Como siempre están bajo estrés lo consideran su estado "normal". Por eso la única pregunta que le hago a una persona para saber si está teniendo demasiado *cortisol* generado por estrés es: ¿qué tal es tu calidad de sueño? La contestación a esa pregunta me dice lo que deseo saber en relación al nivel de estrés que está experimentando la persona.

Algo adicional que se sabe sobre el *cortisol* y sobre el estrés es que cuando experimentamos una condición de estrés los niveles de *cortisol* suben dramáticamente y perduran en el cuerpo por más de 8 horas después del incidente antes de regresar a los niveles normales. O sea, que los efectos del alto nivel de *cortisol* son duraderos. Sin embargo, cuando hacemos ejercicio moderado (caminar, nadar) por unos 30 a 45 minutos el cuerpo elimina grandes cantidades del *cortisol* a través del hígado y eso mismo hace que el estado de ALARMA que produce el *cortisol* se termine muchísimo antes. Por eso muchas personas observan que si han pasado un día muy estresante se les hará muy difícil dormir a menos que hagan un poco de ejercicio antes de irse a la cama. El ejercicio les permite tener un sueño conciliador porque reduce los niveles de *cortisol* que estaban en la sangre.

El metabolismo se ve grandemente afectado por la hormona *cortisol* que se genera durante los momentos de estrés. Basta con saber esto para darnos cuenta de que nuestro estilo de vida está relacionado a la condición de nuestro metabolismo y estado de salud general.

Mala Digestión

Algo observable en las personas que están sobrepeso u obesas es que muchas veces padecen de uno o varios de estos problemas digestivos: acidez estomacal, reflujo, gases intestinales, flatulencia o estreñimiento. En general son problemas de tipo digestivo que los medicamentos no pueden eliminar en su totalidad.

Otro de los factores que reduce el metabolismo es la mala digestión. Esto pasa debido a que los alimentos que comemos no pueden ser utilizados por las células del cuerpo a menos que en el proceso digestivo se reduzcan a sus más pequeños tamaños moleculares para garantizar la absorción. O sea, nuestras células no pueden utilizar un pedazo de carne porque la carne es una proteína cuya molécula es demasiado grande como para caber dentro del espacio ínfimo de una célula. Lo que alimenta a nuestro cuerpo y sube el metabolismo no es lo que nosotros comemos, es lo que nuestro cuerpo pueda absorber a través de la digestión.

Los alimentos que consumimos están compuestos de átomos minúsculos y a menos que estos alimentos puedan ser convertidos a sus más pequeños tamaños moleculares no podrán ser aprovechados por las células. Es un problema de tamaños.

Los Alimentos Empiezan a digerirse desde que nuestra saliva entra en contacto con ellos al ingerirlos. Luego en el estómago, el cuerpo utiliza unas enzimas y unos ácidos muy poderosos que cuando funcionan bien logran romper hasta el más duro de los alimentos, digamos algo como un cuero de cerdo. La digestión luego continúa a través del intestino donde el ambiente en vez de ácido se torna alcalino (contrario de ácido) y eso termina de digerir todo aquello que anteriormente no se digirió. Finalmente, en la última parte del intestino delgado, los nutrientes son extraídos de los alimentos que ya han sido ablandados y descompuestos molecularmente por el sistema digestivo. El proceso tarda entre 12 a 16 horas en completarse. Cuando la persona padece de estreñimiento puede tardar hasta 36 horas o más.

Una de las maneras más efectivas de subir el metabolismo y bajar de peso es mejorando la digestión. Hay varias ayudas que funcionan. Son cosas como:

- Tomar mucha agua. El agua mejora la digestión porque elimina la acidez excesiva y crea el medio de transportación más efectivo que existe para los nutrientes, la sangre. Muchos de los casos de acidez estomacal son sólo casos de deshidratación donde el cuerpo se ve imposibilitado para crear las sustancias alcalinas que contrarrestan los ácidos del estómago por falta de agua.

- Usar enzimas digestivas. Cuando la persona ya tiene una situación de mala digestión (acidez, reflujo, gases) el usar cápsulas o tabletas de enzimas digestivas con cada comida puede ser una verdadera ayuda para levantar el metabolismo. Las enzimas ayudan al cuerpo a digerir la comida en su totalidad y eso aumenta la absorción de los nutrientes lo cual sube el metabolismo. Hay enzimas digestivas para digerir proteínas, carbohidratos y grasas. Generalmente los distintos tipos de enzimas vienen combinadas en cápsulas o tabletas y se consiguen en las tiendas de productos naturales.

- Reducir los carbohidratos refinados como pan, harina, pasta, arroz y azúcar. Estos carbohidratos refinados causan un exceso de acidez debido a que todos ellos, cuando se utilizan en exceso, se convierten en un sobrante de glucosa (azúcar de la sangre). Y la glucosa cuando se acumula dentro del cuerpo se fermenta y se convierte en ácido láctico, lo que aumenta la acidez del cuerpo y reduce la absorción. Muchas personas que padecían de problemas digestivos vieron sus problemas desaparecer tan pronto redujeron los carbohidratos refinados en su dieta.

- No combinar alimentos que no combinan bien como decir frutas y queso. Los vegetales en general combinan bien con las carnes, huevos y quesos pero las frutas se fermentan cuando se les combina con proteínas como carne, queso o huevo. Todo lo que se fermente durante la digestión producirá gases. Además los alimentos que se fermentan durante la digestión no pueden ser utilizados por el cuerpo y tienden a reducir el metabolismo en vez de aumentarlo.

Cuando la comida crea gases dentro del cuerpo es solamente debido a que se está fermentando o descomponiendo. Una digestión saludable no produce ni gases ni malos olores.

Por experiencia he visto que el sólo hecho de reducir los carbohidratos refinados y aumentar el consumo de agua produce milagros. La gente que lo hace deja de usar medicamentos antiácidos y empiezan a disfrutar de una buena digestión y de un metabolismo más ágil que contribuye a adelgazar o a mantener la figura.

A veces tendemos a pensar que las soluciones a un problema deben ser complejas mientras tenemos el remedio justo "delante de nuestra narices". Si una persona padece de acidez, úlceras, reflujo u otros problemas digestivos se le hará prácticamente imposible adelgazar. La solución puede ser tan simple como dejar de usar los refrescos carbonatados (ejemplos: Coca Cola, Pepsi-Cola, 7-Up) que son ácidos, aumentar el consumo de agua y reducir los carbohidratos refinados.

En principio todo lo que dificulte la digestión hará que nuestro metabolismo se reduzca y todo lo que haga a la digestión más eficiente acelerará nuestro metabolismo. La mala digestión producirá una mala absorción de los nutrientes. La mala absorción lleva al cuerpo a un estado de muy poca energía celular; y esta muy poca energía celular produce lo que se llama "metabolismo lento". Para bajar de peso y para acelerar el metabolismo se hace esencial mejorar el proceso digestivo.

SUSTANCIAS ENEMIGAS

Todo lo que ingerimos tiene algún efecto sobre el cuerpo. Esto es así con todos los alimentos, los medicamentos, los preservantes, los colorantes y con cualquier sustancia que sea parte de lo que comemos o tomamos.

Algunas de las sustancias de las que comúnmente usamos son perjudiciales al metabolismo y lo ponen más lento. Este es el caso de los aceites poliinsaturados[†] como el aceite de maíz, aceite de soya o el aceite vegetal que comúnmente compramos en el supermercado y que se utilizan como ingredientes de los alimentos preparados.

Distintos investigadores han comprobado que los aceites poliinsaturados como maíz, soya y aceite vegetal interfieren con la función de la glándula tiroides. El aceite más perjudicial a la tiroides parece ser el aceite de soya. Como la glándula tiroides controla el metabolismo del cuerpo estos aceites tienen el efecto de reducir el metabolismo. Por esta razón se recomienda utilizar aceites como el aceite de coco o el aceite de maní (*"peanut"*) para freír y el aceite de oliva para todos los casos donde no hay que freír. La limitación del aceite de oliva es que no soporta mucho calor y por eso no se recomienda para freír.

Para proteger el metabolismo es necesario evitar estos aceites poliinsaturados como el maíz, la soya y el aceite vegetal.

Como estamos hablando de los aceites es apropiado que también toquemos el tema de las grasas. Por muchos años hemos sido bombardeados por los distintos medios de comunicación con una publicidad intensiva para alertarnos sobre los peligros del colesterol y para vendernos productos sin colesterol. De ahí nació la idea maravillosa de sustituir la mantequilla de vaca que contiene colesterol por una grasa llamada margarina. A simple vista parecía una buena idea.

Lo que no nos dijeron es que las margarinas – todas – contienen un alto contenido de los llamados "ácidos transgrasos" ("*trans fatty acids*") que son muy dañinos a nuestra salud y que de hecho reducen el metabolismo. La margarina es un producto industrial que se crea de forma muy violenta. El proceso que se llama "hidrogenación" es a base de utilizar algún aceite poliinsaturado líquido (maíz, soya, girasol, vegetal) y calentarlo a muy altas temperaturas, mientras se le aplica corriente eléctrica y a la misma vez se le bombea gas hidrógeno para lograr que el aceite se vuelva sólido. Cuando el hidrógeno se une a las moléculas de aceite el aceite se vuelve una grasa blanca que se puede untar. Pasa de líquido a sólido.

Los ácidos transgrasos son moléculas de grasa que han sido dañadas y deformadas por el calor más la corriente eléctrica del proceso. Son moléculas de grasa que han perdido su forma molecular normal y han quedado deformes. Debido a esto el cuerpo las trata como si fueran tóxicos porque no las reconoce como comestibles y no las puede usar para su sustento. Hay una nueva regulación federal de la Administración de Alimentos y Drogas (FDA) que obliga a los fabricantes a rotular sus alimentos publicando en las etiquetas el contenido de ácidos transgrasos que cada alimento contiene. Esto lo han logrado los grupos de consumidores que le han hecho presión a la FDA para obligar a los fabricantes de Alimentos A revelar los contenidos de estas grasas alteradas molecularmente. La margarina en algunos casos llega a estar compuesta hasta en un 40% de ácidos transgrasos.

Los fabricantes de margarina saben que nosotros no compraríamos esa grasa blanca porque no se ve apetecible. Por lo tanto, en un destello de mercadeo magistral lo que hacen es mezclarla con un colorante amarillo (colorante *"yellow"* #5) para que se parezca lo más posible al color de la mantequilla y a nosotros nos parezca apetecible como la mantequilla. Si viéramos su verdadero color blanco y grasoso no se nos ocurriría untársela al pan porque es algo abominable.

Contrario a lo que al público consumidor de margarina se le quiere hacer pensar, hay varios estudios que reflejan que el uso de la margarina aumenta el colesterol y aumenta también la incidencia de problemas del corazón. Si usted decide subir el metabolismo y adelgazar debe evitar la margarina. La mantequilla por otro lado es una grasa saturada que contiene colesterol pero es una grasa que el cuerpo puede utilizar de forma natural y que no contiene los ácidos transgrasos que son perjudiciales a la salud. La mantequilla es amarilla porque la vaca y la creación así lo decidieron, no contiene colorantes. La mantequilla le ayudará a adelgazar, la margarina le hará engordar.

Por otro lado, la soya ha sido promovida a gran escala por los grandes intereses agrícolas y por la industria alimentaria como algo "saludable". La realidad es que los estudios que se han usado para demostrar los beneficios de la soya son estudios que se hicieron en el Japón donde la soya se fermenta (ejemplos: salsa soya, tofú). El proceso natural de fermentación destruye las propiedades bloqueadoras de la tiroides y hace que la soya sea saludable. Nuestra realidad en occidente es que la soya se procesa de forma industrial, sin fermentación. Por eso la soya que nosotros recibimos no es algo saludable. La soya que se vende en nuestros mercados, cuyo proceso de elaboración no incluye fermentación, contiene compuestos llamados "goitrógenos"[†] que reducen la función de la tiroides. Estos compuestos interfieren con el mineral yodo que es esencial al buen funcionamiento de la tiroides. He visto a muchos vegetarianos que han empezado a tener problemas de obesidad por su alto consumo de soya en sus diferentes formas. Si usted padece de un metabolismo lento, evite la soya.

Muchos estudios demuestran el daño que puede producir la soya. Investigadores en el Colegio de Medicina de la Universidad de Cornell dijeron que los bebés que habían sido alimentados con una fórmula de leche de soya eran más propensos a desarrollar problemas de la tiroides. También se descubrió que estos bebés alimentados con soya tenían más del doble de la incidencia de diabetes que los bebés que no utilizaron soya.

Hay otra sustancia que definitivamente reduce el metabolismo y no ayuda a las personas a adelgazar. Es el edulcorante[1] artificial aspartame que se vende en el mercado bajo varias marcas comerciales como *Nutra Sweet*, *Equal*, *Same* y otras marcas. Esta sustancia, aspartame, reduce el metabolismo y causa un deseo por los alimentos dulces. Esto es algo que he observado después de haber trabajado con cientos de miles de personas dentro del sistema NaturalSlim. Si la persona que deseaba bajar de peso usaba algún refresco o alimento endulzado con aspartame o no bajaba de peso o bajaba lentísimo. Tan pronto se eliminaba el aspartame de la dieta la persona empezaba a bajar de peso más rápidamente.

En una ocasión traté de comunicar esta información en el sitio de Internet de NaturalSlim, www.rebajar.com, y recibimos una amenaza legal del fabricante de aspartame. Decidimos retirar nuestra opinión de Internet porque la alternativa era gastarse una pequeña fortuna en defenderse de los ataques de los abogados del fabricante de aspartame que se dedican a amedrentar a todo aquel que trate de decir algo que a ellos no les convenga. Pero, la verdad es la verdad.

De todas maneras, si usted interesa proteger su metabolismo va a tener que leer las etiquetas para que elimine el aspartame de su dieta. Hay otros edulcorantes artificiales que no parecen tener el efecto reductor del metabolismo que tiene el aspartame como la *estevia* y el *Acesulfame Potassium (Asesulfame K).*

---

[1] *edulcorante: sustancia que se utiliza para endulzar alimentos o bebidas.*

La otra sustancia que es enemiga del metabolismo es: el fluoruro. El fluoruro que contiene en muchos estados el agua del grifo que utilizamos para cocinar o bañarnos. El fluoruro está también en las pastas de dientes. Lo que se sabe es que el fluoruro suprime la función de la glándula tiroides. De hecho, para los años 50 el fluoruro se utilizaba como medicamento para reducir la función de la tiroides en los casos de personas con hipertiroidismo[†], precisamente porque se descubrió que reducía la función de la tiroides. En un estudio, se demostró que una dosis de fluoruro de 2.5 a 4.5 miligramos por día era exitosa para reducir la producción de hormonas de la tiroides y tratar el hipertiroidismo. En áreas donde el agua contiene fluoruro, el consumo diario puede llegar hasta 6.5 miligramos por día, lo cual puede afectar su tiroides negativamente.

Si usted experimenta un metabolismo lento debe cuidarse del fluoruro utilizando una pasta de dientes sin fluoruro. Su agua debe ser embotellada o filtrada en algún tipo de filtro que garantice la remoción del fluoruro. Debe también evitar los tratamientos de fluoruro que utilizan los dentistas para blanquear los dientes.

En la lucha por recuperar el metabolismo es vital que evitemos las sustancias que reducen el metabolismo.

LAS "INTOLERANCIAS" DEL CUERPO

ESTE ES UN DATO VITAL

Casi todo el mundo sabe lo que es una alergia. Las alergias se relacionan con picores, mucosidad, estornudos, dolores de cabeza, ataques de asma y otras manifestaciones. En algunos casos las reacciones alérgicas pueden ser eventos peligrosos. Como cuando una persona que es alérgica a los mariscos ingiere una comida de mariscos y se causa una reacción alérgica que lo puede llevar hasta el hospital.

Una alergia es una reacción del sistema inmune del cuerpo que por alguna razón ha identificado a algún alimento o sustancia (colorante, preservante, químico, etc.) como "enemigo" y le ataca como tal. Las alergias se hacen notar: hinchazón, picor, dolor de cabeza, mucosidad, etc.

Ahora, en el tema del metabolismo lento también se ha descubierto que existen las "intolerancias" del cuerpo. Las intolerancias son reacciones menos obvias del cuerpo a aquellos alimentos que no tolera pero que no llegan a reflejarse tan violentamente como las alergias. Son reacciones a alimentos que el cuerpo rechaza. Se ha visto que cuando consumimos uno de estos Alimentos El metabolismo se reduce y se nos hace difícil o imposible el bajar de peso.

Las "intolerancias" del cuerpo son más difíciles de detectar que las alergias debido a que no provocan una reacción alérgica visible. Sin embargo, si su cuerpo resulta ser intolerante a algún alimento y usted lo consume podrá notar cómo su metabolismo se estanca y no podrá bajar de peso.

En mi búsqueda por las razones detrás del metabolismo lento descubrí que las "intolerancias" existen. Cuando comemos algún alimento que a nuestro cuerpo no le gusta el metabolismo se disminuye y se nos hace imposible adelgazar.

Al trabajar con miles de personas que deseaban adelgazar he observado que los alimentos que producen más "intolerancias" son el maíz, la soya y el trigo. Cuando su cuerpo es "intolerante" a uno o varios de ellos el metabolismo se estanca y su cuerpo no cederá la grasa.

El maíz es la fuente del edulcorante[1] principal de la industria de los refrescos carbonatados. Es el sirope de maíz (*"corn syrup"*). Por ejemplo, la Coca-Cola, al igual que casi todos los otros refrescos carbonatados, se endulza con *"corn syrup"*. El sirope de maíz está contenido en una gran cantidad de alimentos preparados porque es un edulcorante muy económico y los fabricantes lo prefieren por ello. Hay mucha gente que si consume cualquier producto derivado del maíz simplemente no podrán bajar de peso. Me ha costado bastante trabajo aprender esto. Trabajando con miles de personas que deseaban rebajar fui observando que esto es así.

En una ocasión estuve ayudando a bajar de peso a un miembro del sistema NaturalSlim y me topé con un caso claro de intolerancia al maíz y sus productos derivados. Si no me hubiera dado cuenta de que algo estaba parando el metabolismo de este miembro esta persona hubiera fracasado en su intento por bajar de peso.

Para poder investigar las causas del metabolismo lento muchas veces he tenido que asumir la postura de un detective. La experiencia me ha demostrado que cuando una persona está bajando de peso exitosamente y de momento deja de bajar y se estanca es debido a que alguno de los factores que afectan su metabolismo cambió. El tiempo me ha entrenado a preguntar "¿qué

---

[1] *edulcorante: sustancia que se utiliza para endulzar alimentos o bebidas.*

cambió?" cuando observo que algo que estaba funcionando bien de repente deja de funcionar. No creo en la suerte, creo en la habilidad.

En el caso de este miembro fue una situación en la cual él venía bajando de 2 a 3 libras de grasa cada semana de forma continua. Ya este señor había bajado más de 40 libras y estaba tratando de bajar las últimas 20 libras que tenía de exceso de grasa. Era una satisfacción verlo todas las semanas porque siempre nos comentaba lo bien que se sentía y la verdad es que cada semana se veía físicamente mejor que la semana anterior.

Sin embargo, después de muchas semanas en que venía bajando de peso todas las semanas, de repente dejó de bajar. Tratamos de esperar hasta la visita de la próxima semana y tampoco bajo de peso. ¡Se había estancado! Algo lo estaba parando. Algo estaba obstaculizando su metabolismo. La lógica me decía que alguien que lleva tantas semanas teniendo éxito en bajar de peso no deja de tener éxito por pura casualidad.

En la segunda semana en que no bajó de peso me senté a dialogar con el señor para ver qué había cambiado. De inicio él no encontraba nada que hubiera cambiado en su rutina de adelgazar ni en su consumo de alimentos. Seguí insistiendo hasta que de momento me dijo "la semana pasada y la anterior compré unos chocolates sin azúcar que son bajos en carbohidratos". A mí me vino a la mente el hecho de que NaturalSlim vende unos chocolates especiales para las personas que quieren bajar de peso que son sin azúcar y bajos en carbohidratos. Pero, estos chocolates son endulzados con un edulcorante llamado *maltitol* que aunque no contiene carbohidratos es un producto derivado del maíz.

Sospeché que quizá este señor era intolerante al maíz porque había leído varios libros escritos por médicos alergistas que hablaban de las personas cuyo cuerpo rechaza el maíz como alimento. Le pregunté si había observado que al ingerir estos alimentos había tenido gases en su intestino o flatulencia. Me dijo que sí, que había estado teniendo gases. Recordé que cuando algún alimento es rechazado por el cuerpo el mismo no se digiere y se descompone dentro del cuerpo creando gases.

Le pedí a este miembro de NaturalSlim que hiciera su rutina y dieta usual como la había aprendido de nosotros pero que se asegurara de no consumir nada que contuviera *maltitol*, ni maíz. Fue un milagro, ¡la próxima semana este señor estuvo brincando de alegría porque había rebajado 7 libras de grasa en esa semana!

En el caso de este señor descubrimos que su cuerpo era intolerante al maíz y a sus productos derivados como el *maltitol*. Desde que dejó de usar los chocolates y se cuidó de evitar el maíz el señor siguió bajando de peso y finalmente logró su meta de bajar las 60 libras de exceso de grasa con las que había empezado.

Con la soya y sus productos derivados nos pasó lo mismo. Algunas personas, si utilizan soya, simplemente no bajan de peso. En los inicios de NaturalSlim utilizábamos una batida de proteínas de soya. Observamos que algunas personas bajaban de peso muy bien y otras o bajaban lentísimo o no bajaban. Empezamos a sospechar de la soya y sus "goitrógenos"[†] y comenzamos a utilizar las proteínas de whey (suero de leche). Cuando pusimos a los que no bajaban de peso con la batida de proteínas de soya a utilizar la batida de whey todos ellos empezaron a bajar de peso. Fue así como terminamos eliminando todos los productos que ofrecíamos que contenían soya o derivados.

Por último, quizá <u>la intolerancia más común que hemos observado es la intolerancia al trigo</u>. El trigo contiene una proteína llamada "gluten" a la cual muchas personas tienen "intolerancia". El trigo es la fuente del pan, las harinas y las pastas. Para algunas personas comer un poco de pan es equivalente a no poder bajar de peso. A ellos les encanta el pan pero a sus cuerpos no les gusta el pan ni ninguno de los alimentos fabricados con trigo. Yo soy uno de esos casos. En mi caso, si quiero bajar de peso, tengo que eliminar totalmente el trigo de mi dieta. Puedo comer pequeñas porciones de arroz, papas, plátano y otros almidones. Pero, si pruebo un poquito de pan o si como alguna carne empanada simplemente mi metabolismo se para y deja de quemar grasa.

En mi caso, descubrí que el trigo es la "intolerancia" principal de mi cuerpo. En cientos de otras personas he visto lo mismo. Yo terminé comprando galletitas hechas de arroz y pan hecho de papa en las tiendas de productos naturales para poder disfrutar de una tostada o de galletitas de vez en cuando. Existe toda una variedad de productos "sin gluten" en el mercado porque son muchas las personas que son alérgicos o "intolerantes" al trigo.

Debo mencionar que algunas personas tienen también una intolerancia a la carne de cerdo. El cerdo, por alguna razón, no es aceptable para el cuerpo de algunas personas y se les hace muy difícil bajar de peso cuando consumen carne de cerdo, chorizos o chicharrón de cerdo.

Las Intolerancias tienen que ver con nuestros factores hereditarios. Algunos de nuestros antepasados vinieron de Europa, otros de los países nórdicos, otros de África y otros de Oriente. Todos traemos distintos genes que determinan qué alimentos son aceptables y cuáles no son aceptables para nuestros cuerpos. Las intolerancias son reacciones de tipo alérgicas pero sin manifestaciones claras. Son reacciones a los alimentos que no pertenecían a nuestra herencia celular. O sea, alimentos que no existían en las áreas donde nuestros antepasados se desarrollaron.

Más allá de la dificultad para bajar de peso y el metabolismo lento que producen las intolerancias al maíz, soya o trigo hay algo que se puede notar cuando consumimos algún alimento que nuestro cuerpo no desea. En muchos casos, cuando consumimos un alimento al que nuestro cuerpo es intolerante, se produce: mucosidad, gases estomacales, gases intestinales, acumulación de líquidos o estreñimiento.

De todas maneras, no se trata de eliminar el maíz, la soya ni el trigo. Se trata de DESCUBRIR cuáles de ellos son los que nuestro cuerpo rechaza para evitarlos. Yo descubrí que mi única intolerancia es al trigo. Desde que lo supe puedo bajar peso cuando así lo deseo. Solamente reduzco los carbohidratos refinados y evito el trigo.

La clave es ponerse atento y observar. Siempre que uno consume un alimento al cual es intolerante se producen unas manifestaciones. Son manifestaciones sutiles pero observables. Reacciones como gases estomacales, gases intestinales, flatulencia, mucosidad o incluso hinchazón. La hinchazón se produce porque cuando el cuerpo confronta un alimento que considera "enemigo" las células se llenan de agua y se ponen más grandes lo cual causa una hinchazón. La hinchazón es una retención de líquidos. Uno puede observar cómo de repente la ropa le queda más apretada, los anillos dan trabajo para sacarlos de los dedos y hasta los zapatos pueden apretarle a uno. Es una hinchazón de agua que se ocasiona como reacción al alimento al cual se es intolerante.

Las intolerancias no aplican a todo el mundo. Hay personas que no tienen ninguna intolerancia. Lo que es importante es que usted sepa que existen las intolerancias. La idea es que usted pueda detectarlas en su cuerpo antes de que algún alimento le reduzca el metabolismo y le haga fracasar por no saber que este tipo de situación existe.

Una forma adicional de saber si existe algún alimento al que nuestro cuerpo es intolerante es observar los antojos que siente. Curiosamente aquellos alimentos que más nos pide el cuerpo son los mismos a los que somos intolerantes. Si su cuerpo le está imponiendo un fuerte deseo de comer galletitas es muy posible que usted resulte ser intolerante al trigo de las galletitas. Los Alimentos A los que somos intolerantes generalmente son los mismos que constantemente nos pide con fuerza nuestro cuerpo.

Haga la prueba y decídase a eliminar, uno a uno, los distintos alimentos que su cuerpo le pide en forma de antojo. Si usted elimina uno de ellos y de momento baja el doble de peso en una semana de lo que normalmente había estado bajando habrá usted encontrado una de las intolerancias de su cuerpo. Cada intolerancia es como un freno para el metabolismo. Si quita las intolerancias habrá quitado los frenos que le estaban causando un metabolismo lento. ¡El conocimiento es poder!

DESAYUNO DEFICIENTE

Una de las malas costumbres que más afecta el metabolismo de las personas que están sobrepeso es que no desayunan adecuadamente. El desayuno es la comida más importante del día para cualquier persona, pero en especial para aquellos que quieren bajar de peso o recobrar el metabolismo.

Cuando nuestro cuerpo duerme por la noche el metabolismo se reduce porque el cuerpo entra en su periodo de "reparación". Al dormir se reducen todas las funciones básicas del cuerpo y hasta la respiración es mucho más lenta de lo normal. Para dormir es necesario reducir el metabolismo y la producción de energía del cuerpo.

Al despertar por la mañana el metabolismo permanece a una baja velocidad hasta que pase una de dos cosas: o se ingieren alimentos (lo cual le da la señal al cuerpo de que debe subir su metabolismo) o se hace una rutina de ejercicios (lo cual fuerza al cuerpo a subir la producción de energía y el metabolismo). O sea, sólo dos cosas suben el metabolismo temprano en la mañana: comer o hacer ejercicio.

Está demostrado que las proteínas (carne, huevo, queso, etc.) y las grasas suben el metabolismo de forma más marcada que los carbohidratos (pan, harina, avena, etc.). Si uno desea "despertar" su metabolismo desde temprano en la mañana el desayuno debe ser alto en proteínas y bajo en carbohidratos.

La persona que no desayuna y trata de pasar la mañana con un café y un pedazo de pan va poco a poco reduciendo su metabolismo porque simplemente no logra "despertarlo". La experiencia de ayudar a miles de personas a bajar de peso me ha demostrado que un desayuno alto en proteínas (ejemplo: huevos con jamón con media rebanada de pan) logra que una persona suba su metabolismo y pueda tener oportunidades de bajar de peso. Si la proteína es en forma de una batida de proteína de whey[†], entonces los resultados serán mejores.

Hay una frase popular que expresa lo que debe ser nuestra alimentación. La frase dice "deberíamos desayunar como un rey, almorzar como un príncipe y cenar como un mendigo". Esta frase es una verdad. La comida más importante del día es el desayuno. Se llama "desayuno" porque es el momento de "romper el ayuno" de las horas en que el cuerpo estuvo durmiendo y reparando. El periodo más largo en el que nuestro cuerpo está sin Alimentos Es durante las horas de sueño.

La comida más liviana del día debe ser la cena. Los Alimentos Están compuestos de energía condensada. Comer fuertísimo por la noche fuerza una entrada de energía (comida) al cuerpo y al acostarse a dormir básicamente se reduce el uso de energía, lo cual fuerza un "almacenamiento" (sobrepeso). Es un aspecto de pura lógica, la cena debe ser como la de un mendigo y no como la de un rey.

En mi caso, tuve que cambiar mis hábitos para poder vencer la obesidad. Mi costumbre, cuando estaba obeso, era la de no desayunar. Sólo me tomaba un café temprano en la mañana y con eso me iba a trabajar. Al almuerzo comía "lo que apareciera", sin pensarlo mucho. La cena siempre era la mayor ingesta del día. Siempre la cena era alta en carbohidratos refinados (arroz, pan, papa, etc.) más algún postre dulce. Después de esa cena me daba tanto sueño que generalmente me quedaba dormido mirando la televisión. Era el equivalente de llenar los tanques de gasolina de un avión y luego apagar todos los motores para que la energía se aprovechara. Comer fuertísimo por la noche y acostarse a dormir es una forma segura de producir sobrepeso u obesidad.

Si se desea fortalecer el metabolismo es necesario empezar el día con un desayuno alto en proteínas digno de un rey. Luego continuar al almuerzo con una combinación de proteínas y carbohidratos de los que no son refinados (vegetales, ensaladas). Asegúrese de utilizar poca cantidad de los carbohidratos refinados (arroz, harina, pan, azúcar, etc.). Finalmente, se termina el día con una cena liviana para preparar al cuerpo para su periodo de sueño y reparación. En fin, se hace necesario entender la forma en que el cuerpo humano funciona y establecer un estilo de vida de alimentación que contribuya al metabolismo.

CANDIDA ALBICANS: "LA EPIDEMIA SILENCIOSA"

En mi empresa, NaturalSlim, se ha ayudado a bajar de peso y a recobrar el metabolismo a cientos de miles de personas. En el proceso de trabajar con tantas personas que deseaban adelgazar aprendimos mucho. Tuvimos oportunidad de descubrir varios aspectos que son de verdadera importancia para cualquiera que desee recobrar su metabolismo y salir del sobrepeso o de la obesidad de una vez y por todas.

El tema del hongo *candida albicans*[1] es un dato vital. Es algo tan vital saber sobre esto que, cuando en NaturalSlim descubrimos que este hongo reducía el metabolismo del cuerpo, empezamos a utilizar un programa natural de limpieza de hongos y nuestro índice de éxitos prácticamente se duplicó. Al empezar a tratar las infecciones de este hongo en el cuerpo de las personas que se hacían miembros del sistema NaturalSlim logramos que rebajaran aun aquellas personas que habían fracasado en todos sus esfuerzos anteriores. Vimos cosas casi increíbles como el caso de una dama, que después de la limpieza de hongos, logró reducir su talla de la talla 22 hasta la talla 6, era algo impresionante. Habíamos descubierto la solución a una de las mayores causas del "metabolismo lento" y eso nada más garantizaba nuestro éxito.

Candida albicans es uno de los muchos organismos que viven dentro del cuerpo humano. En especial en el intestino y en el área

---

[1] *candida albicans: es un hongo que habita en todos los cuerpos humanos. Existen distintas variedades de este hongo. La variedad llamada "albicans" es la más prevaleciente en el cuerpo de las personas diabéticas, con sobrepeso u obesas. "Albicans" quiere decir "blanco". De hecho, este hongo se puede notar a veces como manchas blancas en la lengua de algunos bebés recién nacidos cuyas madres estaban infectadas del hongo candida albicans.*

vaginal de la mujer viven unos organismos que son parte de la llamada "flora intestinal" o "flora vaginal". Entre estos organismos existen bacterias de distintas clases, varios tipos de hongos, algunos virus y en algunos casos algunos ciertos tipos de parásitos. No necesariamente nos gusta pensar en este tipo de cosas pero la verdad es que dentro de nuestro cuerpo sobreviven varios tipos de organismos como estos.

Todos los cuerpos humanos nacen con el hongo *candida albicans* como parte de su flora intestinal y vaginal. Es un organismo natural a todos los cuerpos humanos. Por esta misma razón la medicina tradicional no le ha dado mucha importancia al asunto. No obstante, desde los años 80 varios prominentes doctores alergistas y especialistas en organismos infecciosos han dado la voz de alerta sobre las crecientes infecciones del hongo *candida*.

El doctor William G. Crook, un médico alergista americano, con su libro "The *Yeast Connection Handbook*" es posiblemente el exponente principal de lo que algunos han llamado "la epidemia silenciosa del hongo *candida albicans*".

Cuando este hongo ha crecido demasiado en el cuerpo se causa lo que llama una "infección sistémica". Ya en este punto el hongo se transporta por la sangre e invade otros órganos del cuerpo creando serios problemas a la salud y al metabolismo. Las personas con infecciones sistémicas de este hongo siempre tienen un "metabolismo lento" y no logran bajar de peso bajo ningún régimen de dieta o ejercicio. Si bajan de peso lo hacen a un ritmo tan lento que generalmente se desaniman.

Un investigador de este tema encontró que el hongo *candida albicans* produce 78 tóxicos distintos dentro del cuerpo y ello crea un ambiente tóxico y muy ácido dentro del cuerpo, lo que básicamente apaga el metabolismo. Tener una colonia muy desarrollada o un "sobre crecimiento" de este hongo en el cuerpo es una de las razones principales por las que algunas personas tienen un "metabolismo lento" y ningún esfuerzo que hagan por adelgazar les funcionará mientras esto sea así. El cuerpo de una persona que tiene un "sobre crecimiento" del hongo *candida* es un cuerpo repleto de tóxicos.

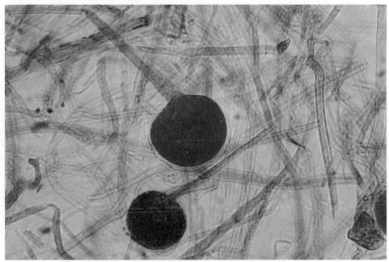

HONGO *CANDIDA ALBICANS* VISTO DE CERCA

Los hongos como *candida albicans* fabrican "mico-toxinas" (toxinas fabricadas por hongos). Este es un hecho bien conocido por los expertos en sustancias tóxicas. Por ejemplo, hay hongos que producen un tóxico llamado "aflatoxina" que se ha comprobado es altamente carcinógeno (causante de cáncer) e incluso se ha utilizado como arma de guerra biológica por algunos países. En algunos casos las micotoxinas producidas por los hongos han envenenado los alimentos del ganado y han causado muchas muertes de animales a los criadores de ganado, porque son venenos poderosos que tienen la capacidad de paralizar el sistema nervioso y respiratorio de su víctima.

En mi experiencia, nada produce un aumento del metabolismo y de la habilidad para adelgazar más marcado que el hacer un programa de limpieza del hongo *candida albicans* del cuerpo.

Existen pruebas de laboratorio para detectar si la infección del hongo *candida albicans* es severa, pero las pruebas que miden los niveles en la sangre de varios de los tóxicos que produce este hongo cuestan más de $300 y realmente no están disponibles en la mayoría de los laboratorios. La mejor manera de saber si el cuerpo está demasiado infectado de este hongo es usar una lista de "indicadores" que desarrolló el Doctor William Crook para sus pacientes. Quizá los indicadores más claros de la existencia de una infección severa de *candida albicans* en el cuerpo lo son los picores en la piel (principalmente por la noche o después de bañarse), muchos gases estomacales o intestinales después de comer, tener sinusitis o padecer de migrañas. La lista completa de los síntomas indicadores de *candida albicans* es la siguiente:

- Acné
- Alergia en ambientes húmedos
- Alergias a algunos alimentos
- Alergias a ciertas prendas o joyería de metales
- Cansancio continuo
- Cistitis (infecciones urinarias en la mujer)
- Diarreas constantes o frecuentes
- Dolor o ardor vaginal al tener sexo
- Dolores de cabeza o migrañas
- Dolores menstruales fuertes – PMS
- Dolores musculares
- Estreñimiento
- Fatiga o debilidad
- Flujo o picor vaginal
- Frío en las extremidades del cuerpo
- Gases estomacales o intestinales en exceso
- Infecciones de oídos
- Infecciones urinarias
- Irregularidad o trastornos en la menstruación
- Irritabilidad o depresión
- Picores en la piel (especialmente de noche o después de bañarse)

- Problemas con gases digestivos
- Resequedad excesiva en la piel
- Sabor "a metal" en la boca
- Salpullido o manchas en la piel al coger sol
- Sensibilidad a la luz solar, ojos que lagrimean
- Sensibilidad al olor de cigarrillos, perfumes o químicos
- Sinusitis

Mientras más indicadores se hayan detectado en el cuerpo más severa será la infección del hongo *candida*. Reconozco que esta lista de indicadores es imponente y una persona puede llegar a justificar sus síntomas basada en que los síntomas o indicadores están siendo causados por otra enfermedad o factor hereditario que tiene en su cuerpo. La realidad es que cuando una persona hace una limpieza del hongo *candida albicans* la gran mayoría, si no todos estos indicadores, desaparecen por completo. Esto es así en todos los casos, en especial en los casos de las personas que padecen de sinusitis o migrañas. A través de los años hemos observado cómo, caso tras caso, las sinusitis y las migrañas simplemente desaparecen después de haber limpiado el cuerpo de este hongo usando fungicidas (sustancias que matan hongos) naturales.

Nuestro interés siempre ha sido el ayudar a las personas a recuperar su metabolismo y adelgazar. Las curaciones casi milagrosas de condiciones como la sinusitis o la migraña, son sólo beneficios marginales de lo que hacemos para recuperar el metabolismo. Es sólo que no podemos dejar de observar que después de una limpieza natural del hongo *candida* las personas finalmente pueden adelgazar con mayor rapidez y en el proceso también desaparecen la gran mayoría de los indicadores o síntomas que este hongo causa.

Los médicos le llaman a la condición "candidiasis" pero generalmente sólo asocian esta infección severa del hongo *candida albicans* con los pacientes de cáncer en su estado terminal y con los pacientes del síndrome de inmunodeficiencia adquirida (SIDA o

"AIDS" por sus siglas en inglés). La visión usual de la medicina es que como el hongo *candida albicans* lo tenemos todos no puede ser un problema muy serio a menos que la persona tenga un sistema inmune demasiado deprimido. No se puede culpar a los médicos por esta falta de habilidad para observar los síntomas de sus pacientes, ya que es la información limitada que reciben como educación sobre este tema en la escuela de medicina.

De hecho, algunos de los miembros más difíciles de ayudar en el sistema NaturalSlim han sido aquellos miembros que son médicos de profesión. Cuando les hemos comunicado la importancia de lograr reducir la colonia del hongo *candida albicans* en su cuerpo para que logren bajar de peso más rápidamente, algunos han mostrado una resistencia al tema que es entendible. No obstante, y de forma invariable, cuando estos miembros que son médicos siguieron nuestras recomendaciones, e hicieron un programa natural de limpieza de hongos, todos ellos experimentaron resultados impresionantes que les convirtieron en fieles creyentes de la importancia de reducir el hongo *candida* en el cuerpo para poder subir el metabolismo y adelgazar. Hoy en día son muchos los médicos que, por su propia experiencia, pudieron comprobar que reducir la infección del hongo *candida albicans* es algo vital si uno desea tener éxito en sus esfuerzos por adelgazar y recuperar el máximo de su metabolismo potencial.

La medicina tradicional utiliza medicamentos como Diflucan, Nystatin, Mycostatin, Nizerol y Sporanox, entre otros fungicidas para matar el hongo *candida albicans*. No obstante, estos medicamentos aunque pueden ayudar en los casos de las personas con cáncer o con SIDA, vienen rotulados con fuertes advertencias debido a los efectos tóxicos y de daños permanentes al hígado que pueden producir. Los tipos de sustancias químicas que contienen estos medicamentos son tóxicas no sólo al hongo *candida albicans* sino también a muchas de las otras células del cuerpo. Por esta razón, en NaturalSlim desarrollamos un programa natural de limpieza del hongo *candida albicans* para tener una forma de reducir el hongo en el cuerpo y lograr que la persona recupere su metabolismo y adelgace. Muchas de las personas que buscan ayuda del sistema NaturalSlim, son personas que ya han "tratado de todo" sin buenos resultados y nosotros por experiencia sabemos que si no logramos reducir la infección de *candida albicans* no lograrán adelgazar.

Reducir una infección severa de este hongo no es algo fácil. Cuando atacamos al hongo con fungicidas naturales, como el orégano, las reacciones pueden ser bastante desagradables (dolor de cabeza, diarrea, dolores musculares, etc.). Hemos tenido que aprender a subir las dosis de los fungicidas naturales "de poquito en poquito". Por otro lado, para tener éxito no se puede utilizar un aceite de orégano común como el que venden en las tiendas naturistas. El aceite de orégano común, reduce la infección de *candida albicans* solamente en el intestino y esto no es suficiente, dado que la infección de *candida* generalmente está regada por todo el cuerpo. Con los años y cientos de experiencias de prueba, logramos localizar un suplemento natural de orégano cuyo agente activo, un aceite que contiene el orégano llamado *carvacol*, se transporta por la sangre y ataca al hongo en todas las partes del cuerpo donde se pueda haber refugiado.

Nunca se puede eliminar el 100% de la colonia del hongo *candida albicans* en el cuerpo humano ya que este hongo es un habitante natural del cuerpo. La estrategia que se utiliza es la de reducir la colonia a un punto en el que deje de ser un problema para el metabolismo. Si una infección de hongos se logra reducir en tamaño, digamos de 100% a solamente 20%, habremos tenido éxito y la persona verá recompensados sus esfuerzos para adelgazar. También experimentará una mejoría muy marcada en su estado de salud general.

Un descubrimiento principal ha sido que este hongo, que normalmente ocupa sólo una pequeña parte de la flora intestinal y vaginal, puede llegar a crecer a tal punto que ocupe la mayoría de la flora interna del cuerpo, tornándose en un agresivo parásito que invade todas las partes del cuerpo. Las infecciones del hongo *candida albicans*, son posiblemente, una de las causas principales y menos conocidas de la epidemia de sobrepeso y obesidad que afecta a las naciones del mundo. Esto no ha pasado por pura casualidad. Existen factores que han permitido que este hongo, que generalmente no nos afecta, se haya reproducido de forma acelerada y se haya convertido en un parásito que se sale del intestino y del área vaginal e invade al resto del cuerpo, causando una infección sistémica que afecta a todos los órganos del cuerpo desde el cerebro hasta el hígado.

Para resolver los problemas que el hongo le crea al metabolismo y a la salud es vital educar a la persona infectada sobre las características de su enemigo interno, *candida albicans*. Si uno quiere vencer a un enemigo es importante conocer sus características y puntos débiles. Parte de la estrategia es educar a la persona para que no contribuya a crear un ambiente demasiado propicio para el crecimiento de este hongo y que no vuelva en poco tiempo a tener un nuevo "sobre crecimiento" que reduzca el metabolismo. La educación incluye hacerle entender a la persona cuáles son los factores que propulsan el crecimiento de este hongo dentro del cuerpo. Los factores que contribuyen al "sobre crecimiento" del hongo *candida* son:

EXCESO DE CARBOHIDRATOS REFINADOS:
Los carbohidratos refinados (azúcar, dulces, pan, arroz, etc.) producen un exceso de glucosa en la sangre y ese exceso de glucosa alimenta el apetito voraz del hongo *candida* y le hace crecer de forma desmedida. Es como echarle abono a una hierba mala. Cuando la persona, debido a su dieta alta en carbohidratos refinados o carbohidratos dulces, mantiene unos niveles muy altos de glucosa en su sangre el hongo se alimenta vorazmente de ella, lo cual le hace crecer y reproducirse de forma acelerada. La glucosa es el alimento principal de todas las células de nuestro cuerpo. También es el alimento principal del hongo *candida albicans*. Una persona que esté acostumbrada a consumir muchos alimentos dulces verá su metabolismo reducirse año tras año hasta convertirse en un "metabolismo lento".

USO DE ANTIBIÓTICOS:

Los antibióticos eliminan del cuerpo a las bacterias causantes de infección, pero también eliminan a las "bacterias buenas" que habitan en el intestino y en el área vaginal y que son los enemigos naturales del hongo *candida albicans*. Cuando la flora intestinal o vaginal se muere, debido a las dosis de antibióticos, los hongos se quedan sin competencia y sin oposición e invaden al cuerpo de forma desmedida. Cuando una persona se ve obligada a utilizar un régimen de antibióticos, debe asegurarse de también utilizar un suplemento que reemplace su flora intestinal con "bacterias amigas" como *acidophilus, bulgaricus* y *bifidus*. En las tiendas naturistas ofrecen suplementos que contienen estos tipos de bacterias beneficiosas las cuales van reemplazando la pérdida de "bacterias amigas" que causa el medicamento antibiótico y de esta forma no se queda el cuerpo sin flora intestinal y vaginal que le proteja de los hongos.

USO DE HORMONA FEMENINA (ESTRÓGENO):

Las pastillas anticonceptivas, los parches de estrógeno y los medicamentos para la menopausia aceleran el crecimiento de este hongo y causan un "sobre crecimiento". Muchas damas perdieron su bella figura cuando utilizaron por unos meses las pastillas anticonceptivas o los parches anticonceptivos. El estrógeno, de por sí, es una hormona que acumula grasa y engorda, pero tiene también el efecto de ser un "factor propulsor de crecimiento" del hongo *candida albicans*. O sea, obliga a este hongo a crecer rápidamente.

USO DE CORTISONA:

Este medicamento, cortisona, que se utiliza para reducir la inflamación en el cuerpo, también reduce el sistema inmune y causa que el hongo *candida albicans* crezca de forma desmedida lo cual reduce el metabolismo. Por ejemplo, las personas que padecen de asma utilizan una bomba con un medicamento derivado de cortisona. Muchas de estas personas además del asma empiezan a tener problemas de sobrepeso u obesidad.

USO HABITUAL DE BEBIDAS ALCOHÓLICAS:

Cuando una persona tiene una infección sistémica del hongo *candida* debe evitar el uso de las bebidas alcohólicas (vino, cerveza, ron, etc.) ya que este hongo se alimenta del alcohol mucho más fácilmente que del azúcar.

FUNCIÓN DEFICIENTE DEL SISTEMA DE LA GLÁNDULA TIROIDES:

La glándula tiroides y sus sistemas asociados controlan el metabolismo, la temperatura y también el sistema inmune del cuerpo. Es un hecho, las personas con hipotiroidismo padecen de frecuentes catarros o infecciones porque su sistema inmune está deprimido. Las personas que tienen deficiencias del sistema de la glándula tiroides tienden a tener fuertes infecciones de este hongo *candida*. Esto pasa porque sus sistemas inmunológicos no las están protegiendo del hongo con la eficiencia normal de un sistema inmune ágil.

Es vital conocer estos factores que hacen crecer al hongo *candida albicans* dentro del cuerpo. Si una persona intenta reducir su nivel de infección del hongo *candida* pero no toma en consideración estos factores, que le crean al hongo un ambiente favorable para su crecimiento, no pasará mucho tiempo antes de que su metabolismo se reduzca por un nuevo aumento de la infección de este hongo. La idea es reducir la infección para recuperar el metabolismo y cambiar el "estilo de vida" para no ver al hongo regresar con igual o mayor fuerza. Es cambiar los hábitos para no seguir alimentando y favoreciendo a este organismo parasítico, *candida albicans*.

Los diabéticos por su condición de diabetes están extremadamente infectados del hongo *candida albicans*. La diabetes, por definición, es una condición en la que los niveles de glucosa se mantienen anormalmente altos. Podría decirse que el cuerpo de un diabético es como el paraíso de un hongo como *candida albicans* por sus constantes altos niveles de glucosa.

Este tema, el de las infecciones del hongo *candida albicans*, ha sido posiblemente el tema más controversial con el que me he topado en la búsqueda de las razones para el llamado "metabolismo lento". Curiosamente, es también el tema que mejores resultados ha producido para esos miles de personas que ya habían perdido su esperanza de poder adelgazar. Todavía, después de muchos años, no puedo dejar de maravillarme de los buenos resultados que produce el reducir la infección del hongo *candida albicans* en un cuerpo. Después de una limpieza del hongo *candida albicans*, he visto bajar de peso y recobrar la salud a personas que antes no tenían esperanzas de lograrlo.

Hay una satisfacción incalculable en encontrar la causa y también la solución a un problema de salud y metabolismo como el que causa la infección con este hongo, *candida albicans*.

LA DIABETES Y LA HIPOGLUCEMIA

Tanto la diabetes como la hipoglucemia[†] tienen una relación directa con el metabolismo deficiente.

Hay dos tipos de diabetes. La diabetes tipo II es la más común ya que aproximadamente el 90% de los diabéticos son diabéticos tipo II. Es una condición de diabetes que empieza cuando ya la persona es adulta. La diabetes tipo I es una diabetes hereditaria, que es mucho menos común, donde la persona nace con un órgano páncreas que simplemente no produce ninguna *insulina*. Por eso el diabético tipo I tiene que inyectarse *insulina* 3 o 4 veces al día por toda su vida.

La condición de diabetes es una condición en la que el cuerpo mantiene unos niveles de glucosa (azúcar de la sangre) demasiado altos y esto de por sí afecta la salud y el metabolismo de la persona. Los niveles de glucosa se miden en miligramos por decilitro (mg/dl). Es una medida que usan los laboratorios para saber si una persona padece de diabetes. Los niveles normales son de 75 a 125 mg/dl dependiendo de lo que uno comió y cuándo lo comió. En los diabéticos los niveles se mantienen por encima de 130 mg/dl y en algunos casos pueden llegar a 500 mg/dl y la persona quedar inconsciente por el exceso de glucosa.

La Asociación Americana de Diabetes estimó hace un par de años que hay unos 14 millones de diabéticos en los Estados Unidos o un 6.2% de la población que padece de esta condición. Las estadísticas son claras, el problema crece a paso acelerado y las autoridades médicas y de salud del país realmente no saben qué hacer para parar esta condición.

No existe ninguna parte de la población que esté más enferma que los diabéticos. Los diabéticos son el sector de la población que más ataques al corazón sufre, los que más pierden su vista por la diabetes, los que más pierden sus riñones y tienen que utilizar diálisis (sistema mecánico para limpiar la sangre) y además de eso, por lo menos el 85% de los diabéticos o tienen sobrepeso o están obesos. Para colmo los hombres diabéticos en muchos casos se quedan impotentes sexualmente. En fin, los diabéticos son las personas menos saludables de nuestra población.

Los científicos constantemente llenan las primeras planas de los periódicos con sus "descubrimientos" de supuestos genes diabéticos y tratan de culpar al factor hereditario. Según sus teorías la culpa siempre parece ser del cuerpo humano que de alguna forma está defectuoso y por eso está diabético. Da la impresión de que la persona dueña del cuerpo es una pobre "víctima" que nada tiene que ver con el asunto de que su cuerpo sea diabético.

Bueno, mi experiencia con los diabéticos en el proceso de ayudarles a adelgazar y recuperar su metabolismo ha sido una muy reveladora. He trabajado con más de 10,000 personas diabéticas y he visto resultados impresionantes no sólo en lograr que bajen de peso sino en ver cómo han podido controlar su condición de diabetes.

Para ayudar a los diabéticos la única información que me fue útil a través de los años fue la información publicada por el Doctor Richard Bernstein en su libro *"Diabetes Solution"*. Recomendaría que cualquier persona diabética lea este libro para que de una vez y por todas entienda su condición y pueda controlarla. Me da horror pensar en los consejos que algunos "expertos" en nutrición le han estado dando a los pacientes diabéticos. Son recomendaciones como "haz una merienda cada 2-3 horas para que la azúcar de la sangre se estabilice".

Mi experiencia es que la condición de diabetes se reduce a una inhabilidad del cuerpo de procesar los carbohidratos refinados. O sea, el cuerpo de un diabético tiene severos problemas cuando le alimentamos con pan, harina, dulce, chocolates, arroz, papa, fruta, dulce, etc. Si el diabético utiliza frutas dulces como pasas, guineo o mangó también tendrá problemas. Si le alimentamos con carbohidratos naturales (vegetales, ensaladas) no hay problemas. Pero, los carbohidratos refinados son mortales para los diabéticos.

Estoy acostumbrado a ver que cualquier persona con diabetes que se adapta a una dieta baja en carbohidratos refinados de inmediato empieza a bajar de peso y a controlar su diabetes. O sea, una dieta tipo mediterráneo como decir carnes, quesos y ensaladas al diabético le viene de maravilla. He visto a diabéticos, que antes se inyectaban 60 unidades diarias de *insulina,* bajar sus necesidades de *insulina* a tal punto que ya no se tienen que inyectar y pueden controlar su azúcar en la sangre con sólo un medicamento para control de glucosa. Basta con que reduzcan los carbohidratos refinados y sus niveles de azúcar en la sangre se empiezan a normalizar. Debido a esto sus doctores se ven obligados a reducirles el medicamento. Los he visto llegar con grandes pedazos de piel oscura y muerta en sus pies y he visto cómo esa piel se regenera y se vuelve a poner de un color rosado y saludable cuando controlan los carbohidratos refinados.

Una de mis experiencias más interesantes la tuve con un médico diabético que fue a buscar nuestra ayuda a NaturalSlim. Este médico es una de las personas más organizadas que jamás conocí. Se medía la glucosa de la sangre varias veces al día y llevaba una agenda detallada anotando todo lo que comía y qué efecto ello tenía en su glucosa. Empezó a bajar de peso de forma muy notable y tuvo que reducir a menos de la mitad sus medicamentos para control de la glucosa. Cuando rompía la dieta y se daba alguna "hartera" de pan o carbohidratos refinados también lo anotaba y observaba cómo su glucosa subía nuevamente a los niveles de peligro. En fin, mi amigo el médico descubrió lo mismo que yo, que la diabetes era totalmente controlable si lograba controlar su consumo de carbohidratos refinados.

De acuerdo con mi experiencia, nadie experimenta una mejoría más notable que los diabéticos cuando controlan su consumo de carbohidratos refinados. Sea un diabético tipo II o un diabético tipo l la clave es reducir a un mínimo los carbohidratos refinados. Precisamente, la recomendación del doctor Richard Bernstein en su libro es controlar el consumo de carbohidratos refinados. Cuando se reducen, en todos los casos la diabetes se controla, la presión arterial baja, se reducen los triglicéridos[+] y se reduce también el colesterol[+] malo (LDL). Nunca he logrado entender por qué no le explican esto tan simple a los diabéticos. El control de la diabetes está totalmente basado en controlar el consumo de carbohidratos refinados (pan, harina, dulce, chocolates, arroz, papa, etc.). A veces he llegado a pensar que hay empresas o "intereses creados" que no desean que la diabetes se controle para poder seguir ganando mucho dinero de la venta de los medicamentos y tratamientos que se hacen necesarios para los diabéticos. La solución es tan simple como controlar los carbohidratos refinados. Sin embargo, engañan a los diabéticos con una extensa variedad de productos "sugar-free" (libres de azúcar) que en realidad son altos en carbohidratos refinados (harina de trigo, miel, etc.).

He asistido a las ferias de la Asociación de Diabetes y observado cómo recomiendan a los diabéticos unos productos dulces, "sin azúcar", sin explicarles que TODOS los carbohidratos se convierten en azúcar (glucosa) al entrar al sistema digestivo. Bajo esta falsa idea de que los productos "sugar-free" (sin azúcar) no les afectan, les venden galletitas, bizcochos y dulces que a los pocos minutos de comerlos les han descontrolado los niveles de glucosa en el cuerpo. De verdad que la ignorancia es algo peligroso. La ignorancia mata.

La diabetes se distingue por tener niveles demasiado altos de glucosa y la hipoglucemia como niveles demasiado bajos de glucosa. Parecen condiciones contrarias pero no lo son. Están relacionadas y hay que saber que la hipoglucemia finalmente se convertirá en una condición de diabetes si la persona no cambia su nutrición y su estilo de vida.

En realidad la hipoglucemia es una *intolerancia* a los carbohidratos refinados. La hipoglucemia es el inicio de un problema donde el cuerpo empieza a dar la voz de alarma de que no desea los carbohidratos refinados. La diabetes ya es la etapa final del problema porque ya se convierte en una *inhabilidad* para utilizar los carbohidratos refinados. Podríamos decir que la hipoglucemia es como una "protesta" o "huelga laboral" y la diabetes ya representa a una empresa fracasada que cerró sus operaciones porque no pudo seguir operando.

La persona que padece de hipoglucemia está en la ventajosa condición de poder evitar una diabetes. Pero para hacerlo, tiene que dejar de forzar a su cuerpo a digerir los carbohidratos refinados que no desea.

La secuencia de una hipoglucemia (bajón de azúcar) es así: la persona se da una "hartera" de carbohidratos refinados o de carbohidratos dulces que su cuerpo no tolera bien. Los carbohidratos refinados se convierten en un exceso de glucosa y su cuerpo reacciona produciendo demasiada de la hormona *insulina* con el propósito de reducir la glucosa que se aumentó en la sangre. La producción de *insulina* de una persona hipoglucémica es algo exagerada y se produce demasiada *insulina* para contrarrestar el exceso de glucosa lo cual causa el "bajón de azúcar" que llamamos hipoglucemia. Para empezar, si la persona no hubiera abusado en exceso de los carbohidratos refinados nunca se hubiera producido el exceso de *insulina* que causa el "bajón de azúcar". En fin, la persona que desea dejar de ser hipoglucémico solamente tiene que dejar de utilizar en exceso los carbohidratos refinados y verá su hipoglucemia desaparecer para siempre.

Hay algo con las explicaciones demasiado sencillas. La gente tiende a pensar que la solución a un problema debe siempre ser algún factor muy complejo. Si la solución le parece demasiado simple muchas veces la persona no la puede aceptar. Sin embargo, la solución a la hipoglucemia es simple, es el control de carbohidratos refinados. Y más vale que este asunto de la hipoglucemia se controle porque de no hacerlo se terminará con una diabetes.

Aún más, cuando el metabolismo se pone lento el cuerpo se llena de grasa. La grasa produce dos compuestos ("*resistin*" y "*tumor necrosis factor alpha*") que interfieren con la *insulina* y esto hace que la *insulina* se vuelva inefectiva. El exceso de grasa en el cuerpo de un diabético logra que su *insulina* no pueda extraer la glucosa de la sangre con efectividad y empieza lo que llaman una "resistencia a la *insulina*", donde el cuerpo del diabético se resiste a los efectos de su propia *insulina* y la glucosa continúa aumentando su nivel en la sangre. En fin, la diabetes se agrava según aumenta la grasa en el cuerpo.

La buena noticia es que la diabetes se puede controlar y la hipoglucemia se puede eliminar totalmente si se controlan los carbohidratos refinados.

**Si quiere tener información completa sobre cómo controlar su diabetes o la de un ser querido, de manera natural, le invito a que lea el libro *Diabetes Sin Problemas*. Este libro contiene más de 820 referencias científicas que apoyan el sistema de controlar la diabetes con el poder de su metabolismo y no permitir que la diabetes le controle a usted.   www.DiabetesSinProblemas.com

LAS HORMONAS EN LA MUJER

El cuerpo de una mujer siempre es más complejo que el de un hombre debido a su sistema hormonal. Es un hecho conocido el que los hombres bajan de peso con facilidad, pero la mujer pasa muchas más dificultades para lograr bajar de peso. Esto se debe a varias razones como las siguientes:

- El cuerpo del hombre tiene más musculatura y por lo tanto consume más energía y "quema" la grasa con más facilidad.
- El cuerpo del hombre produce la hormona masculina *testosterona* que es una hormona constructora de músculos y quemadora de grasa.
- El cuerpo de la mujer produce la hormona *estrógeno* que es una hormona que acumula grasa en el cuerpo.
- La mujer tiende a tener niveles de estrés emocional más altos que el hombre y por lo tanto produce niveles más altos de la hormona de estrés *cortisol*[†] que es una hormona que acumula grasa en el abdomen y en la cadera.

Por estas razones, las mujeres siempre bajan de peso más lentamente que los hombres. Una de las razones, el exceso de la hormona *estrógeno,* tiene que ver con una condición que padecen muchas de las mujeres sobre todo cuando están sobrepeso. La condición se llama "predominación de estrógeno".

Esta hormona, *estrógeno*, en realidad es un grupo de varias substancias que son vitales en el cuerpo de una mujer. Sin *estrógeno* no existirían los embarazos, ni las pieles suaves de las mujeres, ni la menstruación, ni los senos en una mujer.

El *estrógeno* es una hormona que el cuerpo de una mujer balancea con otra hormona que se produce durante la ovulación llamada *progesterona*. La *progesterona* es la hormona que como bien refleja su nombre permite la "gestación" o el quedar embarazada. El cuerpo de una mujer depende de que exista un cierto balance hormonal entre estas dos hormonas, *estrógeno* y *progesterona*.

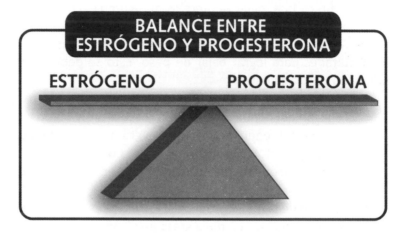

Prácticamente todo el mundo sabe que el estrógeno se produce en los ovarios de la mujer. Pero pocas personas saben que la grasa del cuerpo también produce estrógeno con la ayuda de una enzima que se llama *aromatase*. La grasa produce estrógeno y es la razón por la cual los hombres bien obesos desarrollan senos y se feminizan hasta en su tono de voz.

El Doctor John Lee en su libro titulado *"What Your Doctor May Not Tell You About Menopause"*, explica el problema de la "predominación de estrógeno" en la mujer. Es una condición donde el cuerpo de una mujer que está gordita sigue produciendo *estrógeno* desde su grasa aunque esa mujer ya no tenga unos ovarios que estén funcionando. Cuando el *estrógeno* no está siendo balanceado en el cuerpo por la hormona *progesterona,* la cual sólo se produce durante la ovulación, se crea una "predominación de estrógeno" que no permite que la mujer baje de peso. Lo que quiere decir una "predominación" es que el *estrógeno* domina el ambiente interno del cuerpo al no tener a la *progesterona* como hormona contraria. Ello crea una situación donde a la mujer se le hace dificilísimo bajar de peso porque como el *estrógeno* acumula grasa y engorda el cuerpo se niega a ceder la grasa.

El problema es que la hormona *estrógeno* acumula grasa y engorda. Esto es un hecho bien conocido ya que hace unos años los criadores de cerdos y de gallinas trataron de aumentar el peso de sus animales suplementándoles la dieta con *estrógeno* para engordarlos. Esto salió publicado en las primeras planas del país como un escándalo y a raíz de ello mucha gente decidió no seguir consumiendo la carne de pollo. Que yo sepa, esta práctica ya hace años que no se continúa, pero mucha gente se quedó mal impresionada con la manipulación que se trató de llevar a cabo en esa ocasión utilizando *estrógeno* para engordar a los animales. Todavía hoy en día hay personas que se niegan a consumir la carne de pollo por temor a que contenga la hormona *estrógeno*.

Cuando la mujer padece de una "predominación de estrógeno" puede sentir manifestaciones como las siguientes:

- ❑ Acumulación de grasa en las caderas y en el abdomen
- ❑ Candidiasis recurrente (infecciones de hongos resistentes)
- ❑ Condiciones autoinmunes como: Lupus, Esclerosis múltiple, Fibromialgia
- ❑ Dificultad o lentitud para adelgazar
- ❑ Dificultad para concebir
- ❑ Edema (acumulación de agua)
- ❑ Falta de energía o cansancio continuo
- ❑ Historial de cáncer del seno o uterino
- ❑ Historial de fibromas, adenomas o pólipos vaginales
- ❑ Historial de tener abortos naturales
- ❑ Menstruación dolorosa o calambres
- ❑ Osteoporosis (pérdida de hueso)
- ❑ Pelo facial
- ❑ Pérdida de libido (interés o apetito sexual)

❑   Sangre menstrual en exceso
❑   Sensibilidad en los senos (*"breast tenderness"*)
❑   Sueño demasiado ligero o dificultad para dormir

La "predominación de estrógeno" mantiene el metabolismo bajo y a la mujer que padece de esta condición se le hace muy difícil bajar de peso.

El estrógeno es un agente propulsor de las células cancerosas. Por esa razón, tener una "predominación de estrógeno" coloca a una mujer en un alto riesgo para cáncer de los senos o cáncer uterino.

Cuando la mujer empieza a tener mucho vello facial generalmente es debido a que la "predominación de estrógeno" está obligando al cuerpo a producir hormonas masculinas (andrógenos) para contrarrestar el *estrógeno*.

La solución para las mujeres es usar una crema de *progesterona* natural. Esta hormona natural se aplica a través de la piel y contrarresta los efectos dañinos de la "predominación de estrógeno" logrando balancear el sistema hormonal. La *progesterona* natural tiene un efecto calmante y antidepresivo. Incluso, ayuda a la persona a dormir más profundo y con un sueño más reparador.

La crema de *progesterona* natural se utiliza por sólo 21 días del mes para no permitir que el cuerpo se acostumbre a ella y deje de reaccionar a sus efectos. En las mujeres que todavía tienen menstruación se empieza a utilizar en el primer día de sangrado y se cuentan desde ahí los 21 días. Al terminar los 21 días de uso se le da un descanso y se vuelve a empezar otro ciclo de 21 días al primer día de sangrado de la menstruación.

Si la mujer ya no tiene menstruación se utiliza por 21 días pero empezando con el día número 1 de cada mes calendario hasta el día 21 de cada mes. La idea es crear un ciclo como si fuera el mismo cuerpo el que la estuviera creando a través de la ovulación.

Esta crema se consigue en los centros naturistas e incluso se puede adquirir por Internet. Para las mujeres que han experimentado mucha dificultad en bajar de peso y muy en especial para aquellas que han acumulado mucha grasa en sus caderas y en el abdomen (causado por el estrógeno) la crema de *progesterona* natural es una excelente ayuda.

Además de todo esto, la *progesterona* natural tiene un efecto como agente anti-envejeciente en el cuerpo. Es notable lo bonita que se pone la piel de una mujer que utiliza la *progesterona* natural. El único comentario adicional es el aumento en libido (apetito sexual) que produce en la mujer cuando la usa. Fíjese que la *progesterona* natural siempre se ha usado para ayudar a las mujeres que sufren de frigidez sexual. Es una hormona que promueve la "gestación" y por lo tanto levanta el interés en el sexo. Muchos maridos saben de esto y se aseguran de que su pareja esté usando una crema de *progesterona* natural de forma regular cada mes.

La *progesterona* natural tiene también el efecto de retener o ayudar a recuperar el hueso que se haya perdido con una condición de osteoporosis[†]. Esto es algo que se puede comprobar a los 3 meses de haber empezado a utilizar la crema haciéndose un examen de densitometría ósea y comparándolo con el anterior al uso de la *progesterona* natural.

Si usted lee inglés es recomendable que compre y lea el libro del Doctor John Lee sobre este tema. No pretenda que su propio médico sepa de este tema ya que nuestros médicos dependen de la información científica que le proveen los propagandistas médicos de las compañías farmacéuticas. Para estas compañías farmacéuticas, la *progesterona* natural no es un buen negocio porque al ser natural no se puede proteger con una patente y no se puede ganar mucho dinero con ella. Su médico, si no sabe del tema le dirá que no utilice ninguna hormona, ni siquiera natural, y esto es entendible ya que ellos han sido muy atacados con frívolas y en muchos casos injustas demandas de impericia médica (*"malpractice"*). Mi experiencia ha sido que si el médico no conoce el tema, le recomendará que no haga nada con ello para poder proteger su propia responsabilidad en el asunto de la consulta que usted le hace. Es una actitud entendible dado que algunos abogados se enriquecen con las demandas a los médicos que aunque no sean por razones verdaderas o ciertas, siempre les producen mucho dinero.

Si quiere saber sobre esto infórmese y edúquese sobre el tema usted misma para que pueda utilizar su propio juicio al respecto.

Le puedo decir que si su sobrepeso u obesidad está concentrada en las partes bajas del cuerpo (caderas y abdomen) y está sintiendo varias de las manifestaciones de la "predominación de estrógeno" usted pudiera "ver un milagro" al empezar a utilizar la crema de *progesterona* natural. Cuando la "predominación de estrógeno" es muy fuerte, el uso de la crema de *progesterona* natural produce un aumento en el metabolismo impresionante al lograr el balance hormonal que el cuerpo necesita para mantenerse en un estado óptimo.

ANTIDEPRESIVOS Y MEDICAMENTOS QUE ENGORDAN

ESTE ES UN DATO VITAL

Los medicamentos antidepresivos, todos, engordan. Generalmente el fabricante cubre su responsabilidad y lo dice en la hoja de "advertencias" que acompaña a estos medicamentos. Mi experiencia ha sido que pocas cosas reducen tanto el metabolismo como lo hacen los medicamentos antidepresivos (*Zolof*, *Paxil*, *Prozac* y otros más). ¡Todos engordan!

He visto a cientos de personas, sobre todo mujeres, que al empezar a utilizar un antidepresivo empiezan a aumentar de peso de forma acelerada. Incluso, los esfuerzos que se hacen para ayudarles a aumentar su metabolismo producen muy pocos resultados. Sé que es así porque en los casos en que la persona logró dejar de utilizar el medicamento antidepresivo automáticamente empezó a bajar de peso.

Con los años aprendí a utilizar los suplementos naturales que tienen un efecto antidepresivo como el aminoácido L-Tirosina, y la vitamina B-1 (tiamina). También una hierba natural rusa llamada *rhodiola rosea*, que algunos médicos psiquiatras americanos han empezado a utilizar en sus prácticas privadas para sus pacientes con depresión.

Cuando nos interesa combatir el "metabolismo lento" tenemos que saber distinguir cuáles son los medicamentos que nos reducen el metabolismo. Los antidepresivos definitivamente engordan. Puede que su médico psiquiatra insista que estos "son cuentos" pero usted observe su cintura y verá que lo que le digo es cierto. ¡La ropa no miente!

Otro grupo de medicamentos que reduce el metabolismo y engorda lo son los medicamentos diuréticos que se utilizan para reducir la alta presión arterial. Resulta que todo lo que aumenta el agua en el cuerpo tiende a subir el metabolismo y todo lo que reduce los niveles de agua del cuerpo reduce el metabolismo. Los diuréticos trabajan a base de reducir los niveles de agua del cuerpo para así reducir la presión. He observado en múltiples ocasiones como una persona empieza a tener un metabolismo mucho más lento después de empezar a utilizar un medicamento diurético.

La mejor manera de bajar la presión arterial es bajar de peso. Hay una relación directa entre el sobrepeso y la alta presión. Bajar de peso siempre logra que la presión arterial baje a normal. La grasa del cuerpo produce una sustancia llamada "*angiotensinogen*" la cual está asociada a la alta presión arterial. Mientras más grasa haya en el cuerpo mayor será la tendencia a la alta presión. Al usted reducir la grasa del cuerpo la presión arterial baja y se normaliza, a menos que usted sea uno de esos casos más raros de alta presión arterial por causas emocionales. Bajar de peso, reducir la grasa, es la verdadera solución.

Si usted utiliza un medicamento diurético actualmente para reducir la presión no cometa el error de dejarlo hasta que haya bajado de peso y la presión se haya normalizado. Estos medicamentos no se pueden reducir ni eliminar de forma drástica sin la ayuda de su doctor.

Los otros medicamentos que engordan son los que se utilizan para las inflamaciones del cuerpo. Por ejemplo, bombas de inhalar para el asma e inyecciones de cortisona para inflamaciones en la espalda. Estos son medicamentos relacionados químicamente a la cortisona. La cortisona es una hormona que es idéntica al *cortisol* que produce nuestro cuerpo en las glándulas adrenales. Se le llama "cortisona" cuando es producida por la industria farmacéutica y "*cortisol*" cuando la produce nuestro cuerpo, pero son básicamente la misma hormona con los mismos efectos.

En fin, lo que hay que saber es que hay medicamentos que reducen el metabolismo. Naturalmente, los medicamentos pueden ser necesarios dependiendo de la condición. Pero también es verdad que cuando una persona mejora su metabolismo y baja de peso la gran mayoría de sus condiciones de salud o se mejoran o se desaparecen. He visto cientos de casos de personas que bajaron de peso y lograron que su médico les descontinuara los medicamentos que utilizaban para su condición. El cuerpo humano tiene una habilidad aparentemente inagotable para recuperarse de cualquier condición siempre y cuando le demos la ayuda que necesita para lograrlo.

VIDA SEDENTARIA

Nuestro estilo de vida actual incluye una gran cantidad de adelantos tecnológicos que nos evitan esfuerzos físicos. Hoy en día vivimos rodeados de celulares, microondas, televisores, computadoras, aspiradoras y todo tipo de equipos que requieren muy poca actividad física nuestra.

Cada día la tendencia es a mover menos el cuerpo y más la mente y los sentidos. Somos muchas veces entusiastas espectadores de los deportes pero no practicamos los deportes. El "corre y corre" diario parece dejar muy poco tiempo para ejercitarse, caminar, nadar o de alguna otra forma mover el cuerpo. En general, usamos el carro hasta para ir a la esquina a buscar alguna necesidad inmediata cuando pudiéramos caminar un poco. Por otro lado, muchas veces tememos por nuestra seguridad y "caminar a la esquina" no necesariamente sería una actividad segura con el índice de criminalidad que aqueja a nuestra sociedad.

Hasta los niños de hoy en día dedican una buena parte de su energía y tiempo libre a los juegos electrónicos cuando en los tiempos anteriores jugaban y sudaban con entusiasmo. Ver televisión se ha convertido en una actividad principal tanto para los niños como para los adultos. Practicamos una vida con poca o ninguna actividad física, una vida sedentaria.

Está comprobado que el ejercicio físico sube el metabolismo y la vida sedentaria lo baja. El cuerpo humano es un organismo vivo que aprende y se adapta a las condiciones existentes. Cuando dejamos de utilizar los músculos se ponen flácidos. Cuando los usamos se crecen y se endurecen. El cuerpo se adapta a nuestro estilo de vida.

Ahora, aunque todo lo anterior es verdad no voy a pedirle que se ponga a hacer ejercicio si siente que su metabolismo está muy lento. No es hora de echarle un regaño injustificado por su poco deseo de ejercitar el cuerpo.

Los años que llevo ayudando a las personas con "metabolismo lento" me han enseñado a observar lo que funciona y lo que no funciona. Si usted tiene un metabolismo lento, según lo evidencia su dificultad para adelgazar, este no es el momento para ponerse a hacer ejercicio ni para comprarse una membresía en un gimnasio. El ejercicio es una gran ayuda y es vital para poder recuperar el máximo de su metabolismo; pero cada cosa en la vida tiene su momento adecuado y el ejercicio no es una excepción a esta regla.

La lógica dicta que para poder hacer ejercicio una persona necesita gastar energía. Pero ¡las personas con el metabolismo lento tienen muy poca energía! Precisamente, lo que quiere decir tener un "metabolismo lento" es tener poca energía porque el metabolismo es lo que produce la energía del cuerpo. Las personas que padecen de un metabolismo lento siempre están cansadas y se sienten débiles. Es ilógico pedirle a una persona débil y cansada que utilice la poca energía que tiene para irse a un gimnasio a hacer ejercicio. Es como irse a gastar dinero con una chequera sin fondos.

Cuando una persona de metabolismo lento que está sobrepeso u obesa se envuelve en un régimen de ejercicio físico se expone a fracasar en su intento porque está llevando al cuerpo más allá del límite de sus capacidades. Los gimnasios tienen más de un 70 % de sus nuevos miembros que a las pocas semanas de haber empezado y de haber pagado su membrecía anual se desaparecen y no regresan más. Son personas que están débiles, cansadas y que realmente no tienen la energía necesaria para sobrevivir los ejercicios por mucho tiempo sin que se desplomen de agotamiento. Son personas que tienen un metabolismo lento.

La solución a este problema es aplicar la SECUENCIA CORRECTA. En la vida las cosas tiene secuencia, tienen un orden. La secuencia correcta de acciones es: mejorar la nutrición y el metabolismo para obtener más energía y luego utilizar esta nueva energía en una rutina de ejercicios que aumente aún más el metabolismo. En otras palabras, es depositar suficiente dinero en la chequera para luego irse a gastar ese dinero usando los cheques. Expedir cheques sin tener los fondos disponibles en el banco crea el delito de expedir "cheques sin fondos". De la misma forma, hacer ejercicios sin tener la energía para ello, nos obliga a fracasar en el intento por falta de energía para continuar.

A los pocos días de implementar un régimen alimentario que incluya más proteínas (carne, queso, huevo) y menos carbohidratos refinados (pan, harina, arroz, papa, dulces) la persona sentirá un aumento de energía considerable. Al también aumentar el consumo de agua y utilizar un suplemento de vitaminas y minerales de alta potencia, sentirá energía excedente que puede utilizar para empezar a hacer ejercicios livianos que mejoren aún más su metabolismo. Si la persona empieza a desayunar bien y además le añade a esto un suplemento de aceite de coco orgánico, no sólo tendrá más energía para invertir en los ejercicios, sentirá también el deseo de mover su cuerpo. La energía adicional que produce una alimentación correcta hace a la persona sentirse "liviana" y con deseos de mover el cuerpo.

Muchas personas fracasan en sus intentos de hacer ejercicios simplemente porque se les olvida que para gastar energía hay que tener energía disponible.

La otra causa más común de fracaso en un nuevo régimen de ejercicio es la situación de FUERA DE GRADIENTE. Un "gradiente" es un nivel, grado o potencia de algo. Por ejemplo, los escalones en una escalera son "gradientes" en la escalera. Las distintas temperaturas de una estufa son "gradientes" de temperatura. En la vida los gradientes son importantes. Uno primero gatea, después camina y finalmente corre. Son gradientes de acción de distinta intensidad y son necesarios.

Cuando una persona que está sobrepeso u obesa decide hacer ejercicio está tomando una decisión que es correcta. Pero va a ser tan correcta y exitosa como sea su conocimiento y aplicación de estos factores. Lo primero es obtener más energía de su metabolismo a través de la alimentación y algunos suplementos naturales que le ayuden a levantar los niveles de energía. Lo segundo es escoger un GRADIENTE ADECUADO de nivel de ejercicio. Si la persona pretende irse a correr un maratón después de haber pasado los últimos 20 años de su vida trabajando frente a un computador en la oficina y sin tener mucha energía es seguro que va a añadir otro fracaso a su lista de fracasos anteriores.

La clave es empezar a hacer ejercicios <u>después de obtener más energía del metabolismo</u> y <u>empezar a hacer ejercicios suaves en un gradiente adecuado</u> como caminar, nadar u otro que no sea estresante para un cuerpo que está acostumbrado a una vida sedentaria. Por ejemplo, si el ejercicio que se hace inicialmente produce mucho dolor muscular el gradiente es demasiado fuerte para el cuerpo. Si la persona decide caminar y camina tan rápido que le falta la respiración está caminando demasiado rápido para su capacidad respiratoria actual. Un ejercicio en el gradiente correcto no produce ni dolor muscular severo ni tampoco le faltará la respiración a la persona. Más gente fracasa por utilizar un gradiente demasiado fuerte para su cuerpo fuera de forma que por ninguna otra razón. La "desesperación" o la "prisa" con la que empecemos un nuevo régimen de ejercicio es siempre el germen del eventual fracaso.

La forma en la que el ejercicio da resultados es subiendo el gradiente de ejercicios de poquito en poquito. Digamos, empezamos con 15 minutos diarios por 4 días a la semana, subimos luego a 20 minutos de ejercicio a la próxima semana y seguimos subiendo así, de poquito en poquito, para darle una oportunidad al cuerpo a que se acostumbre a las rutinas. En muy poco tiempo, habremos logrado que la condición física se haya mejorado grandemente pero utilizando los GRADIENTES.

Cualquier ejercicio es bueno a la hora de subir el metabolismo. Mi favorito, sin necesidad de comprar ningún equipo especializado, es el caminar. Recomiendo a una persona el caminar inicialmente sólo hasta que se produzca un leve sudor en su piel. Este es el punto donde ya el metabolismo ha subido lo suficiente como para generar el calor que provoca el sudor en la piel. El metabolismo genera calor y el calor provoca el sudor. El punto donde el cuerpo empieza a sudar es el punto donde ya se logró subir el metabolismo con el ejercicio.

No obstante, debo mencionar que existe un ejercicio que en mi experiencia trabaja mejor que los otros a la hora de lograr subir el metabolismo. Es un ejercicio donde se rebota en un pequeño trampolín al ritmo de la música.

Nunca he visto un ejercicio que ayude a la gente a adelgazar más rápido que el pequeño trampolín para rebotar. Estuve muchos años investigando los tipos de ejercicios que podían ayudar a las personas sobrepeso u obesas tomando en consideración que estas personas no poseen grandes cantidades de energía o fuerza. Observé que algunos ejercicios definitivamente no son apropiados para las personas sobrepeso porque son ejercicios que pueden causar impacto a las rodillas como el trotar o a la espalda como el alzar pesas. Otros ejercicios tienen la desventaja 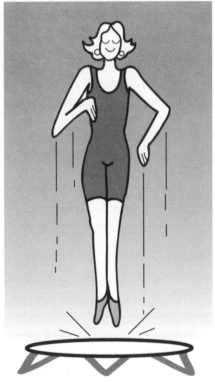 principal de que son aburridos como caminar en una máquina trotadora o alzar pesas. Algunos requieren de espacios o equipo muy especializado como correr bicicleta o nadar en una piscina.

El pequeño trampolín rebotador es un ejercicio de bajo impacto que cualquier persona sobrepeso u obesa puede hacer. No se requiere mucha fuerza porque el mismo trampolín ofrece la resistencia del rebote. Según estudios que he visto, este trampolín rebotador tiene el beneficio principal de que ejercita TODO el cuerpo ya que la acción de rebotar y de ir en contra y luego a favor de la gravedad del planeta estimula y ejercita a todas las células del cuerpo sin excepción.

Con este tipo de ejercicio TODAS las células se ejercitan. Las células del cuerpo, con su acción en conjunto, son las que generan el metabolismo o la energía del cuerpo. Cuando todas ellas se ejercitan se estimulan a levantar el metabolismo.

Mi experiencia es que al hacer este ejercicio por sólo 15 minutos mi cuerpo seguía sudando por más de una (1) hora después de haber terminado, lo cual me indica que había logrado subir mi metabolismo de forma muy marcada. A las tres semanas de hacer el ejercicio del rebotador por sólo 15 minutos, unas 3 veces por semana, tuve que ir al sastre a ajustarme toda la ropa y se me hizo obvio que este ejercicio realmente reduce mucho la grasa del cuerpo.

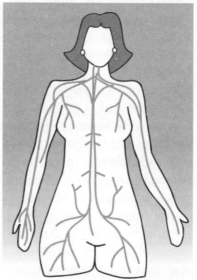

Existe una razón científica por la cual el ejercicio en el rebotador parece ser mucho más efectivo que los otros ejercicios en ayudar a las personas a subir el metabolismo y adelgazar. Tiene que ver con el diseño del cuerpo. El cuerpo humano elimina los tóxicos y las grasas a través de lo que se llama el sistema linfático. El sistema linfático está compuesto de minúsculos conductos. Estos conductos son tan pequeños que la sangre no cabe por ellos. En el sistema linfático fluye un líquido blancuzco llamado la linfa. Es en este líquido que el cuerpo dispone y le da salida a los tóxicos de las células y a las grasas. Podríamos decir que el sistema linfático es como el alcantarillado del cuerpo humano. Es el sistema que el cuerpo utiliza para eliminar lo que ya no necesita lo que sobró de las reacciones dentro de las células. El sistema linfático no tiene una bomba que mueva este líquido llamado linfa como en el caso del sistema circulatorio de la sangre donde el corazón sirve de bomba de presión. La linfa se mueve por gravedad y por los mismos movimientos del cuerpo. La acción de rebotar en el pequeño trampolín va en contra y a favor de la gravedad y esto mueve la linfa y extrae del cuerpo tanto los tóxicos excedentes de las células como las grasas. Es por esto, que este tipo de ejercicio en particular ayuda tanto a subir el metabolismo y a adelgazar sacando la grasa del cuerpo.

Lo que más me gustó es que es un ejercicio entretenido. Esto sí que me gustó, no es aburrido. Al rebotar al son de la música sin sentir impacto en mis rodillas y llevando el ritmo, se me pasan los 15 minutos del ejercicio mucho más rápido que en cualquier otro ejercicio que hubiera practicado anteriormente.

Hay varios libros escritos al respecto de este ejercicio del rebotador e incluso hay estudios hechos por la NASA (Agencia Aeroespacial de los Estados Unidos) que demuestran que su efectividad es superior a otros ejercicios como trotar o caminar en una máquina trotadora. La NASA utiliza los rebotadores para ejercitar a sus astronautas al regreso de las misiones espaciales porque ayudan a la recuperación muscular y del balance después de un periodo prolongado de falta de gravedad en el espacio.

El ejercicio físico, de cualquier tipo, tiene otro beneficio marginal que le ayudará. El ejercicio físico reduce grandemente los efectos del estrés diario. Cuando pasamos estrés el cuerpo produce mucho *cortisol** y esta hormona no sólo nos engorda en el abdomen y en la cadera sino que también nos evita dormir bien. El *cortisol* es una hormona que causa insomnio y mal dormir. La combinación de mucho estrés, mucha producción de *cortisol*, y falta de un buen sueño conciliador es uno de los obstáculos principales para bajar de peso. Las personas que no duermen bien tampoco logran bajar de peso porque tienen niveles de *cortisol* demasiado elevados. Cuando hacemos ejercicio, el cuerpo elimina una buena cantidad del *cortisol* acumulado por el estrés durante el día a través del hígado y es por eso que después de hacer ejercicio siempre dormimos mucho mejor y amanecemos refrescados.

De todas maneras, si usted desea mejorar su metabolismo debe hacer ejercicio. Ahora, asegúrese primero de elevar su nivel de producción de energía mejorando su nutrición antes de irse a gastar la energía que no tiene. Después de que ya tenga más energía para invertir en sus ejercicios asegúrese de empezar en el gradiente adecuado de ejercicio para que tenga éxito en el intento y se sienta bien consigo mismo.

HORA DE
RECUPERAR
EL METABOLISMO

LA MENTE LO CONTROLA TODO

Todo éxito o fracaso surge siempre de una acción y, todas las acciones siempre surgen de una decisión. En cualquier proyecto que emprendamos lo más importante es tener la DECISIÓN de llevarlo a cabo.

Muchas de las personas que han experimentado un metabolismo lento han tratado en muchísimas ocasiones de adelgazar sólo para encontrarse fracasados al poco tiempo de empezar. Lo que mantiene a una persona entusiasmada en lograr su meta son los RESULTADOS. Si una persona intenta adelgazar y no lo logra, habrá acumulado una nueva experiencia de fracaso. Muchas experiencias corridas de fracasos llevan a una persona a un estado emocional de apatía (pensamiento de "ningún esfuerzo vale la pena"). Del estado de apatía nacen las frases de justificación de algunas personas que ya están cansadas de fracasar. Son frases como "soy una gordita feliz" o "yo soy así y siempre seré así".

El primer factor a considerar es el factor del problema mismo del "metabolismo lento". La lógica dicta que alguien que no sabe de matemáticas jamás podrá resolver una ecuación de álgebra. De la misma forma, alguien que no sabe nada o muy poco sobre las causas y las posibles soluciones a un problema de metabolismo lento habrá de fracasar en cualquier intento que haga. ¡Es que nunca se puede resolver un problema que no se entiende! Por lo tanto, el primer paso lógico para resolver cualquier problema es entenderlo. Si no se entienden los factores que crean un "metabolismo lento" tampoco se podrán resolver porque estaríamos "trabajando a ciegas" con el problema. La solución es aumentar nuestro CONOCIMIENTO acerca del problema para poderlo resolver.

Entonces, si usted es de los que ha tratado las "mil y una dietas", pastillas milagrosas, membresías en gimnasios, pasar hambre, contar calorías, acupuntura, mesoterapia o cualquier otra modalidad debe darse cuenta de que no tenía el CONOCIMIENTO para lograrlo y por eso fracasó. No es que usted tenga "poca fuerza de voluntad" o que le falte disciplina. Cualquier persona que haga muchísimo esfuerzo y sacrificio para bajar de peso y no vea los resultados se dará por vencida después de algún tiempo de intentarlo. Si no lo hiciera no pertenecería a la raza humana. Todo esfuerzo merece una recompensa. Si se hace el esfuerzo y la recompensa nunca llega es obvio que no podemos continuar.

La diferencia entre el éxito y el fracaso siempre lo es el CONOCIMIENTO de los obstáculos y de las soluciones. Hemos estado discutiendo los distintos factores que causan un metabolismo lento y usted ya los conoce. En este punto debe haber localizado cuáles son los que le aplican directamente y tendrá algún plan para manejarlos. Ahora usted también tiene el CONOCIMIENTO y por lo tanto lo puede lograr.

Es la mente la que controla al cuerpo. Nunca es el cuerpo el que controla a la mente. Su habilidad de utilizar su mente para tomar las decisiones correctas es su habilidad más valiosa.

Hay un ejercicio mental que le ayudará a tomar la decisión correcta y enfocarse en su nueva meta de subir el metabolismo, lograr adelgazar y luego mantenerse en un nivel de peso adecuado por el resto de sus días.

El ejercicio lo puede hacer utilizando un papel para escribir primero una lista de TODOS los intentos que recuerde haber hecho durante su vida para adelgazar o poner su cuerpo en forma. Esta lista, en algunos casos, puede ser bastante larga y se vería algo así:

INTENTOS DE ADELGAZAR O PONERME EN FORMA

Dieta Atkins	Acupuntura
Dieta de calorías	Doctor naturista
Dieta vegetariana	La dieta de la luna
Nutricionista	Máquina de trotar
La dieta de la azafata	Hipnosis para adelgazar
La dieta de la sopa	Membresía en gimnasio
Herbalife	Dieta de la toronja
Jenny Craig	Dieta de alimentos vivos
Doctor's Weight Loss	Gotitas homeopáticas
Médico bariatra	Adipex
Weight Watchers	Caminar en el parque
Fataché	Batidas Slim Fast

Hacer la lista tratando de recordar TODO lo que ha intentado para adelgazar o ponerse en forma le ayudará a analizar los esfuerzos hechos. Algunas de las cosas que usted puede haber hecho seguramente le parecerán hoy como verdaderas esperanzas mal fundadas.

Ahora viene la parte más importante y poderosa del ejercicio mental. Localice en su mente y escriba en el papel cuál era su PROPÓSITO BÁSICO detrás de todos estos esfuerzos. O sea, qué era lo que usted quería lograr. Qué era lo que le movió a gastarse sabe Dios cuánto dinero y esfuerzo en todos estos intentos fallidos.

El PROPÓSITO BÁSICO es algo muy personal y único suyo. Todos somos distintos y todos tenemos PROPÓSITOS BÁSICOS distintos. Por ejemplo, el PROPÓSITO BÁSICO para una persona puede ser "rebajar de peso para verme bien", para otro "sentirme bien de salud", para otro "poder usar la ropa que tengo colgada en el ropero" y para otros cosas como "lucir tan bella como cuando me casé". En fin, sea lo que sea que haya sido su PROPÓSITO BÁSICO lo importante es que usted lo localice y lo escriba en la hoja de papel. El único propósito que interesa es el suyo. Su PROPÓSITO BÁSICO.

Una vez que haya localizado su verdadero PROPÓSITO BÁSICO, lo haya escrito y esté convencido(a) de que ese realmente era el propósito que le movía, ahora viene la pregunta IMPORTANTE que usted mismo(a) se debe hacer:

Ese propósito básico mío, ¿todavía es algo que yo quisiera tener?

Si la contestación a esta pregunta es SÍ habremos rehabilitado su PROPÓSITO BÁSICO y ahora sí que usted lo podrá lograr. La mente lo controla todo. Al localizar su propósito básico y decidir que todavía es algo que realmente le interesa lograr habrá ocurrido un fenómeno importante: su propósito básico habrá quedado rehabilitado.

Si la contestación a la pregunta es NO tendría que dedicarle un rato a encontrar cuál es su propio PROPÓSITO BÁSICO personal en cuanto a este tema del metabolismo y de adelgazar. Por ejemplo, un propósito como "bajar de peso para complacer a mi marido" no es su propio propósito, es el de su marido. Si lo intenta con un propósito ajeno como este fracasará de seguro. ¡Si no encuentra un PROPÓSITO BÁSICO bien claro, que sea su propio propósito, ni lo intente! Sin un propósito bien claro en su mente es seguro que fracasará nuevamente.

En la vida, para tener éxito en cualquier tema, debemos tener propósitos claros para nuestras acciones. Esta es la razón por la cual un hijo que estudia alguna profesión para "complacer a mamá" generalmente se gradúa con muy buenas notas y termina trabajando en cualquier cosa menos en lo que estudió. Su propósito al estudiar no era su propio propósito, era el propósito de mamá. Este dato es tan básico que aplica a todo lo que hagamos en la vida incluyendo el adelgazar.

No hay NADA más poderoso que la mente. Si usted decide que puede, usted puede. Si decide que lo va a "tratar" usted ya fracasó. La fuerza de su intención y el localizar claramente su propio propósito hace la diferencia.

Tome en consideración que en el camino hacia la meta usted habrá de confrontar momentos de dificultad. Sólo su perseverancia le hará triunfar. Realmente "querer es poder" pero el "querer" no puede ser una decisión sin fuerza. Tiene que ser una decisión firme y final de que se va a lograr.

¿Bajar De Peso o Adelgazar?

ESTE ES UN DATO VITAL

Nada me ha dado más trabajo todos estos años que el convencer a las personas que vienen a buscar ayuda a NaturalSlim de que lo que ellos realmente quieren es "adelgazar". La mente del público está dominada por la idea equivocada de "bajar de peso".

He pasado largas horas convenciendo a una persona de que lo importante no es "bajar de peso", lo importante es adelgazar que quiere decir "reducir la grasa del cuerpo". ¡Hay una diferencia!

El cuerpo humano está compuesto de muchas cosas: carne, huesos, nervios, músculos, agua, grasa, minerales, etc., etc. El público en general que viene a buscar ayuda está poseído por la idea fija de "bajar de peso". Las personas se atormentan con sus metas de "bajar de peso". Sin embargo, el problema de la población no es que pese mucho. El problema de la población es que está gorda. O sea, sus cuerpos están demasiado llenos de grasa.

La diferencia aquí es que lo que realmente deseamos reducir es la GRASA del cuerpo. No queremos reducir ni el agua, ni los huesos, ni la musculatura del cuerpo. Sólo la GRASA. O sea, queremos "adelgazar".

Yo mismo hablo a través de este libro de forma indistinta entre "bajar de peso" y "adelgazar". Me he acostumbrado a que el "bajar de peso" es lo que realmente está en la mente de las personas. Sin embargo, lo que necesitamos es ADELGAZAR.

Muchas personas siguiendo la meta equivocada de "bajar de peso" le han hecho daño permanente a su cuerpo. Por ejemplo, hace poco conocí a una joven de 17 años que tenía su cuerpo deforme con piel caída y colgante en su abdomen, los brazos y hasta en la cara. Esta joven de 17 años parecía tener por lo menos 25 años de edad. Había envejecido prematuramente. La joven en cuestión había experimentado severas depresiones por su obesidad y su decisión había sido la de "bajar de peso". De hecho, bajó 80 libras de peso pero lo hizo con una dieta inhumana en la cual sólo comía sopa de repollo 3 veces al día por unos 10 meses. Logró bajar 80 libras de peso pero en el proceso le causó tanta hambre a su cuerpo que destruyó una porción significativa de toda su musculatura. Como la musculatura es la que sujeta la piel, al destruir los músculos toda la piel le quedó colgando y se le deformó su joven cuerpo. El daño es permanente.

Lo que se desea lograr es "adelgazar". No queremos destruir la musculatura del cuerpo porque la musculatura es la que sujeta la piel como si fueran cables tensores. Si hacemos que el cuerpo pase hambre la musculatura se destruirá y la piel nos quedará colgando. Ya en este punto sólo los cirujanos plásticos nos pudieran ayudar y naturalmente nunca quedaremos como si hubiéramos hecho las cosas bien.

Si usted decide adelgazar deberá olvidarse de su peso. El peso habrá de bajar pero lo que es IMPORTANTE es que se reduzca la GRASA. Cuando la grasa se reduzca notará el cambio en su talla de ropa y si es un hombre lo notará en su cintura. ¡Eso es lo importante, reducir la talla de ropa! Si la talla de ropa o la cintura se reducen ello quiere decir que estamos haciendo lo correcto que es reducir la GRASA del cuerpo.

La mayoría de la gente tiene un serio malentendido con la grasa. La grasa no es una sustancia pesada. ¡De hecho, lo más liviano del cuerpo es la grasa! Lo que realmente pesa mucho en el cuerpo es el agua, los músculos y los huesos.

Si usted observa bien habrá podido ver que en la playa o en la piscina la gente que tiene mucha grasa en el cuerpo flota con facilidad mientras que los flacos casi no pueden mantenerse a flote. La grasa es liviana y flota. El problema de la grasa es que es una sustancia VOLUMINOSA. O sea, es una sustancia que ocupa mucho espacio. Pero, la grasa no es una sustancia pesada.

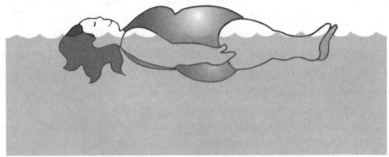

LA GRASA FLOTA PORQUE ES LIVIANA

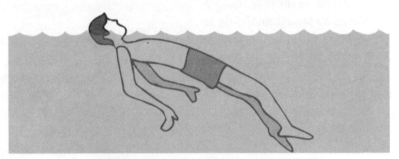

LOS "FLACOS" NO FLOTAN CON FACILIDAD

Por ejemplo, cuando una persona hace ejercicios físicos aumentará su masa muscular y por lo tanto subirá el peso de su cuerpo. Sin embargo, al hacer ejercicios, la persona habrá aumentado su masa muscular mientras se reduce la grasa del cuerpo y por lo tanto quedará más pesada y también más esbelta.

Hace poco estuve hablando con una clienta de NaturalSlim que había bajado de la talla 22 hasta la talla 8 utilizando nuestros servicios. Estaba muy contenta. Me estaba contando de su actual régimen de ejercicios los cuales acompaña con las técnicas de aumentar el metabolismo que aprendió de nosotros. Me comentaba que había estado en otro plan de "bajar de peso" donde le prohibían hacer ejercicio. Le pregunté por qué le prohibían hacer ejercicio. Me comentó que no lo permitían porque "el ejercicio le aumentaría de peso". Me quedé casi en un estado de "shock" al oír esto. ¿Cómo es posible que alguien le recomiende a otra persona que quiere levantar su metabolismo y adelgazar que no haga ejercicio porque eso le subiría el peso? Me di cuenta de que el malentendido entre "bajar de peso" y "adelgazar" no existe solamente en el público consumidor. Muchos de los profesionales de la salud tienen la misma confusión y por eso hacen recomendaciones de "no hacer ejercicio para no aumentar de peso".

Entonces, lo que usted quiere es subir su metabolismo y ADELGAZAR. ¡Olvídese del maldito peso! ¿De qué le serviría a usted "bajar de peso" si la ropa cada vez le quedara más y más apretada?

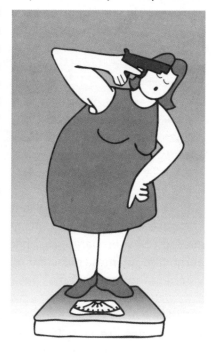

Lo que usted realmente quiere observar es su talla (tamaño de la ropa) o su cintura. Usted quiere que la grasa se vaya y no que la piel le quede colgando como esparadrapos. Para evitar eso es vital que proteja su musculatura y su hidratación.

Despreocúpese del peso, concéntrese en reducir la talla de ropa o la cintura. Guarde la báscula para que no se ponga ansioso pesándose a cada rato. Si usted ocasiona una situación de estrés como quiera no podrá adelgazar porque habrá provocado una alta producción de la hormona del estrés, *cortisol*. El *cortisol* es una hormona que engorda y no le permitirá adelgazar. No trate de adelgazar poniéndose en un severo estrés o presión extrema por "bajar de peso" ya que usted mismo se habrá saboteado los esfuerzos.

Si alguien nota que usted está adelgazando y le hace la pregunta usual de — ¿cuántas libras has bajado? — contéstele que su problema nunca fue el de estar "pesado". Que su problema era el estar un poco "gordo" y que por lo tanto sólo le interesa reducir la grasa del cuerpo; por eso no acostumbra a pesarse. Si quiere, dígale cuántas tallas de ropa o pulgadas de cintura ha reducido. En el proceso le dará una lección correcta a la persona.

Obsérvese también que no debe tener unas expectativas irreales. Si usted padece de varias condiciones de salud siempre se le hará más difícil el adelgazar que si estuviera en perfecta salud. Digamos, si usted padece de alta presión, o de asma, o de diabetes u otra condición ello indica que su cuerpo no está en un estado óptimo. Un cuerpo saludable adelgaza con mucha facilidad. Un cuerpo enfermizo es lento bajando de peso.

En cuanto a las expectativas, se debe estar consciente también que el cuerpo mientras más joven sea mayor potencial tiene de recuperar el metabolismo y adelgazar. Lo contrario también es cierto. Por ejemplo, a mi edad de 59 años tengo que hacer bastante más esfuerzo. Tengo que ser mucho más disciplinado en mi estilo de vida que lo que sería la situación de un joven de 25 años de edad.

Las mujeres siempre adelgazan más lento que los hombres. No se le ocurra entrar en una competencia por adelgazar con su esposo. La razón es que el hombre tiene mucha más musculatura (40% más) que la mujer. Como es la musculatura la que "quema" la grasa los hombres siempre adelgazan más rápido que ellas.

Lo importante es saber lo que queremos: aumentar el metabolismo y "adelgazar".

EL CUERPO ESTÁ VIVO

ESTE ES UN DATO VITAL

Parece una tontería el tener que decirlo pero "el cuerpo está vivo". El punto aquí es que los organismos vivos tienen unas características y habilidades muy diferentes a las cosas muertas. El cuerpo humano es un organismo que está vivo. Lo que hay que saber es que el cuerpo debido a que está vivo tiene la capacidad de aprender y de adaptarse.

Se calcula que los cuerpos humanos han habitado este planeta por los últimos 75 millones de años. Es un tiempo bastante largo. En todo este tiempo las condiciones del medioambiente, de la alimentación y de la vida para los seres humanos han sufrido muchos cambios. Los cuerpos humanos han podido sobrevivir a todas las épocas simplemente porque son organismos que aprenden y se adaptan.

Hay que estar consciente de esta habilidad de nuestro cuerpo de aprender y adaptarse cuando uno decide subir el metabolismo y adelgazar. Si no lo toma en cuenta podría fracasar en su intento. El cuerpo se adapta a todo. Se adapta a la dieta, a pasar hambre, a no beber agua, a dormir poco o a lo que sea que nosotros le obliguemos a experimentar.

Precisamente, la razón por la cual las dietas de contar calorías no funcionan es este mismo hecho; el cuerpo aprende y se adapta. Cuando una persona hace una dieta de contar calorías en realidad lo que está tratando es de reducirle las fuentes de energía al cuerpo. Las dietas de contar calorías son dietas, en muchos casos, de "pasar hambre" comiendo siempre menos de lo que uno quisiera comer. No funcionan.

La razón por la cual las dietas de contar calorías no funcionan es por el hecho de que el cuerpo está vivo y siente la reducción drástica de alimentos que traen estas dietas. De inicio, la persona empieza a bajar de peso cuando hace ese tipo de dieta. Su pérdida principal de peso en las primeras 2 semanas es una pérdida de agua. Luego, la persona continúa la dieta y empieza a bajar de peso pero nota que cada semana que pasa la pérdida de peso es cada vez menor. O sea, algo pasa que el metabolismo se va poniendo cada vez más lento.

Bueno, lo que se ha descubierto sobre esto es que el cuerpo "aprende" y se "adapta" a la reducción de alimentos reduciendo el metabolismo. El cuerpo interpreta la reducción de alimentos como una condición de "escasez". Su solución a la "escasez" es reducir cada vez más la velocidad del metabolismo reduciendo la función de la glándula tiroides.

Esta reducción del metabolismo se ha podido comprobar midiendo la producción de la hormona T3 que produce la glándula tiroides mientras practicamos una dieta. La hormona T3 es la hormona "activa" que determina la velocidad o ritmo del metabolismo. Mientras más tiempo pase una persona a dieta mayor será la reducción en la producción de su glándula tiroides de esta hormona T3 que controla el metabolismo. Es un mecanismo de adaptación del cuerpo. Menos consumo de comida, menos velocidad del metabolismo. Es un intento del cuerpo por "economizar" en tiempos de "escasez".

O sea, las dietas de calorías le dan el mensaje incorrecto al cuerpo. Le dan el mensaje de que tiene que reducir el metabolismo porque si no lo hace se quedará sin comida. Como el cuerpo está diseñado para sobrevivir su respuesta es reducir la función de la glándula tiroides y por ende el metabolismo, para poder sobrevivir con menos comida. Es una reacción de adaptación del cuerpo.

Algunas personas se preguntan por qué se les hace difícil bajar de peso aun cuando están "pasando hambre". Esta es la razón. Cuando usted obliga al cuerpo a "pasar hambre" lo está obligando a adaptarse a tener una escasez de comida y el cuerpo para protegerse lo que hace es que reduce la función de la tiroides y el metabolismo.

El problema aquí es que el cuerpo "aprende" de usted. Este aprendizaje se convierte en un tipo de "memoria celular" bajo la cual las células del cuerpo "recuerdan" los momentos de escasez y se adaptan a tener un metabolismo más lento. Si usted insiste en convencer a su cuerpo de que existe una escasez de alimentos su cuerpo seguirá bajando cada vez más el metabolismo para "economizar". Las células recordarán estos momentos de escasez. Este es el inicio del famoso "metabolismo lento". Si le enseña a su cuerpo que para poder sobrevivir tiene que utilizar menos alimentos él no tendrá más remedio que reducir el metabolismo para poder sobrevivir el hambre y la escasez que usted le cause. Es un suicidio para el metabolismo.

¿Qué haría usted si un día oyera en las noticias que está escaseando la comida en todos los supermercados del país? ¿No tomaría alguna acción para economizar la comida que le queda en su casa o para adquirir más comida en lo que pasa la crisis? Bueno, si hay escasez su cuerpo hace exactamente lo mismo que usted: ¡economiza y almacena! La forma en la que su cuerpo economiza es reduciendo el metabolismo a través de la glándula tiroides. La forma en la que su cuerpo almacena es acumulando grasa.

Cuando una persona ha hecho una de esas dietas de calorías que le hacen pasar hambre o alguna de esas dietas drásticas de consumir sopa solamente por varios días el cuerpo se ve obligado a reducir el metabolismo. A la primera oportunidad que usted abandone la dieta su cuerpo estará listo, esperando para guardar los alimentos que usted le dé; y se los va a almacenar en forma de grasa. Esto es así debido a que el cuerpo se estará adaptando para almacenar energía, o sea grasa, para prepararse para la próxima época de "escasez" que se presente. Esta es la razón del llamado "rebote" o "efecto yoyo" de las dietas tradicionales de "comer menos".

Cuando usted hace una dieta de consumir menos calorías está creando un "metabolismo lento" y su cuerpo se adapta a la situación. Cuando finalmente abandone la dieta y trate de comer en cantidades más normales su cuerpo, que ya tiene un metabolismo más lento, empezará a acumular y almacenar grasa. Es un intento que el cuerpo hace para prepararse para sobrevivir la próxima dieta de "pasar hambre" que usted le imponga.

Hay aquí unas diferencias que deben establecerse. Su cuerpo está vivo. Usted es un ser que habita en un cuerpo. Pero usted no es su cuerpo. Usted tiene pensamientos, decisiones y emociones. Su cuerpo realmente no piensa, no decide ni crea emociones. Usted es usted y su cuerpo es su cuerpo. No son la misma cosa.

Pensamos que es usted quién debe dominar a su cuerpo, no su cuerpo a usted. Pero, no hay que olvidar que el cuerpo es un organismo vivo y que los organismos vivos aprenden y se adaptan a su medioambiente y a las condiciones que les rodean. No cometa el error de darle el mensaje a su cuerpo de que la comida escasea. Si lo hace tendrá un "metabolismo lento" y se le hará o difícil o imposible adelgazar.

En mi experiencia las personas que tienen la cantidad de intentos más variados y drásticos de hacer dieta para bajar de peso son las personas que más "metabolismo lento" tienen. O sea, las personas que han estado "toda su vida a dieta" y que pasan de una dieta de moda a la próxima son las personas que más daño le han hecho a su metabolismo. Han logrado convencer a su cuerpo de que existe una constante escasez. La solución de su cuerpo, como organismo vivo que aprende y se adapta, ha sido la de reducir el metabolismo para poder sobrevivir la escasez.

Entonces, para poder subir el metabolismo hace falta reversar el proceso de aprendizaje y adaptación del cuerpo. En mi experiencia, es mucho más fácil convencer a un cuerpo a que reduzca el metabolismo, a convencerlo de que acelere el metabolismo. Las razones están contenidas bajo el tema de la glándula tiroides (véase tema PROBLEMAS CON EL SISTEMA DE LA GLÁNDULA TIROIDES).

De todas maneras, lo que interesa aquí es que usted entienda que existe una interrelación muy estrecha entre lo que usted hace con su cuerpo y las reacciones de su cuerpo. Si no está consciente de que su cuerpo está vivo no podrá saber qué acciones suyas le dan el mensaje correcto de ¡sube el metabolismo! y cuáles le obligan a reducirlo. Sí, su cuerpo está vivo.

LOS ALIMENTOS: FUENTES DE ENERGÍA PARA EL METABOLISMO

El metabolismo es la suma de todos los movimientos, acciones y cambios que ocurren en el cuerpo para convertir los alimentos y los nutrientes en energía para sobrevivir. Es todo un sistema de conversión de energía. Los alimentos y los nutrientes (vitaminas, minerales y agua) son fuentes de energía como decir la gasolina que se le pone a su carro. El metabolismo convierte estas fuentes de energía en energía para respirar, moverse, protegerse, crecer y sobrevivir.

Los alimentos son fuentes de energía. Pero, de la misma forma en que existen gasolinas de distintos octanajes (potencias), los distintos tipos de alimentos también proveen distintos niveles de energía potencial a su cuerpo. Los carbohidratos naturales (vegetales y ensalada) que no son almidones[†] proveen una energía a corto plazo (3-4 horas) y son alimentos muy limpios, muy completos en nutrientes y muy deseables. Fíjese que cuando usted almuerza solamente una ensalada puede sentir hambre nuevamente mucho más temprano en la tarde que si hubiera almorzado con alguna porción de carne (proteína).

Los almidones (papa, yautía, batata y otros tubérculos) proveen una energía a corto plazo (2-4 horas) y contienen muchos buenos nutrientes. No obstante, los almidones son por definición "azúcares simples" (vea su diccionario) y las azúcares simples se convierten rápidamente en glucosa. Esto hace que no se deban abusar porque si se usan en demasiada proporción le engordarán.

Los carbohidratos refinados (azúcar, pan, harina, pasta, arroz, galletitas, etc.) proveen energía a muy corto plazo (2-3 horas). Los carbohidratos refinados son alimentos que ya han sido cocinados, pulidos, majados, filtrados o procesados industrialmente de alguna otra forma. Las moléculas de estos alimentos ya están en tamaños muy pequeños y eso hace que se absorban muy rápidamente con muy poco trabajo de la digestión del cuerpo. Por esta razón su cuerpo los puede convertir en glucosa "más rápido que ligero". El exceso de glucosa, como ya usted sabe, acompañado del exceso de *insulina* que ello crea, es el causante del sobrepeso o la obesidad.

Los carbohidratos refinados traen consigo el otro problema crítico: están desprovistos de nutrientes (vitaminas y minerales). Son como dicen los nutricionistas "calorías vacías". Los procesos industriales a los que se someten los carbohidratos refinados les despojan de la mayoría de sus vitaminas y minerales lo cual hace que sean "desalimentos". O sea, alimentos que no alimentan. Para que el cuerpo pueda convertir un alimento en energía para subir el metabolismo necesita por fuerza utilizar las vitaminas y los minerales que ellos contienen. Si casi no contienen vitaminas y minerales para lo único que le sirven al cuerpo es para crear más glucosa y con la ayuda de la *insulina*: más grasa.

Las personas que han emigrado de otros países del Caribe, de Centro o Sur América, como decir la República Dominicana, Venezuela o México se sorprenden de lo rápido que aumentan de peso en nuestro país o en los Estados Unidos. Este fenómeno es algo fácil de entender cuando comparamos el tipo de carbohidratos que ellos consumían en sus países y los comparamos con los carbohidratos refinados que predominan acá. Los carbohidratos refinados que consumimos están desprovistos de vitaminas y minerales; realmente engordan. Como si eso fuera poco los nuestros contienen colorantes y preservantes que reducen el metabolismo. Los que ellos comían eran muchísimo menos industrializados y el cuerpo no se veía forzado a convertirlos en grasa.

Las proteínas (carnes, mariscos, quesos, huevos) son alimentos que podríamos llamar de "alto octanaje", de alta potencia. Las proteínas tardan mucho más en digerirse y su efecto de producción de energía es mucho más duradero (4-6 horas). Es por esto que después de un almuerzo alto en proteínas se le hará difícil el cenar muy temprano porque todavía se sentirá lleno.

Debo mencionar que de la misma forma en que existen calidades de gasolinas así mismo existen calidades de proteínas como las carnes. Las carnes que más ayudan a adelgazar son las carnes blancas como pollo, pavo, pescado y mariscos. Las carnes rojas (de res y de cerdo) tienen la desventaja que contienen un compuesto llamado *ácido araquidónico* (AA) que tiende a causar inflamación en el cuerpo. No es que se deban eliminar totalmente las carnes rojas de la dieta. Es que si uno desea subir el metabolismo al máximo posible debe reducir la proporción de las carnes rojas y preferir las carnes blancas. Hacerlo le hará adelgazar muchísimo más rápido. Ello no quiere decir que de vez en cuando usted no se premie con una carne frita de cerdo si es algo que usted disfruta. Es cuestión de preferir aquello que más acelera el metabolismo. Toda sustancia que produzca o promueva la inflamación en el cuerpo, como el *ácido araquidónico* (AA) que contiene la carne roja, tiende a reducir la velocidad del metabolismo.

Las grasas son alimentos que proveen mucha energía. Son alimentos que proveen una sensación de llenura y satisfacción. Su efecto de producción de energía es parecido al de las proteínas (4-6 horas). Cuando consume grasas o aceites con sus alimentos usted se llena más rápido debido a que la grasa y los aceites provocan una reacción del cuerpo en la cual se produce la hormona CCK. La hormona CCK realmente se llama *"cholecystokinin"* o *"pancreozymin"*. Es una hormona que se produce en el cuerpo en respuesta a las grasas y aceites, es la hormona que le da al cerebro el mensaje de "estoy lleno, no tengo más hambre". En estudios que se han hecho se ha inyectado hormona CCK a distintos animales y siempre se produce una desaparición del hambre.

Por esto mismo las dietas bajas en grasas mantienen una incómoda sensación de hambre, por falta de la creación de la hormona CCK. Por ejemplo, y como conocerá usted más adelante, el aceite de coco orgánico es una grasa saturada que le reducirá el hambre dramáticamente y le hará adelgazar. Esto es así porque este aceite provoca una fuerte reacción de la hormona CCK y a su cuerpo simplemente se le quitará el hambre.

La dieta ideal para subir el metabolismo debe contener grasa y aceites. Las grasas pueden ser saturadas como la de cerdo pero esto es algo de lo que no debe abusar. Las mejores grasas para adelgazar son las grasas y aceites contenidos en los pescados y mariscos. El aceite de oliva es excelente para usted.

Cuando consume grasas saturadas como la de cerdo debe a toda costa evitar el combinarlas con un alto consumo de carbohidratos refinados. Si combina las grasas saturadas con carbohidratos refinados habrá creado un verdadero desastre nutricional para su cuerpo. Si combina grasas saturadas con ensalada o vegetales, como decir chuletas de cerdo con ensalada, todavía podrá adelgazar.

La fibra es parte de los carbohidratos y es muy recomendable. Por esto mismo, si va a comer pan, sería mejor que ordenara un pan integral con un alto contenido de fibra. En general, el pan mientras más blanco sea su color menos fibra tendrá. Los panes que contienen una buena proporción de fibra nunca son de colores blancos o claritos. En Europa, puede observar cómo la gente come un tipo de pan que es bastante duro para mascar. Eso es así debido a que en Europa el público desea un pan alto en fibra y por lo tanto son panes de textura y consistencia dura. La obesidad en Europa no es ni la mitad del problema que es en nuestro lado del planeta donde el pan es blanco, dulce y blandito.

Cada tipo de alimento contribuye al metabolismo de distinta manera. Nada está o debe estar prohibido, nada. Sin embargo, aquí la meta lógica es utilizar más de los alimentos que ayudan a acelerar el metabolismo y menos de los que lo reducen.

¿Vitaminas o Vitapobres?

Para subir el metabolismo hay que lograr que los procesos y cambios químicos que el cuerpo necesita llevar a cabo para extraer la energía de los alimentos y nutrientes se hagan posibles. Si estos procesos y cambios químicos internos del cuerpo no se ejecutan eficientemente el cuerpo producirá poca energía y seguiremos teniendo un "metabolismo lento".

Para extraer la energía que contienen los alimentos y convertirla en energía utilizable para el metabolismo, el cuerpo humano utiliza más de 500 enzimas[†] distintas. Las enzimas dependen de las vitaminas y de los minerales para poder ejercer su acción.

Las autoridades médicas modernas han tratado de restarle importancia a la práctica de suplementar la dieta con vitaminas y minerales. Reclaman que "no hay suficiente evidencia" para demostrar que existen deficiencias de vitaminas o minerales en nuestra población. Curiosamente, hubo un estudio reciente que reflejó que menos del 20% de los médicos recomiendan rutinariamente el uso de suplementos de vitaminas y minerales a sus pacientes. Sin embargo, el mismo estudio reflejó que el 56% (la mayoría) de los doctores personalmente utilizan algún suplemento diario de vitaminas. Es una actitud oficial de "no hace falta" acompañada de una actitud personal de "déjame yo tomármelas por si acaso".

Le puedo decir, por experiencia con miles de personas, que si usted no consume un suplemento de vitaminas y minerales que sea de alta potencia no logrará subir el metabolismo ni adelgazar a largo plazo. Es la verdad, sin vitaminas no lo logrará. Y si las vitaminas que utiliza son de tipo comercial de poquísima potencia, como decir vitaminas *Centrum*, tampoco lo logrará.

Fíjese, los compuestos de vitaminas se diferencian por los tamaños o potencias de sus dosis. Las vitaminas comerciales como *Centrum* y otras, tienen contenidos de sólo 1 o 2 miligramos de cada una de las vitaminas del complejo B (B1, B2, B3, B5, B6). Las vitaminas de buena potencia traen contenidos de 25 o 50 miligramos de cada una de las vitaminas del complejo B. O sea, son de 25 a 50 veces más potentes que las comerciales.

Si en algo no quiere usted ahorrar dinero es en su compra de un buen compuesto de vitaminas. Si compra algo barato de muy pobre potencia le aplicará la frase de "lo barato sale caro" porque no logrará vencer el "metabolismo lento". Habrá perdido su tiempo nuevamente y tendrá que sumar otro fracaso a su larga lista. Sin unas vitaminas y minerales potentes no se puede lograr.

Cuando vaya a comprar vitaminas observe las dosis que la fórmula contiene. Las vitaminas de alta potencia nunca tienen menos de 25 miligramos de cada una de las vitaminas del complejo B. Si las consigue con por lo menos 50 miligramos de cada una de las vitaminas del complejo B serían todavía mejores. Las vitaminas del complejo B son las que controlan la producción de energía del cuerpo. Sin ellas, no habrá suficiente producción de energía para lograr subir el metabolismo y usted seguirá sufriendo de un "metabolismo lento"

Cuando consume a diario un complejo de vitaminas y minerales de alta potencia usted siente la diferencia. Con las vitaminas comerciales usted no siente la diferencia.

Hay varias vitaminas y minerales que están íntimamente ligadas a los procesos del metabolismo. Muchos años de haber consumido una pobre dieta alta en carbohidratos refinados produce en el cuerpo una acumulación de deficiencias que afectan la producción de energía a nivel de las células. Generalmente, mientras más sobrepeso o más obeso está el cuerpo de una persona mayor serán sus deficiencias acumuladas.

Por otro lado, hay varios medicamentos para la diabetes, para la alta presión, para el corazón y para varias otras condiciones que ocasionan una deficiencia de vitaminas en el cuerpo. Para mencionar una de ellas, se sabe que la aspirina ocasiona deficiencias de vitamina C y de vitamina B-12. La vitamina B-12 es esencial para la hemoglobina[1], que son las células que transportan el oxígeno a las células del cuerpo. A la condición de baja hemoglobina se le llama anemia. Lo mismo pasa con los medicamentos que se utilizan para controlar el colesterol alto y con muchos otros.

Algunas deficiencias de vitaminas y minerales impactan directamente el funcionamiento de la glándula tiroides que es la que controla el metabolismo del cuerpo. Por ejemplo, la tiroides produce hormona T4 pero esta hormona no es una hormona activa hasta que una enzima llamada *deiodinasa* convierte la T4 en hormona T3. La enzima *deiodinasa* depende totalmente del mineral selenio. Esta es la razón por la cual a las personas que están deficientes del mineral selenio generalmente se les descubre una condición de hipotiroidismo.

La glándula tiroides no puede fabricar hormona T4 si le falta el mineral zinc o el cobre. Las cantidades de estos minerales que el cuerpo necesita son muy pequeñas pero eso no quita que químicamente no puede fabricar la hormona T4 de la glándula tiroides si le falta el zinc, el cobre o el mineral selenio[2]. Para el cuerpo tratar de producir hormonas de la tiroides sin tener zinc, cobre o selenio es como tratar de construir un edificio sin tener cemento.

---

[1] *hemoglobina: células de la sangre que transportan el oxígeno al resto de las células del cuerpo. Cuando la hemoglobina está demasiado baja se desarrolla una condición llamada "anemia".*
[2] *selenio: uno de los minerales que el cuerpo necesita en minúsculas cantidades pero sin el cual no puede producir hormonas en la glándula tiroides.*

Por otro lado, la *insulina* de un diabético es imposible de fabricar cuando existe una deficiencia del mineral magnesio. Muchos de los diabéticos son diabéticos debido a que sus cuerpos fabrican una hormona *insulina* que parece estar defectuosa y se crea lo que llaman "resistencia a la *insulina*". Tan pronto empiezan a consumir un buen complejo de vitaminas y minerales los diabéticos observan que sus niveles de glucosa en la sangre empiezan a reducirse. Al cuerpo obtener las vitaminas y minerales que necesita, deja de producir hormona *insulina* defectuosa y ello contribuye a que se normalice la azúcar de la sangre (glucosa).

En el tema del metabolismo no hay milagros. El cuerpo necesita lo que necesita para poder subir el metabolismo. Si usted se lo da verá los resultados. El uso diario de un buen complejo de vitaminas y minerales es vital para tener éxito.

¿CÓMO SE CREA LA GRASA DEL CUERPO?

$$\boxed{\textbf{ESTE ES UN DATO VITAL}}$$

Para poder adelgazar es necesario entender cómo se crea la grasa del cuerpo. La idea es que una persona logre acelerar el ritmo de su metabolismo para ir "quemando" la grasa que tiene su cuerpo de sobrepeso mientras evita la acumulación de nueva grasa. Para esto TIENE que saber cómo se crea la nueva grasa en su cuerpo, para que la evite.

La grasa es necesaria. Es una sustancia que protege los órganos, que nos da protección del frío y que guarda dentro de sí un potencial de energía. Si viniera una época de severa escasez de comida los primeros en morir de hambre lo serán los "flacos" y los últimos que van a morir son los "gorditos". Cuando el cuerpo no tiene más remedio utiliza su grasa como fuente de energía para sobrevivir. Los osos hibernan por largos meses y durante todo ese tiempo sus cuerpos van consumiendo la grasa almacenada. Por eso, el oso empieza su sueño de hibernación estando básicamente obeso y despierta de su sueño como un oso delgado.

La secuencia de creación de grasa en el cuerpo es la siguiente:

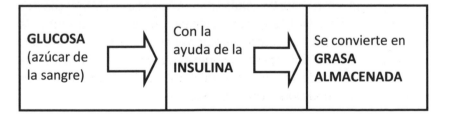

La razón por la cual una dieta que sea alta en carbohidratos refinados produce sobrepeso u obesidad es porque ningún grupo de alimentos produce más glucosa, más rápidamente que los carbohidratos refinados. Mayor cantidad de glucosa fuerza al cuerpo a producir una mayor cantidad de *insulina*. Si las células del cuerpo ya utilizaron la glucosa que necesitaban y sobra un exceso de glucosa, el cuerpo creará grasa para "almacenar" el excedente de glucosa.

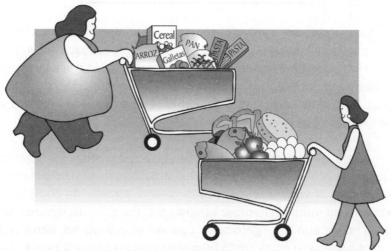

EL EXCESO DE CARBOHIDRATOS REFINADOS TRAE CONSIGO EL SOBREPESO U OBESIDAD

Las proteínas y las grasas también producen glucosa pero lo hacen en cantidades pequeñas lo cual no provoca una producción muy alta de *insulina*. Es la *insulina* la que permite que engordemos. La *insulina* sería comparable a un "carrito de compra" que lleva consigo la glucosa hasta las células para alimentarlas. Si los "carritos de compra" (*insulina*) se quedan cargados de glucosa entonces la *insulina* convertirá ese exceso de glucosa en grasa para almacenar. He ahí la causa del sobrepeso y la obesidad: exceso de glucosa en la sangre y exceso de *insulina*. He ahí también la altaincidencia de diabetes y las condiciones como la hipoglucemia.

¡Las Grasas No Son Las Culpables!

La población, en general, está cada vez más sobrepeso. Sin embargo, los estudios estadísticos del gobierno y de las industrias de alimentos reflejan que hemos reducido el consumo de grasas de forma consecutiva por los últimos 40 años. Por ejemplo, el estudio del gobierno federal de los Estados Unidos llamado NHANES (*"National Health and Nutrition Examination Survey"*) demuestra que el consumo anual de grasas es un 19% menos que hace 40 años.

La era de los productos *"fat-free"*, *"low fat"* y de los productos denominados con el prefijo "lite" por su contenido más bajo en grasas ha venido dominando el mercado de alimentos por las últimas 3 décadas. ¿Cómo es posible que las estadísticas reflejen que nuestros cuerpos estén más llenos de grasa que antes si ahora comemos menos grasa?

Por muchos años se nos ha vendido la idea de que es la grasa la que ocasiona más grasa. Como público consumidor hemos creído esa idea al punto de que hoy en día consumimos menos grasa que antes. La constante publicidad nos ha hecho conscientes de la realidad que nos querían inculcar: "la grasa es la que engorda". Sin embargo esto es una "media verdad".

Una "media verdad" es algo que contiene una cierta porción de una verdad pero algo que a la misma vez no es 100% verdad. Es como si nuestra pareja nos dijera "yo te quiero" cuando en realidad lo que quería decir es "yo te quiero si haces lo que yo te digo y nunca me llevas la contraria". Tomar el "yo te quiero" como si fuera una verdad absoluta sería un grave error.

El dato de que las grasas engordan es una "media verdad". Contiene suficiente verdad como para haber pasado por verdad por muchísimos años, pero hoy en día los por cientos de sobrepeso y obesidad de la población demuestran que esta no era una verdad absoluta. Era una "media verdad".

Es verdad que la grasa nos puede engordar. Pero, para que ello sea posible debe estar la hormona *insulina* presente. Sin la hormona *insulina* presente en la escena la grasa no nos puede engordar.

Por ejemplo, los esquimales originales son tribus nómadas. Se sabe que lo único que podía comer un esquimal estaba limitado a lo que se podía conseguir en la región del polo norte. En el polo norte, bien al norte, no hay tierra para sembrar ni para crecer planta vegetal alguna. En el polo norte sólo existe nieve y hielo. Los esquimales siempre sobrevivieron cazando y pescando animales para usarlos de alimento. Un esquimal nómada hacía siempre su desayuno, almuerzo y cena comiendo lo que podía pescar o cazar. Lo que utilizaba de alimento siempre era pescado, focas, osos polares y un tipo de ciervo llamado caribú que ronda las planicies de esa región. En fin, lo único que comía un esquimal era carne o grasa. No existen los carbohidratos en el polo norte, sólo carne y grasa de la que está contenida en las carnes de esos pescados y animales.

Observando la dieta alta en grasas de los esquimales nómadas esperaríamos encontrar a una gente muy gorda entre ellos. Sin embargo, nunca existieron esquimales nómadas que estuvieran ni con sobrepeso ni con obesidad.

Hubo un científico investigador de nombre Henry Stephenson que entre los años 1875 y 1876 viajó al polo norte y vivió con los esquimales por 2 años. Durante este tiempo Stephenson comía lo mismo que comían los esquimales: carne y grasa. A Stephenson le sorprendió muchísimo el hecho de que en esos 2 años que estuvo alimentándose solamente de carne y grasa perdió más de 40 libras de peso y su cuerpo se puso esbelto. En aquella época Stephenson escribió un libro sobre su descubrimiento de cómo la dieta de carne y grasa le había reducido la grasa del cuerpo.

Se sabe también que la tribu de los Masai en África por muchísimas generaciones ha sobrevivido en salud utilizando únicamente a su ganado como alimento. Los Masai comen la carne de su ganado y toman también su leche y su sangre. Los Masai siempre fueron reconocidos por las otras tribus como fornidos y delgados guerreros que son respetados por todas las otras tribus. Incluso hace unos años se le practicaron pruebas de colesterol a las tribus Masai y encontraron que ninguno de los miembros de la tribu tenía niveles de colesterol anormalmente altos.

Debido a la forma en que funciona el cuerpo humano la grasa que contienen los alimentos no se puede convertir en grasa para nuestro cuerpo, a menos que exista mucha *insulina* presente. La *insulina* solamente se produce en grandes cantidades cuando ingerimos carbohidratos refinados. Sin la ayuda de la *insulina* las grasas que consumimos no se pueden acumular en nuestro cuerpo. Es por esto que una carne de cerdo bien grasosa solamente nos podría engordar si la combinamos con alguno de los carbohidratos que fuerzan al cuerpo a producir *insulina*. La carne de cerdo con grasa, por sí sola, no nos puede engordar.

El problema del sobrepeso y la obesidad no ha sido causado por las grasas que consumimos. Ha sido causado por la combinación entre grasas y carbohidratos refinados. Por ejemplo, almorzar o cenar unas tajadas de pizza (grasa con pan) sería una forma segura de acumular grasa en el cuerpo.

Se pueden consumir grasas sin que ello signifique que vamos a engordar. Lo que no es inteligente es combinar grasa con carbohidratos refinados.

Combinar carbohidratos refinados con grasa es una forma segura de EMPEORAR LO QUE YA DE POR SI ERA MALO. Si usted desea adelgazar tiene que entender que la grasa por sí sola no es lo que engorda. La grasa sin la ayuda de la *insulina* que produce su cuerpo cuando consume una buena dosis de carbohidratos no le puede engordar. Disfrútese esa chuleta de cerdo frita con una buena ensalada. Pero, cuidado con esa carne frita si la combina con un plato de arroz con habichuelas[1].

---

[1] *habichuelas: guisantes o frijoles.*

Una Dieta Con La Que Se Puede Vivir

> ## ESTE ES UN DATO VITAL

La dieta no es el único factor que hay que entender para subir el metabolismo y adelgazar. Hemos visto que hay muchos otros factores que reducen el metabolismo (deshidratación, medicamentos, el hongo *candida albicans*, el estrés y varios más).

No obstante, la dieta que se utilice es un factor de importancia y es determinante de si vamos a tener éxito o fracaso en nuestro intento de adelgazar. Por lo tanto hace falta tener un concepto claro de cuál sería la dieta recomendable para subir el metabolismo. Incluso la dieta ideal sería una que nos permita no sentirnos "a dieta". Más allá de eso sería también deseable que el tipo de dieta que utilicemos se pudiera convertir en un "estilo de vida" que nos permita conservar los logros alcanzados una vez hayamos adelgazado. O sea, una dieta que no nos conduzca al famoso "rebote" que les ocurre a la mayoría de las personas que hacen dietas donde generalmente vuelven a ganar el peso perdido y algo más.

He desarrollado un sistema de dieta que no prohíbe nada y que puede ser fácil de llevar si uno tiene una idea general de cuales Alimentos Adelgazan y cuales Alimentos Engordan. Si usted observa que el cuerpo solamente puede engordar cuando se produce suficiente *insulina* también puede entender que la meta de una dieta debe ser reducir la producción de *insulina*. La *insulina* es la hormona que transporta la glucosa (azúcar de la sangre) y también transporta la grasa que consumimos hacia la grasa de nuestro cuerpo. O sea, es la *insulina* o el exceso de ella lo que crea una situación de sobrepeso u obesidad.

Para efectos de simplificar podemos dividir los Alimentos En términos de cuanta *insulina* se produce cuando usted los consume. Los alimentos que producen una reacción de poca *insulina* en el cuerpo son alimentos que ADELGAZAN. Por el contrario, los alimentos que producen en el cuerpo una reacción de mucha *insulina* son alimentos que ENGORDAN. En principio, y para efectos de lo que deseamos lograr a modo de dieta para adelgazar, solamente hay dos tipos de alimentos:

CLASES DE ALIMENTOS	EJEMPLOS	EFECTO EN EL CUERPO	TIPO
Alimentos que producen **POCA** reacción de **INSULINA** en el cuerpo	Carnes, pollo, pavo, pescado, mariscos, quesos, huevos, vegetales, jugos de vegetales, ensalada, almendras, nueces	**ADELGAZAN**	**A**
Alimentos que producen **MUCHA** reacción de **INSULINA** en el cuerpo	Pan, pasta, harina, arroz, plátano, papa, tubérculos[†], cereales, azúcar, dulces, chocolates, leche, jugos de frutas, refrescos azucarados	**ENGORDAN**	**E**

Si nosotros seleccionamos, como parte de nuestra dieta, más alimentos de los que producen poca reacción de *insulina* en el cuerpo (TIPO A) y menos de los que producen mucha reacción de *insulina* en el cuerpo (TIPO E) empezaremos a adelgazar. Cualquier régimen que reduzca la producción de *insulina* le hará reducir la grasa del cuerpo. O sea, adelgazar.

El sistema que le recomiendo es un sistema donde usted no pasará mucho trabajo midiendo porciones, ni pesando alimentos, ni contando calorías, ni contando carbohidratos – es un sistema VISUAL de PORCIONES. Usted selecciona las porciones que va a consumir de cada tipo de alimento (A o E) y las visualiza sobre su plato.

A este sistema le llamo la "Dieta 2x1 o Dieta 3x1". El 2x1 representa el usar una proporción de 2 Alimentos Tipo A por cada alimento del tipo E que se consuma. O sea, 2 porciones de los alimentos que adelgazan (A) y 1 sola porción de los alimentos que engordan (E). Usando una proporción de 2 porciones del tipo A por cada porción del tipo E su plato se vería algo así:

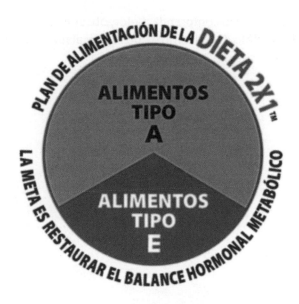

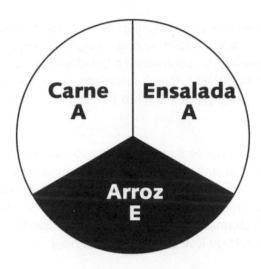

De forma que lo comprenda mejor, observe la próxima foto de lo que sería un plato de pollo frito (tipo A), ensalada (tipo A) y papitas fritas (tipo E). O sea un 2x1.

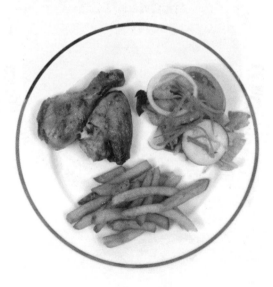

En la foto anterior quizá nota poca comida y piensa que se quedaría con hambre. Para la foto pusimos poca comida en el plato para que se pudiera distinguir claramente la diferencia entre los 3 tipos de alimentos. No obstante, fíjese que usted puede comer suficiente de cada uno de los alimentos hasta llenarse y quedar satisfecho.

Cuando empiece a utilizar la Dieta 2x1 observará que su hambre se reducirá. El hambre se reduce en la Dieta 2x1 debido a que al consumir menos proporción de los Alimentos Tipo E su cuerpo producirá menos *insulina*. La *insulina* es la hormona que aumenta el hambre. Al producirse menos *insulina* tendrá menos hambre y se podrá satisfacer más fácilmente y con menos comida.

Para que esto le funcione como sistema de dieta deberá considerar que TODO lo que se come está dentro del plato a la misma vez. O sea, que si decidió comerse la mitad de la bandeja de pan antes de que le trajeran su plato principal ya no tendrá derecho a comerse el arroz que es un alimento tipo E porque ya consumió su porción de Alimentos Tipo E en el pan. O sea, que usted escoge lo que desea comer pero se asegura de que los Alimentos Tipo E nunca sean más de una tercera parte del total a consumir. De esta manera usted está reduciendo la producción de *insulina* en su cuerpo y empezará a adelgazar.

Si en vez del arroz o el pan desea ese día comerse un postre entonces no coma ni pan ni arroz para que le deje su porción de Alimentos Tipo E separada al postre. Coma entonces carne, ensalada y postre.

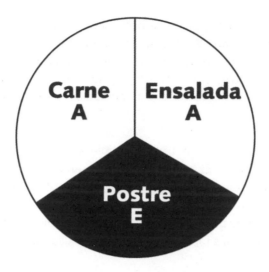

En este sistema de la Dieta 2x1 usted no tiene que negarse absolutamente nada. Si quiere puede combinar los Alimentos Tipo E comiéndose una sola rebanada de pan, un poquito de arroz y la mitad de un postre. La idea es que la suma de todos estos Alimentos Tipo E, que son los que realmente engordan por la alta producción de *insulina* que provocan en el cuerpo, nunca sea más de la tercera parte de su consumo total. O sea, dos porciones de Alimentos A (Adelgazan) por cada porción de Alimentos E (Engordan) es un "2x1".

La grasa que contenga la carne o la proteína que elija nunca le va a engordar si se asegura de que la producción de *insulina* de su cuerpo sea poca. Esto lo logra utilizando una porción controlada de los Alimentos Tipo E. Sin la ayuda de la *insulina* la grasa que consuma no le puede engordar. Es la hormona *insulina* la que permite que la grasa que usted consume sea utilizada por su cuerpo para producir más grasa. Sin *insulina* la grasa que consuma simplemente no le puede engordar. Por lo tanto, el juego del asunto es controlar la producción de *insulina* controlando las porciones de los Alimentos Tipo E.

Por ejemplo, si se come una chuleta de cerdo con ensalada, la grasa de la carne no podrá ser utilizada por su cuerpo ya que la ensalada produce muy poca reacción de *insulina*. Pero, si comete el error de comerse esa misma chuleta de cerdo acompañada de una porción sustanciosa de arroz y habichuelas, es seguro que usted engordará. La *insulina* es el "carrito de carga" que recoge la grasa y la glucosa para convertirlas en nuevas grasas para el cuerpo. Si controla los Alimentos Tipo E no tendrá problema en comerse una carne frita de cerdo ni ninguna otra carne con grasa.

Si tiene muchas libras de grasa para bajar de peso o si tiene prisa para lograrlo entonces utilice el 3x1. En el 3x1 usted se asegura de que los Alimentos Tipo E nunca sean más de una cuarta parte del consumo total.

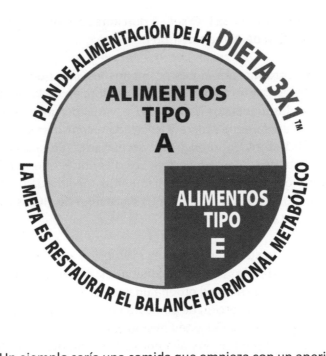

Un ejemplo sería una comida que empieza con un aperitivo de queso frito y un plato de pechuga de pollo con vegetales hervidos y un par de tajadas de pan.

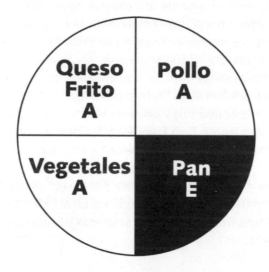

Esto anterior sería un 3x1. O sea, 3 porciones de Alimentos Tipo A por cada porción de Alimentos Tipo E.

El 3x1 produce en el cuerpo menos *insulina* que el 2x1 por razones obvias ya que contiene menos proporción de los Alimentos Tipo E. Para los diabéticos la Dieta 3x1 es ideal porque controla los niveles de glucosa en la sangre y les ayuda a controlar su diabetes. La Dieta 3x1 también reduce las necesidades de *insulina* para aquellos diabéticos que se inyectan. Los diabéticos que se miden la glucosa periódicamente con sus maquinitas medidoras de glucosa verán una reducción muy marcada en sus niveles de glucosa cuando utilicen la Dieta 3x1.

Cuídese de no engañarse usted mismo con alimentos como las carnes empanadas. Las carnes empanadas están cubiertas de harina de trigo, o sea pan. Si usted ordena una carne empanada considere que ya consumió su porción de pan para que no rompa su Dieta 2x1 o 3x1. Tampoco se engañe usted mismo ignorando los VOLÚMENES (espacio que ocupan) de los alimentos. Si su montaña de arroz y habichuelas o su plátano majado (mofongo[†]) es muy alto en el plato vale por 2 porciones al considerar su VOLÚMEN.

En el caso de un sabroso plátano majado (mofongo[†]) lo que yo hago es dividirlo en dos y comerme la mitad acompañado de una buena ensalada y alguna carne. De esta forma no tengo que sufrir al negármelo ni tampoco rompo mi Dieta 2x1. Naturalmente, si voy a comer plátano majado (mofongo[†]) ya sé que tengo que obviar el pan de la bandeja con el que siempre me dan la bienvenida. A veces, lo que hago es pedir algún aperitivo alto en proteínas como decir chorizos al vino, queso frito o jamón serrano y le pido al mozo que se lleve el pan para no tener la tentación.

Con los sándwiches y las hamburguesas la situación es que son mayoritariamente, por proporción y por VOLUMEN, mucho pan. Cuando usted presenta una hamburguesa en un plato, y coloca los dos pedazos de pan en las proporciones que realmente ocupan del plato, se verá algo así:

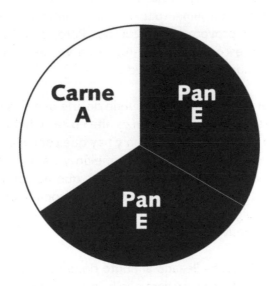

La cantidad de ensalada que le ponen a una hamburguesa es tan pequeña en comparación a la cantidad de pan que no se puede ni contar. Los sándwiches y las hamburguesas no le van a ayudar a adelgazar porque el pan que contienen produce demasiada *insulina*. Esta es la razón por la cual los restaurantes *"fast food"* (comida rápida) han tenido un impacto tan negativo en la salud general de la población. Como si esto fuera poco daño, los restaurantes de *"fast foods"* acompañan estas hamburguesas con papas fritas (tipo E) y refrescos azucarados (tipo E).

Dentro de los carbohidratos refinados como el pan también existen calidades. La realidad es que el pan blanco se digiere a una velocidad acelerada. Esto le permite al cuerpo la facilidad de convertirlo en glucosa y luego en grasa rápidamente. Siempre que usted pueda escoger un pan integral con alto contenido de fibra se la hará más fácil subir el metabolismo y adelgazar. Por esa misma razón un sándwich siempre es menos dañino cuando se consume con pan integral que con pan blanco. El pan, integral o blanco, como quiera sigue siendo un alimento tipo E por la cantidad de producción de *insulina* que provoca en el cuerpo. Pero, si usted tiene la oportunidad de escoger un pan integral en vez de un pan blanco estará acumulando puntos a su favor.

Sobre el tema de las frutas puedo decirle que si la fruta es de sabor dulce eso indica que también es alta en carbohidratos y es un alimento tipo E de los que engordan y hay que controlar. Las frutas muy dulces como el guineo, mango, melón y naranja (china) son Alimentos Tipo E. Sin embargo, hay frutas que no son tan dulces, como las fresas y las manzanas, que cualifican como Alimentos Tipo A de los que adelgazan. En general si la fruta es dulce es un alimento tipo E y si no es muy dulce es un alimento tipo A.

Si su situación ha llegado al punto donde el cuerpo está muy sobrepeso u obeso, analice y verá que ha estado comiendo 5 y hasta 8 veces más de los Alimentos Tipo E (engordan) que de los Alimentos Tipo A (adelgazan).

Una cena que empieza con una bandeja de pan, que continúa con un aperitivo de unas croquetas de harina y que consiste de un pedazo de carne con un montón de arroz y habichuelas acompañados de unos plátanos fritos (tostones), que se baja con una Coca-Cola y que finaliza con un postre azucarado ("tres leches", flan, pastel, etc.) es como un 1x6 entre Alimentos Tipo A y Alimentos Tipo E. Esto sería algo desastroso para su metabolismo.

Entonces, escoja el usar una Dieta 2x1 o 3x1 según su necesidad y sus metas de tiempo. También puede empezar con una Dieta 3x1 en lo que ve resultados que le causen entusiasmo o lograr su meta y usar luego el sistema de la Dieta 2x1 como dieta de mantenimiento. Sea como sea, si usted reduce los Alimentos Tipo E y aumenta los Alimentos Tipo A verá su grasa desaparecer y su metabolismo subir.

En la Dieta 2x1 o Dieta 3x1 no hay ningún tipo de alimento que esté prohibido. Todos los tipos de alimentos son aceptables y por lo tanto usted no se tiene que cohibir de nada. Es sólo cuestión de reducir la proporción de los Alimentos Tipo E (engordan) para que nunca sean más de ⅓ parte de lo que usted va a consumir si está haciendo la Dieta 2x1. O reducir los tipo E a no más de ¼ parte de lo que va a consumir si está haciendo la Dieta 3x1. Pero, nada está prohibido porque las dietas 2x1 y 3x1 son más un "estilo de vida" que unas dietas.

Las combinaciones que se pueden hacer en la Dieta 2x1 son interminables. A continuación hay algunas que usted pudiera disfrutar:

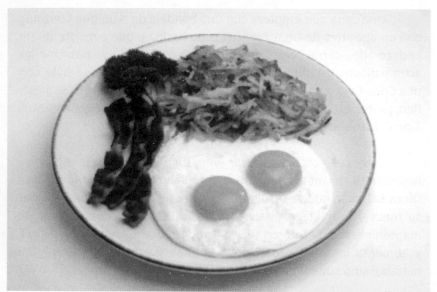

UN DESAYUNO 2x1: HUEVOS, TOCINETA Y PAPAS

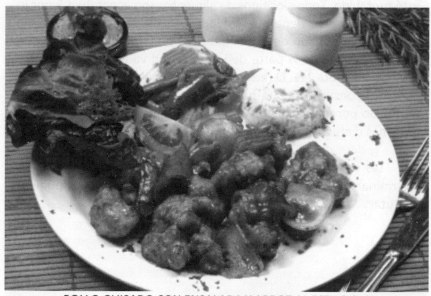

POLLO GUISADO CON ENSALADA Y ARROZ AL ESTILO 2x1

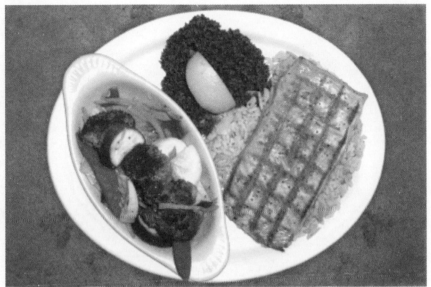

UN 2x1 DE SALMÓN, ARROZ Y VEGETALES

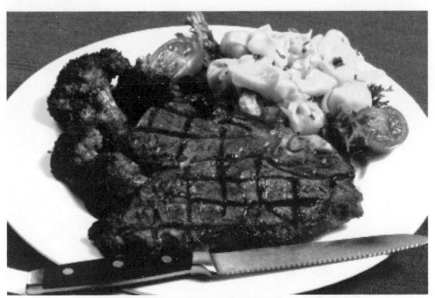

PLATO DE CARNE, PASTA Y VEGETALES AL ESTILO 2x1

CÓMO SOBREVIVIR "EN LA CALLE"

Para garantizar el éxito utilizando una Dieta 2x1 o 3x1 es bueno tener estrategias o "trucos" que nos permitan sobrevivir utilizando lo que está disponible como alimentos "en la calle". O sea, en las cafeterías, restaurantes y hasta en los restaurantes de comida rápida (*"fast foods"*).

Lo ideal es evitar los restaurantes de comida rápida (*"fast foods"*) pero reconozco que en ocasiones no nos queda ninguna otra alternativa. Es bueno saber qué hacer cuando las circunstancias nos obligan a consumir lo que más cercano nos queda aunque ello no sea lo más saludable.

Hace falta ponerse curioso e ir aprendiendo qué combinaciones de alimentos podemos hacer con lo que está disponible en nuestro medio ambiente. Si el almuerzo lo provee una cafetería la costumbre usual será servirnos platos con arroz y habichuelas o con tostones (plátanos fritos). Esto se puede cambiar para ajustarlo a una Dieta 2x1 o 3x1.

Por ejemplo, en ocasiones pido un almuerzo de chuletas de cerdo con arroz, habichuelas y ensalada. Cuando lo voy a consumir me aseguro de que la porción de arroz y habichuelas (tipo E) que consuma no sea mayor de ⅓ parte de lo que voy a consumir en total. Eso generalmente significa que me comeré aproximadamente un tercio de la cantidad de arroz y habichuelas que me sirvan en el plato. Por su puesto, debo acompañar mi comida con agua. Los refrescos, hasta los de dieta, engordan (véase tema: DESHIDRATACIÓN).

Todos los restaurantes de comida rápida tienen ensaladas con pechuga de pollo. Si no deseo ensalada utilizo otras combinaciones pero nunca acepto sus "ofertas" porque siempre están compuestas de una porción alta de carbohidratos (papas fritas, refresco azucarado, pan) y poca proteína (carne). Por ejemplo, si voy a un KFC (*Kentucky Fried Chicken*) pido 2 pechugas de pollo, una ensalada de repollo (*"cole slaw"*) y una botella de agua. Como la pechuga es empanada considero que el empanado es mi porción de alimento tipo E. Por lo tanto termino con un 2x1 compuesto de carne de pollo (tipo A), ensalada de repollo (tipo A) y el empanado de las pechugas de pollo (tipo E). En fin, un 2x1.

El 2x1 de pechuga de pollo empanada con ensalada de repollo se vería algo así:

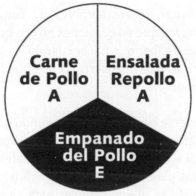

En los restaurantes de comida rápida que se especializan en hamburguesas (*McDonalds, Burger King*, entre otros) ya ofrecen sus hamburguesas, "al plato[1]" con ensalada. Esto es otra opción porque evita el pan, que es lo que realmente engorda de la hamburguesa.

En mi restaurante criollo favorito he aprendido a escoger "chicharrones de pollo" (son empanados) con ensalada para obtener un 2x1. Si pido una carne guisada con arroz y habichuelas me aseguro de que la porción de arroz y habichuelas no sobrepase más de ⅓ de lo que voy a comer.

Me fascina la carne de cerdo frita, aunque sé que no debo abusarla, y me la limito a una vez por semana. Cuando la ordeno la

---

[1] *"al plato": quiere decir que se pide la hamburguesa sin el pan, y entonces sirven en el plato solamente la carne de la hamburguesa con su ensalada.*

pido con tostones (plátano frito) y me como sólo 2 de ellos, la acompaño con alguna ensalada de lechuga y tomate u otra. Esto me mantiene la proporción de la Dieta 2x1.

A veces pido un bistec encebollado con tostones (plátano frito) y lo acompaño con una ensalada césar. Me aseguro de comerme solamente 2 tostones para no excederme en mi porción de Alimentos Tipo E y tener nuevamente un 2x1.

En mi restaurante italiano favorito la especialidad, naturalmente, es la pasta. La pasta es alta en carbohidratos y es una alimento tipo E porque causa una reacción alta de *insulina*. No obstante, no me la tengo que negar. Lo que hago es que pido alguno de los platos italianos a base de ternera (tipo A) o un pescado (tipo A) acompañado de una pasta (tipo E) con mi salsa favorita. Me aseguro de que el consumo de pasta (tipo E) nunca sea más de ⅓ del total consumido. Esto puede ser incluso a base de 2 porciones de ternera o pescado por cada porción de pasta para no violar mi Dieta 2x1.

Cuando voy al restaurante argentino no tengo problemas de selección. Tienen chorizos (tipo A) como aperitivo y puedo ordenar una carne con una porción de papa majada, tostones o papas fritas que no voy a permitir que se exceda de ⅓ del total consumido. Los restaurantes argentinos utilizan también las combinaciones con pasta (tipo E) y esto se puede aceptar siempre y cuando la porción de pasta no exceda ⅓ del total consumido. En Argentina no existe un índice de obesidad ni remotamente cercano al nuestro. De hecho, la mayoría de los argentinos se mantienen relativamente delgados. Eso se debe a sus costumbres europeas (pan duro, poco dulce, poca azúcar) y al hecho de que consumen comidas altas en proteínas (carne, queso, jamón, chorizos) y mucha ensalada y vegetales. Los restaurantes de comida rápida (*"fast foods"*) no han tenido un gran crecimiento ni en Argentina ni en Europa.

Si voy a un restaurante chino pido distintos tipos de platos evitando aquellos que utilizan una salsa dulce para evitar el azúcar que contienen. Pido arroz blanco para acompañarlos y limito la porción del arroz. Los chinos tienen una gran variedad de platos a base de carnes, mariscos o aves combinadas con vegetales refritos (*"stir fried"*). Todos son aceptables para una Dieta 2x1 o 3x1. Es cuestión de evitar aquellos que son demasiado dulces como el cerdo o pollo "agridulce" que los cocinan con un alto contenido de azúcar.

En los restaurantes mexicanos ordeno "carnitas" y me aseguro de no excederme usando demasiadas de sus tortillas de trigo o maíz. El queso fundido es aceptable si no me excedo con las tortillas "chips" (los mexicanos le llaman "totopos") con las que lo acompañan. Mi favorito es un tipo de taco llamado "pionero" cuya tortilla o cobertura exterior está hecha de queso tostado y por lo tanto no contiene ni trigo ni maíz. Hay otro plato llamado "alambre gratinado" que preparan con carne de res o pollo y que contiene una mezcla de tomates, queso, cebollas y pimientos. El "alambre gratinado" lo sirven con unas tortillas de trigo las cuales yo no uso porque el plato de por sí es una comida completa. Sea como sea, trato de mantenerme cercano a la Dieta 2x1 sin negarme absolutamente nada.

Cuando uno crea conciencia de que es la hormona *insulina*, la que produce la grasa en el cuerpo, uno empieza a ponerse creativo evitando o reduciendo el consumo de los alimentos que fuerzan al cuerpo a producir mucha *insulina*. Es cuestión de saber que los siguientes alimentos son tipo E porque ocasionan una alta producción de *insulina*:

- arroz
- azúcar
- cereales
- chocolates
- dulces
- frutas dulces
- habichuelas
- harina de trigo
- leche
- pan
- papa
- pasta
- plátano
- refrescos azucarados
- tubérculos

Reducir el consumo de estos alimentos puede parecer difícil al principio por dos razones: 1) son los alimentos más comunes en nuestra dieta típica, y 2) los carbohidratos tienen cierto poder "adictivo" sobre nosotros (véase tema de LOS CARBOHIDRATOS SON ADICTIVOS). No obstante, al reducirlos se nos desaparecerá la ansiedad y el deseo de consumirlos. Si este tema le causa cierta ansiedad necesitará la ayuda que sugiero bajo el tema titulado "ROMPIENDO EL VICIO" que está más adelante en el libro.

La realidad es que cuando aumentamos nuestro consumo de proteínas (Alimentos Tipo A) se nos reduce el hambre y la ansiedad se desaparece. Son los carbohidratos refinados los que causan la ansiedad y el descontrol que la acompaña. Esto es algo que puede comprobar al empezar una Dieta 2x1 o 3x1. En un par de días usted se sentirá sereno y sin "antojos". O sea, habrá tomado el control de su cuerpo y de su sistema hormonal.

Si resulta que usted es de esas personas que no gustan ni de las ensaladas, ni de los vegetales, todavía existe solución. La solución es asegurarse de que su PROPORCIÓN en el consumo de alimentos sea siempre una de dos porciones de Alimentos Tipo A (carne, pescado, mariscos, queso, huevos) por cada una porción de Alimentos Tipo E (pan, pasta, harina, arroz, etc.).

Para lograr que la PROPORCIÓN sea 2x1 o 3x1 usted puede hacerlo aunque sólo consuma dos alimentos distintos. Eso se logra aumentando la proporción de los tipo A (ADELGAZAN) mientras reduce la de los tipo E (ENGORDAN). Un ejemplo de esto sería un desayuno de 2 huevos fritos con una rebanada de pan.

Utilizando sólo dos alimentos vea usted como quedaría un desayuno de dos huevos fritos con una (1) rebanada de pan:

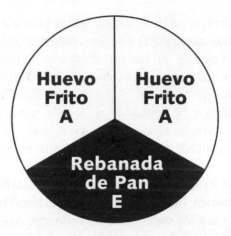

En el ejemplo anterior se logró la proporción de la Dieta 2x1 utilizando sólo dos alimentos, huevos y pan. El ejemplo también pudiera haber sido de un almuerzo compuesto de más cantidad de bistec encebollado (tipo A) y menos cantidad de arroz y habichuelas (tipo E). Siempre y cuando usted no consuma más de ⅓ de su ingesta total en los alimentos que engordan (tipo E), usted podrá adelgazar porque estará reduciendo la producción de *insulina* de su cuerpo.

O sea, es sólo cuestión de lograr que el consumo de los alimentos que producen mucha *insulina*, los tipo E, nunca sea mayor de ⅓ del total consumido. Esto se puede lograr aunque sólo sean dos alimentos distintos. Son situaciones como las de consumir un buen pedazo de carne al carbón y acompañarlo de una porción reducida de papas fritas. Si la proporción de carne consumida es más o menos el doble de la proporción de papas fritas habremos logrado una proporción de 2x1.

En fin, podemos sobrevivir "en la calle" utilizando lo que más se nos haga disponible. La clave es saber cómo crear la proporción que produzca poca *insulina* con la Dieta 2x1 o 3x1.

LAS "DIETAS" NO FUNCIONAN

Distintos estudios que se han hecho han comprobado que aproximadamente el 95% de las personas que empiezan una dieta y pierden peso lo vuelven a ganar nuevamente en menos de 1 año. Esto es como decir que el 95% de las dietas fracasan. ¿De qué sirve sacrificarse con una dieta si en poco tiempo lo que haya logrado se habrá perdido de todas formas? ¿Cuál es el propósito de abstenerme de ciertos alimentos que me gustan si de todas maneras habré de recobrar el peso perdido? ¡Que ganas de perder el tiempo miserablemente!

En realidad, las "dietas" no funcionan. El concepto tradicional de "una dieta" es el concepto de "negarme algo" o "prohibirme algo". Es un concepto negativo.

Hay una característica humana que sabotea todas las dietas. Es la tendencia a desear aquello mismo que se nos dice que no podemos tener. Basta con que a una persona le digan que tiene diabetes, y que no puede comer dulces, para que a esa persona realmente le den fuertes deseos de comer dulces. El principio básico detrás de esta reacción humana parece ser que la "escasez" siempre genera "necesidad".

La única libertad que existe es la libertad de "poder tener" o "poder no tener" algo. Por ejemplo, el que es alcohólico "tiene que tener" el alcohol y por eso es alcohólico. Si pudiera "tenerlo" o "no tenerlo" simplemente sería libre para decidir sobre el alcohol y no sería alcohólico. Cualquier situación donde "tengo que tener" alguna sustancia me crea una adicción. Cualquier situación donde "no puedo tener" una sustancia me crea una escasez de ella y por lo tanto una necesidad. Es una trampa.

Las "dietas", en sentido general, son un "no puedo tener" y ocasionan escasez de alguna sustancia y por lo tanto crean un sentido de necesidad. Llevo más de veinte años trabajando con miles de personas que han estado adelgazando. Constantemente tengo que convencer a las personas de que no se prohíban a sí mismas ningún alimento. Sé, por experiencia, que si empiezan a negarse un pedazo de postre que realmente quisieran, con el tiempo perderán el control y se comerán el doble o el triple de lo que habían deseado inicialmente.

La gente está acostumbrada a que van, por ejemplo, a un nutricionista, y se les pide que no coman grasa, o no usen sal, o no coman dulces o alguna otra prohibición. O sea, que se acostumbran a pensar en términos de "lo que puedo comer y lo que no puedo comer". Por eso fracasan, se niegan algunas cosas que realmente les gustaban muchísimo. Eso hace que consideren que su dieta es su "enemigo" porque su "dieta" les niega cosas que ellos desearían disfrutar. La mente trabaja por asociación. Todo aquello que nos obstaculice el placer en la vida, puede llegar a ser considerado nuestro "enemigo". La palabra "dieta" ha llegado a tener una connotación muy negativa porque significa "no puedo esto o no puedo lo otro".

Lo que he visto que funciona es evitar este concepto limitado de "una dieta" y adoptar el concepto amplio de lo que llaman "un estilo de vida". Un "estilo de vida" es una ruta que uno libremente escoge. Si yo sé que ciertos alimentos cuando los uso en exceso me causan daño sería bastante irresponsable de mi parte usarlos en exceso. Eso no quiere decir que tenga que eliminarlos totalmente por completo como si mi religión me los prohibiera. Lo que es óptimo en la vida es lograr un "balance". Los extremos, todos, dificultan la vida y el disfrute de ella.

El propósito principal de este libro, *El Poder del Metabolismo*, es crear conciencia. No se pretende prohibir nada ni ponerlo "a dieta". La idea es que entienda cuáles son los factores que aceleran su metabolismo y cuáles son los que le reducen el metabolismo. La idea es invitarle a participar de un "estilo de vida" donde usted responsablemente utiliza todos los alimentos que le gustan, pero con plena conciencia del efecto que cada uno de ellos tiene sobre su metabolismo y su salud.

No hay ningún alimento que de por sí sea malo. Sí existen alimentos que si usted los ingiere en cantidades pueden ser bastante dañinos a su metabolismo y a su salud. No hay nada malo con un poco de ese postre típico azucarado que nos ofrecen en navidad. No hay nada prohibido en cuanto al arroz, las frituras, los dulces, los chocolates ni ningún otro alimento. Todo es cuestión de proporciones y balance entre ellos. Se puede disfrutar de TODO sin abusar de aquellos que ocasionan mucho daño a la salud como los carbohidratos refinados.

Entonces, le invito a participar de un "estilo de vida" saludable donde usted sentirá un nivel mucho más alto de energía. Donde se sentirá cada día con mejor salud y con menos necesidad de medicamentos. Un "estilo de vida" en el que protege su metabolismo y no ocasiona ni sobrepeso, ni obesidad. Quítese la idea de que está "a dieta", las "dietas" no funcionan, los "estilos de vida" sí funcionan.

LAS MERIENDAS

U na de las recomendaciones más comunes que le hacen distintos expertos a las personas que quieren adelgazar es el tratar de hacer muchas pequeñas comidas o meriendas durante el día. La lógica detrás de esta recomendación es que el cuerpo reacciona subiendo el metabolismo en respuesta a la ingesta de alimentos y el hacer muchas pequeñas meriendas sube el metabolismo. Es algo que suena lógico.

Sin embargo, ¿Sabía usted que el sólo pensar sobre la comida le sube los niveles de *insulina* en la sangre y las hormonas que causan el hambre? Esto se ha comprobado científicamente con análisis de laboratorios donde se les medían los niveles de distintas hormonas en la sangre a un grupo de voluntarios antes y después de haberles hecho pensar en la comida. Recuerde que la mente lo controla TODO. Basta con que piense en su postre favorito para que ya se haya producido una reacción de *insulina* en su cuerpo.

La hormona *insulina* es la hormona que engorda. Es la hormona que sirve de "carrito de carga" para conducir a la glucosa a las células. Sin glucosa y sin la ayuda de la *insulina* simplemente no se puede engordar. Por lo tanto, uno de los propósitos principales de la Dieta 2x1 o 3x1 es REDUCIR la producción de *insulina* del cuerpo. Para poder adelgazar hay que reducir la producción de *insulina* para parar la acumulación de nuevas grasas mientras se logran romper las grasas que ya tenemos acumuladas en el cuerpo.

Bueno, la realidad es que si realmente necesitara hacer 5 o 6 comidas o meriendas al día su metabolismo ya habría pasado el punto de poderse reparar o mejorar. El comer 5 o 6 pequeñas comidas o meriendas al día puede que inicialmente le causen una pérdida de peso pero estará acabando de destruir el poco metabolismo que le queda. Aun las meriendas de bajas calorías aumentan la producción de *insulina* y por lo tanto el cuerpo nunca llega a utilizar la hormona contraria a la *insulina* que se llama *glucagona*. Cuando los niveles de glucosa de la sangre se reducen, como pasa en la Dieta 2x1 o 3x1, el cuerpo en vez de producir *insulina* produce *glucagona*. Esta hormona, *glucagona*, convierte la grasa de su cuerpo nuevamente en glucosa para que el cuerpo tenga alimento para sus células. O sea, es la hormona *glucagona* la que le hace adelgazar. Haciendo muchas pequeñas comidas y meriendas su cuerpo nunca empezará realmente a quemar la grasa.

Fíjese que toda la grasa en exceso que tenga su cuerpo en un momento fue glucosa y luego con la acción de la *insulina* se convirtió en grasa. La secuencia y fórmula es: "glucosa + *insulina* = grasa". La *glucagona* hace exactamente lo contrario de la *insulina*. La *glucagona* rompe la grasa y la convierte nuevamente en glucosa. Es esto lo que le hace adelgazar y reducir la talla de ropa o la cintura de su cuerpo.

Solamente aumentando el tiempo entre las comidas podrá adelgazar. El cuerpo humano no está diseñado para funcionar como lo hace el ganado que se pasa el día entero comiendo pasto o las gallinas que no paran de comer maíz. Hacer varias meriendas al día acabará con su metabolismo. Usted necesita 3 buenas comidas altas en proteínas y reducidas en carbohidratos refinados y nada más.

¡Lo que siempre pasa cuando una persona hace una Dieta 2x1 o 3x1 es que el hambre se desaparece! Sí, la Dieta 2x1 o 3x1 le elimina el hambre fuera de horas, al punto que a veces se le hará difícil el almorzar debido a que hizo un buen desayuno alto en proteínas. Muchas veces su cuerpo no tendrá deseos de más comida aun después de haber pasado 4 horas o más desde su desayuno.

La Dieta 2x1 reduce los niveles de *insulina* (causa hambre) y aumenta los niveles de *glucagona* (quita el hambre). Por eso, usted no tendrá que controlar su hambre fuera de horas porque es imposible que tenga hambre si su cuerpo no produce mucha *insulina*.

La recomendación de "hacer varias meriendas o pequeñas comidas al día" se originó en las comunidades de los fisiculturistas[1] y los diabéticos. Son comunidades con necesidades especiales y no son el caso de la persona común. Los fisiculturistas alzan pesas y en el proceso consumen mucha glucosa. Por lo tanto, tienen que reemplazar esta glucosa con pequeñas meriendas durante todo el día.

En el caso de los diabéticos, los nutricionistas han observado que sus niveles de glucosa son inestables. O sea, o demasiado altos (diabetes) o demasiado bajos (hipoglucemia). La solución de los nutricionistas fue "hacer muchas pequeñas comidas o meriendas durante el día" para mantener los niveles de glucosa. En mi opinión, y basado en los más de 10,000 diabéticos con los que hemos trabajado en el sistema NaturalSlim, el obligar a los diabéticos a comer cada 2 o 3 horas era la solución incorrecta. De hecho, era la solución que más gordos los ha puesto. La solución que garantiza que siempre tendrán niveles altos de glucosa y necesidades acrecentadas de insulina.

Trabajando con miles de diabéticos nos dimos cuenta de que el problema para ellos son los carbohidratos refinados, punto. Nada más le causa más problemas a los diabéticos que los carbohidratos refinados. Cuando una persona con diabetes hace una Dieta 2x1 o idealmente una Dieta 3x1 verá que sus niveles de glucosa en la sangre se mantendrán estables por lo menos por 4 horas después de una comida que sea alta en proteínas y baja en carbohidratos refinados. Esto es algo que la misma persona diabética puede comprobar con su maquinita de medirse la glucosa, no es algo teórico.

Los diabéticos son las personas que más se benefician de la Dieta 2x1 o 3x1. Al hacerla sentirán un aumento considerable de energía y su hambre se desaparecerá. Si utilizan inyecciones de

---

[1] "fisiculturistas" se les llama a las personas que se dedican a desarrollar su musculatura haciendo rutinas de levantamientos de pesas.

insulina tendrán que reducir la dosis de *insulina* en coordinación con su médico. Esto es algo que siempre les pasa a los diabéticos que hacen una Dieta 2x1 y muy en especial a los que practican una Dieta 3x1. Se reducen las necesidades de *insulina* de su cuerpo.

Varios estudios científicos han encontrado una correlación entre el número de periodos de comidas que se hacen al día y la obesidad. Un estudio encontró que las mujeres obesas consumían una comida más al día que las mujeres que no estaban obesas. Las mujeres con sobrepeso tendían a consumir más meriendas entre sus comidas que las mujeres que no estaban sobrepeso.

Naturalmente, el cuerpo necesita un periodo de adaptación. Si usted empieza a hacer una Dieta 2x1 o 3x1 y todavía siente deseos o necesidad de merendar algo no le haga pasar hambre a su cuerpo. Si le hace pasar hambre el cuerpo entrará en estrés y producirá la hormona del estrés *cortisol* lo cual le hará engordar. Por lo tanto, nunca le haga pasar hambre a su cuerpo si quiere mejorar su metabolismo y adelgazar. La solución si todavía está sintiendo un poco de hambre entre las 3 comidas principales del día es hacer una merienda que sea alta en proteínas y baja en carbohidratos refinados.

Las meriendas que le harán adelgazar son las de alimentos como almendras, nueces, queso, lascas de jamón o cualquier otro alimento cuyo contenido de carbohidratos sea reducido. Puede utilizar hasta el chicharrón de cerdo como merienda. Recuerde que el chicharrón tiene mucha grasa pero que su cuerpo no puede utilizar esa grasa a menos que produzca *insulina*. Si usted no consume carbohidratos refinados en su merienda no habrá mucha producción de *insulina* y su cuerpo no podrá utilizar la grasa de la merienda para engordarle.

Cuando la gente no sabe de esto cometen el error de hacer una merienda con algún bizcochito, tostada de pan, galletita u otro alimento alto en carbohidratos refinados. Esto mismo les causa una subida de glucosa y de *insulina* lo cual les ocasiona más hambre.

No, usted no necesita comer todo el día como las vacas o las gallinas. Usted no necesita "meriendas" si hace las cosas correctamente y entiende el funcionamiento de su cuerpo. Usted vivirá libre del hambre que persigue a las personas con un metabolismo lento.

ACELERACIÓN AL MÁXIMO

A veces se hace necesario el bajar de peso a un ritmo acelerado. Puede ser una boda que se acerca, la reunión de los miembros de la clase graduanda u otras situaciones que nos ponen presión para adelgazar en corto tiempo.

Existe una forma de adelgazar muy rápido y de forma saludable. Los factores básicos son:

- Dieta 3x1 (bien pocos carbohidratos refinados)
- batida de proteínas de whey como desayuno
- aceite de coco orgánico con la batida (1/2 cucharada)
- mucho consumo de agua en pase al peso de su cuerpo
- vitaminas potentes a diario
- pollo, pavo o pescado blanco como proteína
- evitar los Alimentos Altos en grasa o las comidas fritas
- ensalada en todos los almuerzos y cenas
- consumir uno o dos jugos de vegetales frescos al día
- eliminar: soya, trigo, maíz y carne de cerdo
- ejercicio, como caminar 3-4 veces por semana

Al desayuno se utiliza una batida de proteínas de whey la cual se prepara con aceite de coco orgánico (sólo ½ cucharada). Esto sube el metabolismo muy eficientemente.

Durante la "aceleración" se utiliza una Dieta 3x1 (muy pocos carbohidratos refinados) cuya proteína principal deben ser proteínas blancas y bajas en grasa como pollo, pavo o pescado blanco. El pescado es la proteína más baja en grasa saturada que existe y contiene elementos de vitaminas y minerales que son esenciales al funcionamiento de la tiroides (yodo, selenio, aceites omega 3). En la dieta de aceleración usted debe combinar sus proteínas con mucha ensalada y con vegetales. Puede usar pequeñas cantidades de carbohidratos refinados como arroz, tostones, papa y otros pero <u>ningún producto de trigo</u> (pan, galletas, pasta, empanado, harina).

El pescado como proteína es muy saludable. Entre las comunidades de los pescadores no existe obesidad. No existe ninguna proteína más fácil de digerir ni más limpia que la carne de pescado. El pescado además contiene aceites naturales llamados "omega 3" que son aceites que "queman grasas" y reducen el colesterol.

Puede también utilizar pollo o pavo como proteínas bajas en grasa pero trate de que no sea frito ni en salsas espesas; a la parrilla, al horno, a la barbacoa o al vapor estarían bien. En el capítulo titulado "TODOS NO SOMOS IGUALES" usted podrá asegurarse sobre el tipo de sistema nervioso que tiene su cuerpo. La "aceleración al máximo" trata su cuerpo como a un sistema nervioso EXCITADO donde se evita el consumo de grasa y se reduce lo más posible los carbohidratos refinados.

Para lograr una aceleración máxima en la velocidad de adelgazar hace falta añadirle los jugos de vegetales por la noche a la dieta diaria. Existen en el mercado máquinas de extraer jugos de frutas y vegetales que no son muy caras. Una máquina económica que se consigue en tiendas como *Macy's*, *Penney's* y otras, es la de la marca *Jack Lalanne*. Las tiendas de descuentos como Kmart y Walmart también ofrecen otros modelos muy económicos.

La idea es usar jugos de vegetales, no frutas. Los vegetales son bajos en carbohidratos y proveen minerales y nutrientes que aceleran el metabolismo. En la máquina de extraer jugo se extrae una mezcla de jugos de zanahorias, pepinillos, rábanos (*"radish"*), apio (*"celery"*), espinaca, con una pequeña cantidad de jengibre (*"ginger"*). La mezcla resultante de jugo de vegetales se puede usar como cena por la noche. La aceleración en pérdida de peso que producen los jugos de vegetales es notable. El cuerpo parece que se desinfla cuando usamos estos jugos.

Los jugos de vegetales son algo casi "milagroso". Para las personas que tienen alta presión estos jugos tienden a bajar la presión. Los jugos de vegetales frescos contienen grandes cantidades del mineral potasio el cual funciona como diurético y reduce la presión arterial. El potasio es el mineral que contrarresta la sal (sodio) en el cuerpo. O sea, cuando consumimos potasio el cuerpo orina la sal acumulada y eso baja la presión sanguínea. Los jugos de vegetales se pueden utilizar como remplazo de la cena de la noche. Son sabrosos y producen resultados realmente notables. La máquina extractora de jugos más común se consigue por menos de $100 y es una buena inversión para la salud y el metabolismo.

La dieta de "aceleración al máximo" es una técnica que funciona para cuando uno desea rebajar rápidamente sin comprometer la salud ni pasar hambre.

Si le gusta el pescado y quiere adelgazar rápidamente, haga esta dieta de "aceleración al máximo" por una semana y verá los resultados. En mi caso, la utilizo para compensar el daño que me haya hecho con algunos "pecaditos" que pude haber cometido en el fin de semana.

Rompiendo El Vicio

Como veíamos anteriormente, los carbohidratos refinados tienen el poder de causarnos una adicción. La adicción puede ser una liviana (la minoría de los casos) pero en algunos casos es una adicción muy fuerte (en la mayoría de los casos). Hay personas que están realmente "atrapadas" de esta adicción y simplemente no pueden pasar ni un solo día sin su "cura". He visto casos de personas que tienen que usar todos los días *Coca-Cola*, *Pepsi-Cola®*, *7-Up®*, chocolates, dulces, pan, arroz o alguno otro de los carbohidratos refinados. Simplemente los tienen que consumir o se sienten como que les falta algo. Estas personas están siendo rehenes de la adicción a los carbohidratos refinados. Si tratan de no consumirlos sienten mucha ansiedad y se les afecta negativamente su estado emocional.

Si usted a diario siente ansiedad o un fuerte "antojo" por algún alimento en especial dé por seguro que está experimentando una relación adictiva con ese alimento. En mi caso mi adicción era con el arroz. Yo consideraba que comer sin arroz era como no comer. Créame, lo que a mí me tenía en sobrepeso y con el metabolismo por el piso era el arroz. Hay otras personas cuya adicción es el pan, para otros los bizcochos, para algunos los dulces y para otros muchos, las bebidas carbonatadas azucaradas como la Coca-Cola. Incluso, hay algunos que no discriminan y su adicción es en general a todos los carbohidratos refinados sin importar que cosa sea.

Para liberarse de una de esas adicciones hace falta saber dos cosas:

1. Que debe retirarse de la adicción de forma GRADUAL.

217

2. Que pueden experimentar reacciones físicas desagradables. Los adictos a las drogas le llaman "síndrome de
abstinencia" ("*withdrawal symptoms*").

Si se siente que está experimentando una adicción con algún
alimento lo primero es darse cuenta de ello. Lo segundo es
establecer un plan para retirarse de la adicción. Este plan debe
incluir el tener un día en el que todavía se puede consumir el
alimento (arroz, pan, chocolates, lo que sea) pero en menor cantidad
de lo usual. Este día "preparatorio", que es el día antes de retirarse
del alimento o los alimentos que le causan la adicción, es vital. La
idea es hacerlo de forma GRADUAL sin causar una crisis al cuerpo.

Desde el día "preparativo", o día antes de retirarse por
completo de la adicción, se debe empezar a consumir grandes
cantidades de agua. El agua hidrata al cuerpo y crea el ambiente para
poder eliminar lo que el cuerpo quiera eliminar durante el proceso.
Es vital aumentar el consumo de agua, al máximo posible.

El día de retirarse totalmente debe ser un día en el que se
consuman solamente carnes (idealmente pollo, pavo o pescado),
quesos (de cualquier clase) y huevos (fritos, hervidos, en tortilla o
revueltos). Estos son los únicos tres tipos de alimentos que se
deberán comer durante ese día de retirada: carnes, quesos y huevos.
Por ejemplo, un omelet de huevos con queso y salchichas de pollo
sería algo adecuado. O sea, pura proteína.

Durante ese día de retirada lo que se busca es "romper el vicio"
quitándole al cuerpo TODAS las fuentes de carbohidratos para que
se rompa la relación adictiva. Por eso, durante el día de retiro total
de los carbohidratos no se consumen ninguna clase de
carbohidratos. Eso quiere decir que, durante ese único día, no se
consumirá ni ensalada, ni vegetales, ni jugos, ni azúcar en el café, ni
leche, ni nada que contenga carbohidratos. Solamente carnes,
quesos y huevos. Se puede consumir toda la cantidad que uno desee
de estos tres alimentos, no se debe pasar ningún tipo de hambre.
Las carnes pueden ser fritas en grasa, horneadas o de cualquier otra

forma. Se pueden usar condimentos como ajo, orégano o cualquier otro. La forma de preparación de las carnes no importa, lo que necesitamos es "romper el vicio" y eso se logra retirándose totalmente de todos los carbohidratos por un día completo.

Durante el periodo de retirada el consumo de mucha agua será aún más vital. El cuerpo produce la hormona *cortisol* durante la retirada porque quitarle sus Alimentos Adictivos le causa cierto nivel de estrés. Al *cortisol* se le llama "la hormona del estrés". El periodo de retirada le causa estrés al cuerpo. El agua ayuda a remover esta hormona y a tranquilizar el sistema hormonal.

Si resulta que al usted hacer esto experimenta unas reacciones de migraña, dolor de cabeza, picores en la piel, flujo vaginal, diarrea o dolores musculares lo que está pasando es que su cuerpo está severamente infectado del hongo *candida albicans* (véase tema de CANDIDA ALBICANS, LA EPIDEMIA SILENCIOSA).

Cuando el cuerpo está excesivamente infectado de este hongo, como pasa con muchas de las personas que tienen sobrepeso, la reacción a la retirada de los carbohidratos puede ser muy desagradable. Resulta que la colonia del hongo *candida,* si la infección es grande, puede ser de varios millones de organismos. Este hongo depende totalmente de los carbohidratos para su sustento. Sin carbohidratos el hongo no tiene cómo sobrevivir. Por eso mismo cuando existe una fuerte infección del hongo *candida* y se retiran todos los carbohidratos de la dieta el hongo se queda sin su alimento y empieza a morirse y pudrirse dentro del cuerpo por la falta de alimento. Cuando este hongo se pudre el cuerpo se llena de ácidos y tóxicos que desprenden los hongos y se producen todas esas manifestaciones desagradables como migraña, dolor de cabeza, dolores musculares y todas las otras. Generalmente estas manifestaciones no duran más de un día pero debo decir que pueden ser bastante desagradables.

Si usted va a "romper el vicio" o la adicción con los carbohidratos, la secuencia correcta es primero hacer un día "preparativo" completo de bajo consumo de carbohidratos refinados (pan, harina, azúcar, leche, arroz, etc.), seguido de 2 días en los que solamente se consumen distintas combinaciones de carnes, quesos y huevos acompañados de mucha agua. O sea, es un proceso de 3 días (1 "preparativo" y 2 de "romper el vicio"). Sería inteligente y muy recomendable que <u>antes de hacerlo, usted leyera el capítulo titulado "TODOS NO SOMOS IGUALES"</u> para que pueda escoger adecuadamente los tipos de carnes (roja o blanca), las clases de quesos (con grasa o bajos en grasa) y la forma correcta de preparar los huevos (omelet, revueltos o fritos en aceite). Cuando lea el capítulo "TODOS NO SOMOS IGUALES", que le ayuda a determinar cuál es su tipo de sistema nervioso (Pasivo o Excitado), usted podrá saber qué tipos de carne, queso o formas de preparación de los huevos le conviene usar para que sean los más adecuados a su tipo de sistema nervioso.

Dentro del sistema NaturalSlim llevamos muchos años ayudando a miles de personas a romper su adicción con los carbohidratos. Usamos un programa de DETOX NATURAL que contiene unos suplementos naturales que reducen dramáticamente las manifestaciones del síndrome de retirada. También en NaturalSlim usamos programas especiales naturales para limpiar el cuerpo del hongo *candida albicans* de manera que el metabolismo se pueda acelerar.

Mi propósito en explicar la existencia de estas adicciones es no dejarle con un cuadro incompleto de información. La escena ideal sería que una persona que se siente "adicta" a algún alimento o grupo de alimentos pudiera recibir la atención personalizada de un sistema como NaturalSlim. Esto no siempre es posible por razones de distancia u otras. No obstante, usted debe saber que estas adicciones son un factor por el cual mucha gente empieza su dieta todos los lunes y ya para el día miércoles la han abandonado.

CÓMO "HACER TRAMPA" DE FORMA INTELIGENTE

ESTE ES UN DATO VITAL

Para tener éxito en el propósito de subir el metabolismo y adelgazar hace falta conocer cuáles son los factores que reducen o aceleran el metabolismo. De eso es de lo que hemos venido hablando.

No obstante, a veces nos encontramos en situaciones sociales (fiestas, celebraciones familiares, cumpleaños, etc.) donde simplemente se hace imposible o impráctico el utilizar una Dieta 2x1 o 3x1 (véase tema UNA DIETA CON LA QUE SE PUEDE VIVIR).

Bueno, no se preocupe. Si se ve forzado a romper su Dieta 2x1 o 3x1 lo que es importante es que sepa cómo hacerlo de forma inteligente. La idea es causar el menor daño posible a su metabolismo y a su propósito de adelgazar. Existe una forma de "hacer trampa" de forma inteligente.

Digamos que usted se encuentra de repente en una fiesta de cumpleaños que le hicieron de forma sorpresiva a su mejor amiga. Hay una forma en la que puede comer de todo lo que haya en la fiesta pero sabiendo cómo hacerlo. Es cuestión de evitar un daño mayor a los logros que ya ha obtenido aplicando lo que ha aprendido.

Para poder comer de todo lo que haya en la fiesta sin causar un daño mayor usted deberá primero saber cómo reacciona su cuerpo a los Alimentos Altos en carbohidratos. Cuando ingiere Alimentos Altos en carbohidratos refinados (bizcocho, galletitas, etc.) su cuerpo responde produciendo una cierta cantidad de la hormona *insulina*. El propósito de la *insulina* es lograr reducir los niveles de glucosa que usted habrá creado en su sangre al consumir carbohidratos refinados. La secuencia es algo así:

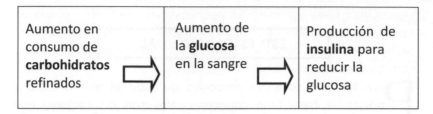

Aumento en consumo de **carbohidratos** refinados	Aumento de la **glucosa** en la sangre	Producción de **insulina** para reducir la glucosa

Los doctores Rachael Heller y Richard Heller son una pareja de doctores que escribieron un libro titulado *"The Carbohydrate Addicts Diet"*. Ellos explican su descubrimiento sobre como usted puede romper la dieta sin causar mucho daño a su propósito de adelgazar.

El descubrimiento de los doctores Heller es que su cuerpo aprende de cada una de las comidas que usted hace. Por ejemplo, si tiene un desayuno fuerte en carbohidratos el cuerpo tendrá que producir suficiente *insulina* para manejar la glucosa que se crea de los carbohidratos. Para su próxima comida, el almuerzo, su cuerpo estará esperando un consumo alto en carbohidratos y estará listo para una alta producción de *insulina*. O sea, el cuerpo está vivo y aprende como a "predecir" lo próximo que usted va a consumir. Si por el contrario su desayuno es bajo en carbohidratos su cuerpo tendrá que producir muy poca *insulina* y estará esperando que su almuerzo también sea bajo en carbohidratos. El cuerpo aprende y es usted quién le enseña.

Lo otro que descubrieron los doctores Heller es que cuando usted consume carbohidratos el cuerpo siempre hace un primer disparo de *insulina* el cual está condicionado a lo que comió en su comida anterior. Si comió pocos carbohidratos en su comida anterior el disparo inicial de *insulina* de su cuerpo será pequeño porque él, su cuerpo, ya aprendió que usted está consumiendo pocos carbohidratos.

Ahora, los doctores Heller también descubrieron que al pasar aproximadamente 1 hora desde que usted empezó a comer, el cuerpo hace una nueva revisión para ver cuántos carbohidratos siguen ingiriéndose y ver si se necesita más *insulina*. Si el cuerpo siente que se continúan ingiriendo más carbohidratos 1 hora después, entonces hará un segundo disparo de *insulina* para poder manejar la glucosa adicional que se acumulará.

Si usted recuerda bien lo que nos engorda es la acción de la hormona *insulina*. Mientras menos *insulina* produzca el cuerpo más fácil se nos hará adelgazar. Mientras más *insulina* produzca más engordaremos. Sin *insulina* es imposible engordar. La forma de adelgazar es lograr reducir la producción de *insulina* que hace el cuerpo en respuesta a los carbohidratos.

Entonces, sabiendo estos datos de cómo funciona su cuerpo en respuesta a lo que usted ingiere, los doctores Heller nos enseñan una forma de "hacer trampa" de forma inteligente.

Si va a romper la dieta y "hacer trampa" la clave es que siga estas 2 reglas:

1. Nunca consuma exceso de carbohidratos refinados si su comida anterior también fue alta en carbohidratos. Su cuerpo le estará esperando con un disparo de *insulina* grande lo cual le hará engordar.

2. Si va a consumir una cantidad más grande de carbohidratos refinados asegúrese de no tardar más de 1 hora en terminar su comida. Si pasa más de 1 hora desde que usted empezó a comer carbohidratos su cuerpo producirá un segundo disparo de *insulina* que de seguro le engordará.

Estas son las 2 reglas que hay que seguir para poder "hacer trampa" de forma inteligente. Si las sigue podrá periódicamente, y cuando sea necesario, comer los carbohidratos que le requiera la ocasión sin perder todo lo que haya logrado con sus esfuerzos anteriores.

Personalmente, si sé que voy para una fiesta por la noche trato de portarme muy bien durante todo el día (desayuno y almuerzo) de forma de que en la fiesta pueda darme el "gustazo" sabiendo que no voy a engordar. Naturalmente, el "gustazo" no puede tardar más de 1 hora en empezar y terminarse. Por lo tanto, cuando voy a comer, como. O sea, no me pongo a pasar el tiempo con los aperitivos porque sé que el tiempo ya está contando desde que empiezo a ingerir el primer bocado.

No hay que sentir remordimiento alguno si uno sabe lo que está haciendo. Haga "trampa" de vez en cuando pero hágala de forma inteligente.

LA VERDAD SOBRE EL COLESTEROL

Después de usted haber leído hasta aquí es posible que esté pensando que hay algo erróneo en todo esto porque no le estoy pidiendo que reduzca las grasas y el colesterol. Incluso le hablé de consumir mantequilla que tiene colesterol y de eliminar de su dieta la margarina que no tiene colesterol. Puede sonar como ideas medio raras. No obstante, usted también puede entender este tema del colesterol al punto que no sea jamás una preocupación para usted. Generalmente lo que más problema nos causa en la vida son aquellas cosas que no entendemos completamente.

Estoy consciente de que por más de 20 años los medios noticiosos nos han bombardeado con los peligros del colesterol. Los medios noticiosos se distinguen por el trato sensacionalista que le dan a las noticias. Por esto mismo los medios noticiosos no necesariamente son una buena fuente de información correcta sobre los temas de salud. Por otro lado, detrás de muchas de las noticias de salud bien pudiera estar la mano oculta de las compañías farmacéuticas. Las farmacéuticas se benefician de causarnos suficiente miedo como para que actuemos sobre alguna noticia y acudamos a los médicos para que se nos dé una receta para sus medicamentos.

Usted seguramente tiene la capacidad de entender este tema y dejar de preocuparse por algo que puede controlar sin mayor problema, el colesterol.

El colesterol es una sustancia natural que produce el cuerpo que es esencial a la salud y a la vida. Todas las células del cuerpo, excepto las de los huesos, contienen colesterol. El colesterol podría decirse que es una materia prima de construcción de las células del cuerpo. Sin colesterol no se pueden construir células.

La sustancia llamada "colesterol" se parece más a un tipo de cera que a una grasa. Es una sustancia que el cuerpo utiliza para construir nuestras hormonas sexuales. Por ejemplo, si usted es mujer eso se debe al hecho de que su cuerpo produce mucha de la hormona estrógeno y poca de la hormona masculina testosterona. Si usted es hombre el contrario es entonces cierto. Los hombres tienen mucha testosterona (hormona masculina) y poquito estrógeno (hormona femenina). Estas hormonas, estrógeno y testosterona, el cuerpo las fabrica utilizando el colesterol como materia de construcción. Sin el colesterol no existirían diferencias sexuales entre nosotros. Es así de importante el colesterol.

En el inicio de la campaña para "educarnos" sobre el colesterol se nos decía que el colesterol era todo "malo". Hace unos años se descubrió que existen 2 tipos básicos de colesterol. Colesterol "malo" y colesterol "bueno". Al colesterol que se le llama "malo" es el colesterol LDL (*Low Density Lipoprotein*). Este colesterol "malo", el LDL, es un colesterol de "baja densidad", o sea, es blandito. Como es blandito es también "pegajoso" y se oxida (se pudre) con facilidad. Calcule que la consistencia de este colesterol "malo", LDL, es como la de una goma de mascar (*chicle*). El problema es que se pega de las arterias y se oxida creando otras sustancias tóxicas al cuerpo.

Por otro lado, está el colesterol HDL (*High Density Lipoprotein*) al que llaman el colesterol "bueno". Este otro tipo de colesterol es duro, no se oxida y no se pega. De hecho, es este colesterol "bueno", el HDL, el que saca del cuerpo al colesterol "malo", LDL. Considere que el colesterol "bueno", HDL, tiene la consistencia dura de una bola de billar.

Hay otros tipos de colesterol como el VLDL pero para efectos de lo que nosotros debemos saber para mantener la salud con conocer sólo estos dos tipos, LDL el "malo" y HDL el "bueno", nos basta.

La industria farmacéutica ha convertido a los medicamentos para controlar el colesterol en su "mina de oro". Las estadísticas son claras, las condiciones diagnosticadas de "colesterol alto" aumentan cada año que pasa. Cada año que pasa hay más gente con "colesterol alto" y más gente tomando medicamentos para controlarlo. Ahora, incluso, hay muchos más casos de niños y adolescentes con "colesterol alto".

Todo esto está pasando mientras cada año que pasa la gente consume menos y menos alimentos que contienen colesterol. O sea, hoy en día los supermercados y tiendas de Alimentos Están llenos de productos sin colesterol. Cuando un alimento es "sin colesterol" lo anuncia de forma prominente en su etiqueta porque los fabricantes saben que el público le tiene terror al colesterol y hacerlo aumenta sus ventas. Los productos "sin colesterol" también se anuncian frecuentemente en televisión.

Ya la mantequilla casi no se consume en comparación a la margarina. Esto pasó debido a que la margarina se nos vendió como una alternativa "sin colesterol" ya que la mantequilla de vaca sí contiene colesterol.

Lo mismo pasó con los huevos. El consumo de huevos en Estados Unidos se redujo en más de 40% en los últimos 30 años. Esto debido nuevamente a la campaña masiva en contra del colesterol. De ahí también nacieron nuevas industrias millonarias y productos "sin colesterol" como los sustitutos de huevos *"Egg-Beaters"*. El huevo contiene colesterol, por lo tanto debíamos eliminarlo o reducirlo a su mínimo según la publicidad.

Todo esto también trajo la proliferación de los aceites polinsaturados como los aceites de maíz, vegetal y girasol que cogieron fuerza debido a que son "sin colesterol".

Hemos cambiado mantequilla por margarina, grasa de cerdo como se usaba antiguamente para freír por aceite de maíz y huevos por imitaciones de huevo – todo esto para cambiarnos a los productos "sin colesterol". ¡Sin embargo, cada vez tenemos más gente con colesterol alto! Más gente con arterias tapadas de

EL PODER DEL METABOLISMO

colesterol y más gente joven con ataques prematuros al corazón. O sea, comemos mucho menos colesterol que antes y sin embargo tenemos más colesterol corriendo por nuestra sangre. ¡Esto no hace lógica! Es como decir que mientras menos dinero deposito en mi cuenta de banco más dinero se me acumula en ella. ¿Cómo vamos a tener más si consumimos menos?

Bueno, hay una explicación. No estamos volviéndonos "locos" todavía. La realidad es esta: ¡EL COLESTEROL AUMENTA SIEMPRE QUE AUMENTAMOS NUESTRO CONSUMO DE CARBOHIDRATOS REFINADOS!

Si usted no consume un exceso de carbohidratos refinados es IMPOSIBLE que tenga unos niveles de colesterol "malo" demasiado altos. La única excepción a esto es que padezca una condición no detectada de hipotiroidismo (tiroides vaga). Siempre que la tiroides está deficiente sube el colesterol (véase tema PROBLEMAS CON EL SISTEMA DE LA GLÁNDULA TIROIDES).

O sea, "colesterol alto" es igual a "exceso de carbohidratos refinados" o hipotiroidismo. Últimamente le han estado echando la culpa al "factor hereditario" pero la realidad es que nunca lo han probado científicamente.

Las mismas causas que están poniendo a nuestra población en sobrepeso y obesidad son las mismas causas del "colesterol alto". Si no lo cree vaya a su médico y hágase una prueba de colesterol. Luego, empiece la Dieta 2x1 o 3x1 y vea usted mismo(a) como su colesterol bajará a normal en 30 a 60 días. He visto miles de personas que estaban sobrepeso porque estaban adictos a los carbohidratos. Tan pronto empezaron a adelgazar controlando su consumo de carbohidratos refinados su colesterol, en TODOS los casos, llegó a "normal". Esto es así aunque en el proceso estuvieron comiendo mantequilla con colesterol, huevos con colesterol y carne con colesterol.

El cuerpo humano tiene un mecanismo sofisticado de controlar los niveles de colesterol. Cuando usted consume una carne de cerdo que es alta en colesterol su cuerpo lo detecta y le da órdenes al hígado de que produzca menos colesterol. Si evita el colesterol en todas sus comidas el cuerpo le dará órdenes a su hígado de que produzca más colesterol para compensar el colesterol que usted no le da a su cuerpo. El colesterol es indispensable para el cuerpo y si usted no se lo da su cuerpo habrá de fabricarlo a como dé lugar.

Ahora, decíamos que el colesterol es "materia de construcción". Es como el cemento que se utiliza para construir las casas. El colesterol es el "cemento" que utiliza el cuerpo para construir las paredes de sus células. Por eso mismo, cuando usted está engordando por el consumo excesivo de los carbohidratos refinados y la alta producción de *insulina* también le va a subir el colesterol. Para poder construir nuevas células de grasa el cuerpo necesita mucho nuevo colesterol. Es por eso que mientras usted esté poco a poco engordando, el colesterol seguirá subiendo y subiendo en su disponibilidad dentro del cuerpo.

A todas las personas que hacen una dieta de control de carbohidratos refinados como la Dieta 2x1 o 3x1 les baja el colesterol "malo", LDL, mientras les sube el colesterol "bueno", HDL.

El colesterol es "materia de construcción" no sólo para construir nuevas células sino también para reparar las células dañadas. O sea, el cuerpo lo usa para tapar defectos o rotos en áreas donde hay células dañadas. Es por esto que a las personas con cáncer les sube el colesterol. El cáncer causa mucha destrucción celular y el cuerpo produce bastante más colesterol de lo usual para poder "reparar" las células que el cáncer ha estado destruyendo.

Si usted disfruta un almuerzo de carne de cerdo frita no se preocupe por el colesterol. Sólo cuídese de no acompañar su carne frita con otro alimento alto en carbohidratos como un plátano majado (mofongo†) sobre todo si usted ha venido padeciendo de una condición de "colesterol alto". Lo que le sube el colesterol es los carbohidratos refinados. La ensalada y los vegetales que son carbohidratos naturales le bajan el colesterol. En principio todo lo que suba la producción de *insulina* en el cuerpo le subirá los niveles de colesterol. Si controla los carbohidratos refinados ello reduce la producción de *insulina* y también del colesterol.

Puede que su médico le haya dicho exactamente lo contrario de lo que yo, que no soy médico, le estoy diciendo. Usted mismo(a) puede observar los resultados de los análisis de laboratorio que se haga después de un tiempo en una Dieta 2x1 o 3x1. ¡Se va a sorprender!

Personalmente he ayudado a docenas de médicos que estaban sobrepeso y con colesterol alto a llevar su colesterol a un nivel normal. Eso fue fácil. Lo que fue difícil fue quitarles el exceso de los carbohidratos refinados para que lo pudieran lograr.

No puedo culpar a los médicos por su desconocimiento sobre las causas del "colesterol alto". Pensar que una persona tiene una condición de "colesterol alto" debido a que consume muchos alimentos con colesterol es algo que suena lógico pero no es verdad. En general los médicos estudian menos de 12 horas de nutrición y ciertamente el metabolismo como estudio científico no es uno de los temas de las escuelas de medicina. Súmele a esto la propaganda masiva que los médicos reciben de las compañías farmacéuticas a través de los propagandistas médicos. Verá usted que la información que ellos reciben ha sido creada para que se vendan los medicamentos, no para eliminar las causas del "colesterol alto". Estas ideas simples, pero efectivas, de reducir el exceso de carbohidratos refinados para eliminar la CAUSA del "colesterol alto" nunca van a llegar a ser populares con las farmacéuticas. Pero, son la verdad.

Lo que usted debe saber sobre los huevos es que son una proteína perfecta. Los huevos no contienen colesterol "malo", LDL, que es el que se pega en las arterias. Los huevos sólo contienen colesterol "bueno", HDL. Comer huevos todos los días sólo le puede reducir el colesterol "malo". Esta información salió publicada en la revista Times de julio de 1999. Me puse a investigarla, lo probé con miles de miembros NaturalSlim y observé que definitivamente es verdad. Comer huevos a diario le reduce el colesterol "malo". Naturalmente, no se le ocurra comerse los huevos acompañados de una gran porción de pan porque verá su colesterol "malo" subir.

Hace poco la Escuela de Medicina de la Universidad de California en un estudio que hizo alimentó a 1,934 hombres y mujeres con una dieta que contenía desde ninguno hasta 14 huevos semanales. Aunque cada huevo contiene unos 250 miligramos de colesterol los investigadores se sorprendieron de no encontrar ningún aumento significativo en el colesterol de los participantes del estudio. Ha habido otros estudios que confirman esto. No obstante, los medios noticiosos no han difundido estas noticias para que el público deje de evitar los huevos como alimento. Este tipo de noticia positiva que no contiene sensacionalismo, ni tragedia, ni peligros, simplemente no es de interés para los medios noticiosos.

Cuando usted empieza una Dieta 2x1 o 3x1 pudiera notar que sus niveles de colesterol suben un poco en uno de sus análisis de laboratorio. No se asuste, es natural que el colesterol total suba un poco porque al hacer esta dieta empezará a adelgazar. Al adelgazar se rompe una buena cantidad de células de grasa y ellas liberan su contenido de colesterol en la sangre. El colesterol que usted podría ver subir es precisamente el colesterol que se está yendo de su cuerpo. Dele un tiempito y verá que seguirá bajando con cada nuevo análisis de laboratorio que se haga.

Aunque estamos hablando del colesterol es importante que sepa que la sustancia más peligrosa para su corazón no es el colesterol, son los triglicéridos[†]. Casi toda la publicidad se le ha dado al colesterol porque para reducirlo existe una variedad de medicamentos y ello crea un mercado potencial muy grande. Sin embargo, lo que debe evitar es tener los triglicéridos altos porque eso sí es peligroso. Los triglicéridos altos significa que hay demasiada grasa flotando en su sangre. Existe una relación más probable entre los altos triglicéridos y los problemas cardiacos que la relación que existe entre el colesterol alto y los problemas del corazón.

Por suerte, nada baja más rápido a sus niveles normales que los triglicéridos cuando usted reduce los carbohidratos refinados. Una Dieta 2x1 o 3x1 le llevará sus triglicéridos a normal en muy poco tiempo.

El colesterol nunca debe ser un problema para usted si entiende lo que causa que se convierta en un "colesterol alto". Tome control de lo que ingiere y reduzca su consumo de carbohidratos refinados. Haciéndolo tendrá usted control tanto del colesterol como de los triglicéridos.

TODOS NO SOMOS IGUALES

La investigación es una aventura que a veces nos lleva por extraños caminos y en medio de esta aventura me encontré estudiando la relación entre el cáncer y la diabetes. En ese periodo de tiempo estaba empezando a investigar el tema de la diabetes con el propósito de escribir un nuevo libro que había decidido llamar "Diabetes Sin Problemas". Tal parecería que estos dos temas, cáncer y diabetes, no están en nada relacionados, pero a través de los años he aprendido a mantener una mente abierta para así poder explorar las distintas posibilidades sin que me lo impidan mis propios prejuicios sobre un tema. Hay un dicho popular que dice "no hay peor ciego que el que no quiere ver" que se puede aplicar perfectamente al campo de la investigación. No puedo evitar ser extremadamente curioso y siempre trato de asumir la postura de "se puede aprender aún más sobre cualquier tema". Por otro lado, reconozco que a veces he estado equivocado sobre un tema y he tenido que tragarme mis propias palabras. No me molesta descubrir que estaba equivocado si al final de la jornada también he logrado entender mejor las causas o las soluciones a algún problema de salud.

Bueno, descubrí que <u>yo estaba equivocado</u> en un importante sentido. Mi equivocación era que, aunque las recomendaciones sobre la Dieta 2x1 y Dieta 3x1 de este libro ya han producido resultados "milagrosos" en miles de personas que lograron adelgazar, recobrar su salud y hasta controlar su diabetes, había un factor importante que no se le estaba revelando a los lectores: **¡todos no somos iguales!** O sea, todos tenemos cuerpos distintos, con diferentes factores hereditarios y eso hace que muchas veces los alimentos que son buenos para algunos de nosotros funcionan casi como venenos para los otros. Definitivamente existe la individualidad bioquímica[1]. Ya había observado que algunos de nosotros somos obviamente carnívoros (comedores de carnes) mientras que otros de nosotros somos más vegetarianos. No tenía una explicación fuera de decir "parece ser algo hereditario".

Mientras estudiaba el tema del cáncer y su posible relación con la diabetes, descubrí el trabajo del doctor William Donald Kelley, un dentista que fue muy perseguido en los años 80 porque se dedicó a curar el cáncer y de quien se dice trató a más de 20,000 casos de cáncer con su terapia a base de enzimas proteolíticas (enzimas que digieren proteínas). También estudié la trayectoria investigativa del doctor Nicholas González de New York quien actualmente ha continuado ofreciendo y perfeccionando los tratamientos contra el cáncer que originó el doctor Kelley.

Con los libros y las conferencias de los doctores Kelley y González sobre el cáncer me di cuenta de que en efecto existen grandes diferencias en los tipos de metabolismo, principalmente debido a diferencias en el sistema nervioso de cada uno. O sea, todos no somos iguales. Aprendí que si bien es verdad que algunas personas han logrado reducir un tumor canceroso al adoptar una dieta totalmente vegetariana también han existido casos donde la dieta vegetariana ha surtido el efecto contrario, o sea, hacer crecer el tumor canceroso. Es decir, casos donde lo único que logró reducir el avance del cáncer fue el adoptar una dieta carnívora.

Lo que los doctores Kelley y González descubrieron en sus respectivas prácticas anti-cáncer es que existen varios tipos de metabolismo; que se determinan en base al tipo de sistema nervioso que tenga la persona. Y que en realidad no existe ninguna dieta que sea la "dieta perfecta" o ideal para todas las personas del planeta.

---

[1] *Bioquímica: la química de los organismos vivos y de los cambios químicos, moleculares y físicos que ocurren en el cuerpo humano.*

Hay grupos étnicos[1] donde abundan los vegetarianos y otros grupos étnicos donde abundan los carnívoros. Esto me hizo entender que aun entre los que comemos "de todo" existen diferencias en nuestros metabolismos que hacen que ciertos alimentos nos vayan mejor a unos que a otros. A la hora de mejorar el metabolismo hace falta saber qué tipos de alimentos deben predominar en la dieta de cada uno de nosotros. Para poder saber eso hace falta primero descubrir hacia qué lado se inclina nuestro metabolismo: ser más carnívoro o más vegetariano.

Las muestras de que hay tipos de dietas que no se adaptan por igual a todos las hemos tenido en la historia. Por ejemplo, en los años 60 el Dalai Lama, quien es el líder espiritual del Budismo Tibetano, se impresionó grandemente con un vegetariano estricto de la India, así que él también se convirtió al vegetarianismo estricto y abandonó por completo el consumo de carne. Después de 2 años se enfermó con hepatitis[2] y su médico, después de tratar varias opciones que no funcionaron, le recomendó que empezara nuevamente a comer carne, lo cual le trajo una recuperación de la salud. Por alguna razón el régimen de una dieta vegetariana estricta le había reducido las defensas a su cuerpo y se había enfermado. Tan pronto empezó a consumir carnes nuevamente se empezó a sentir mejor y su infección viral cedió, devolviéndole la salud y la energía que había perdido. El Dalai Lama continuó consumiendo carne como parte de su dieta.

El grupo étnico de los Budistas Tibetanos nunca fue un grupo de vegetarianos estrictos. Es muy difícil cosechar vegetales o granos en las rocosas y áridas montañas del Himalaya. Sin embargo, hay grupos étnicos en la India donde el vegetarianismo es la norma, y la

---

[1] *Étnico: se refiere a una población humana en la cual los miembros se identifican entre ellos por su herencia, costumbres o prácticas culturales y un tipo de dieta en común. Hay grupos étnicos que son básicamente vegetarianos y otros que son carnívoros.*

[2] *Hepatitis: una infección viral del hígado que puede llegar a ser mortal.*

gente se enferma o se debilita cuando consume carne. Sin lugar a dudas, todos los cuerpos humanos son distintos.

Para que usted pueda entender este tema, y para que le pueda sacar provecho en términos de mejorar su metabolismo y salud, le explicaré un poco sobre el funcionamiento del sistema nervioso del cuerpo. Trataré de hacérselo lo más sencillo posible.

Las funciones de todos los órganos (cerebro, corazón, pulmones, etc.) y glándulas (tiroides, páncreas y músculos del cuerpo) se controlan a través del llamado sistema nervioso autónomo[1]. El sistema nervioso autónomo se compone de nervios que pudieran considerarse como los cables de control del cuerpo, o sea, como el cableado eléctrico de un edificio. Aunque la mayoría de los impulsos nerviosos que controlan las funciones del cuerpo suceden de forma inconsciente (sin pensar o decidir) algunos de los procesos del cuerpo, como la respiración, trabajan en combinación con nuestra mente consciente y se pueden afectar por las decisiones y pensamientos. El sistema nervioso autónomo controla el ritmo del corazón, la digestión, el ritmo de respiración, la salivación, la sudoración, el diámetro de las pupilas, el orinar o defecar, e incluso la excitación sexual.

Este sistema de cableado nervioso llamado el "sistema nervioso autónomo" a su vez está dividido en dos sistemas que se contrarrestan entre sí. Uno de estos dos sistemas es el llamado sistema nervioso "simpático" (no tiene nada que ver con ser agradable) y al otro se le llama sistema nervioso "parasimpático". Estas dos partes del sistema nervioso autónomo, simpático y parasimpático, funcionan en un sentido opuesto el uno del otro. Más que opuestos podría decirse que son sistemas "complementarios", o sea, que se complementan o se completan el uno al otro. Al sistema nervioso simpático podría comparársele con el acelerador de su carro porque acelera los movimientos del cuerpo

---

[1] *Autónomo: se refiere a esa parte del sistema nervioso que funciona de manera involuntaria o "automática" (sin la necesidad de pensar) como decir la respiración, el latir del corazón, la digestión, etc.*

y al sistema parasimpático podría comparársele con el freno de su carro porque detiene o inhibe los movimientos del cuerpo. Las acciones principales del sistema nervioso simpático podrían resumirse en "pelear o huir" porque son acciones que requieren de mucha rapidez y excitación nerviosa. Por esta razón, y para evitar el uso del término médico que es más difícil de memorizar, decidí llamarle sistema nervioso EXCITADO. Por el contrario, las acciones principales del sistema nervioso parasimpático se podrían resumir en "relajarse, digerir y descansar" porque son acciones pasivas donde la excitación sería perjudicial. Para ayudarle a memorizar la información a esta parte del sistema nervioso decidí llamarle sistema nervioso PASIVO.

En la prácticas de los tratamientos contra el cáncer que utilizaban los doctores Kelly y González, se descubrió que algunos de nosotros tenemos un sistema nervioso que es predominantemente "simpático" o que está predominantemente EXCITADO. Otros de nosotros tenemos un sistema nervioso que es predominantemente "parasimpático" o PASIVO. Aquellos de nosotros que tenemos el sistema nervioso EXCITADO necesitamos cierto tipo de alimentos para tranquilizarlo (vegetales, ensalada, proteínas livianas como carnes blancas o yogurt) y los que tenemos el sistema nervioso PASIVO necesitamos consumir alimentos que lo exciten (carne roja, proteínas sólidas como el queso y una mayor cantidad de grasa). El estado ideal, para cualquiera de nosotros es un estado de BALANCE entre el sistema nervioso EXCITADO y el sistema nervioso PASIVO. De hecho, el doctor Kelley clasificaba los tipos de sistema nervioso en diez tipos distintos, cinco que son predominantemente EXCITADOS y otros cinco que son predominantemente PASIVOS. Por ejemplo, los cinco tipos de sistema nervioso que clasifican como PASIVOS van desde el sistema nervioso que es ligeramente PASIVO hasta el que es altamente PASIVO. Es decir, que también existen grados de excitación y grados de pasividad. Por eso hay personas con un sistema nervioso EXCITADO, que siempre parecen estar "aceleradas", y a las cuales se les hace casi imposible estar sentadas tranquilamente (lo que me recuerda a mi esposa que simplemente no puede estarse quieta). También hay otros, como yo, que parecen ser más "pensadores" con un sistema nervioso PASIVO y a los cuales se les hace difícil la idea de ponerse a hacer ejercicio físico. En la milenaria cultura de la China le llaman "yin" y "yang", que son dos condiciones contrarias que se contrarrestan y se balancean entre sí. Según las creencias chinas el "yin" es el estado PASIVO de relajación o descanso y el "yang" es el estado de acción o EXCITADO. Es curioso también que parece haber algo de cierto en la idea y creencia popular de que "los contrarios se atraen", como el "yin" y el "yang" chino, ya que muchas veces he observado que las parejas generalmente están compuestas de un PASIVO con un EXCITADO.

Como mi propósito es educar a las personas para que puedan mejorar su metabolismo, su salud y las condiciones como la diabetes, escogí usar los términos **sistema nervioso PASIVO** y **sistema nervioso EXCITADO** porque me di cuenta de que los términos médicos como "simpático" y "parasimpático" no eran fáciles de memorizar. Me estoy refiriendo exclusivamente al tipo de sistema nervioso que es dominante en cada persona, y los términos PASIVO o EXCITADO nada tienen que ver con la personalidad ni con la actividad sexual de una persona. Hay que saber distinguir y diferenciar entre el CUERPO de una persona y la PERSONA, que es él mismo, no su cuerpo. El cuerpo no tiene una "personalidad" ni tiene "opiniones y actitudes" como las personas. En ocasiones encontramos a personas que parecen ser "pasivas" por su personalidad tranquila o apacible y sin embargo tienen un cuerpo con un sistema nervioso EXCITADO. El contrario también es cierto. O sea, que hay que tener en cuenta de que estas clasificaciones o tipos de sistema nervioso (PASIVO o EXCITADO), se refieren única y exclusivamente a qué parte del sistema nervioso es más dominante en su cuerpo. No tienen nada que ver con la personalidad, actitudes o forma de comportarse de una persona.

Para lograr niveles de energía y de salud óptimas, cada uno de nosotros debería descubrir hacia cuál lado se inclina su sistema nervioso, si EXCITADO o PASIVO, para así ayudar a su cuerpo a encontrar el mejor BALANCE posible. La meta es lograr un punto óptimo de balance (ni muy EXCITADO, ni muy PASIVO), en el que el metabolismo y la salud se benefician al máximo.

Mi observación con todo esto del estado EXCITADO o del estado PASIVO del sistema nervioso es que el metabolismo del cuerpo reacciona de distinta manera dependiendo del estado de actividad o de inactividad nerviosa. Por ejemplo, nada es más poderoso en el cuerpo humano que las hormonas y gran parte de las hormonas se producen en respuesta a los impulsos del sistema nervioso. Las personas cuyo sistema nervioso está generalmente EXCITADO producirán mucha más cantidad de las hormonas del estrés *adrenalina* y *cortisol*. La *adrenalina*, que es una hormona relacionada al estrés, obliga al cuerpo a mantener niveles altos de glucosa (azúcar de la sangre) porque es una hormona que le ordena al hígado que convierta una mayor cantidad de su glucógeno (un tipo de glucosa almacenada en el hígado) en glucosa. Al aumentar los niveles de glucosa también se produce una mayor cantidad de *insulina*. Como vimos en los capítulos anteriores los niveles altos de glucosa se convierten en grasa con la ayuda de la hormona *insulina*. Por otro lado, cuando el sistema nervioso está EXCITADO, se produce también la hormona *cortisol*, que también es una hormona relacionada al estrés, lo cual a su vez aumenta los niveles de glucosa en la sangre, mientras se acumula grasa, especialmente en el abdomen, según se explica en el capítulo titulado "ESTRÉS, ES VERDAD QUE ENGORDA". Así es como tener un sistema nervioso demasiado EXCITADO puede afectar al sistema hormonal y le produce obesidad, por la excitación nerviosa que produce una mayor cantidad de hormonas como *adrenalina*, *cortisol* e *insulina*.

En el caso contrario de las personas que tienen un sistema nervioso PASIVO el cuerpo produce una mayor cantidad del neurotransmisor[1] *serotonina* lo cual tiene un efecto calmante. La persona que tiene un sistema nervioso PASIVO tendrá muchísima más tendencia a engordar debido a que su sistema se encuentra en

---

[1] *Neurotransmisor: un tipo de químico que producen las células de los nervios el cual el cuerpo humano utiliza para excitar (causar movimiento) o inhibir (bloquear movimiento) en los órganos, glándulas y músculos.*

un estado de "reposo, relajación y acumulación". Son personas con un "metabolismo lento" a los cuales se les hace más difícil adelgazar y más fácil engordar ya que todo el sistema nervioso está PASIVO, lo cual genera muy poco movimiento. El sistema nervioso PASIVO, cuando está excesivamente activado, crea una fuerte tendencia a la acumulación de grasa a nivel de todo el cuerpo.

Simplificando esto, podríamos decir que en general existen dos tipos de cuerpos: 1) El que tiene un sistema nervioso EXCITADO, que necesita adoptar una dieta rica en vegetales y ensaladas, con pequeñas porciones de proteínas blancas (pollo, pavo, pescado blanco), que sean bajas en grasas y; 2) el sistema nervioso contrario, al que llamo el sistema nervioso PASIVO, que necesita ingerir una mayor cantidad de proteínas concentradas de alta densidad (carnes, quesos, huevos) y que tolera una mayor cantidad de grasa, debido a que son alimentos con efectos estimulantes. Ya había notado que mi esposa y yo parecíamos tener tipos de cuerpos y metabolismos muy distintos, ya que a ella le favorece el adoptar una dieta abundante en ensaladas y vegetales para adelgazar, mientras que a mí se me hace imposible adelgazar si no consumo suficiente carne y grasa. De hecho, las veces en que traté de ser vegetariano siempre me sentí físicamente débil y me enfermaba, por lo menos con un catarro. Por el contrario a mi esposa le enfermaba y le daba indigestión el comer carne roja y muy en especial la carne de cerdo que es alta en su contenido de grasa.

Aunque teóricamente debería existir una parte de la población en la cual estos dos sistemas nerviosos contrarios se encuentren en total balance, me atrevería también a decir que esas personas en cuyos cuerpos existe un estado que se asemeja a lo que sería un balance entre lo EXCITADO y lo PASIVO, es muy posible que no padezcan ni de obesidad ni de diabetes. Las enfermedades y los problemas con el metabolismo parecen ser en parte causadas por un sistema nervioso demasiado EXCITADO o demasiado PASIVO. O sea, parecen ser los extremos lo que nos hace daño, como pasa con todo en la vida.

El sistema nervioso del cuerpo controla todas las glándulas que producen las hormonas (tiroides, páncreas, ovarios, testículos, adrenales, etc.). Las hormonas a su vez controlan la producción de energía en el cuerpo, además de la creación o utilización de la grasa. Los problemas con el metabolismo y con la salud muchas veces tienen una causa de tipo hormonal y hace lógica que si el sistema nervioso está demasiado EXCITADO o demasiado PASIVO también podríamos tener problemas hormonales y problemas con el metabolismo. Además, los desbalances hormonales pueden causar estados emocionales poco deseables, o lo que llamaríamos "problemas mentales" o depresión, por lo cual el tema de un sistema nervioso excesivamente PASIVO o EXCITADO puede ser determinante en la forma que una persona se siente o se comporta.

Además, sabemos que el exceso de estrés causa una reacción nerviosa que obliga a las glándulas adrenales a producir un exceso de *cortisol*. Sabemos también que los diabéticos tienen problemas con la producción de la hormona *insulina* que produce su páncreas. Varios expertos afirman que la diabetes tipo II (no dependiente de insulina), la que padecen más del 90% de los diabéticos, es causada por condiciones severas de estrés (pérdida de seres queridos, accidentes, problemas matrimoniales o de trabajo, etc.) que obviamente afectan al sistema nervioso. O sea, que un sistema nervioso que en un momento llega a estar excesivamente EXCITADO puede causar daños a las glándulas que producen las hormonas y ser la causa de una diabetes o de una condición de hipotiroidismo.

Clasificar su tipo de sistema nervioso como EXCITADO o PASIVO no se debe confundir con lo que es tener un "metabolismo lento" o un "metabolismo rápido". Estamos refiriéndonos aquí al SISTEMA NERVIOSO y lo que nos interesa saber es cuál es la tendencia dominante del sistema nervioso de su cuerpo. Como el sistema nervioso de su cuerpo es el que lleva las señales que controlan las glándulas, que a su vez producen hormonas con las cuales se controlan los procesos y la energía del cuerpo, se hace obvio que el estado del sistema nervioso va a ser determinante sobre su metabolismo.

Un sistema nervioso EXCITADO obligará al cuerpo a producir un exceso de hormonas estimulantes y de estrés como *adrenalina* y *cortisol*, eso inevitablemente va a tener un efecto sobre el metabolismo. Por otro lado, un sistema nervioso PASIVO logrará que exista una producción mayor de sustancias calmantes como la *serotonina* pero a la vez crea menos producción de las hormonas de la tiroides que controlan la producción de energía y el metabolismo. En el sistema nervioso PASIVO el "metabolismo lento" y las condiciones como el hipotiroidismo son mucho más comunes. En principio, tanto el sistema nervioso EXCITADO como el PASIVO pueden crear condiciones de obesidad debido a que <u>son condiciones extremas</u> en las que no existe un BALANCE, lo cual crea un desajuste hormonal.

SISTEMA NERVIOSO EXCITADO	EXCESO DE ESTIMULACIÓN HORMONAL QUE PRODUCE ESTRÉS Y CORTISOL ⟹	CORTISOL ACUMULA GRASA = OBESIDAD

RESULTADOS DE UN SISTEMA NERVIOSO EXCITADO

SISTEMA NERVIOSO PASIVO	MUY POCA ESTIMULACIÓN HORMONAL QUE PRODUCE "FALTA DE ENERGIA" ⟹	CUERPO "ALMACENA ENERGIA" EN FORMA DE GRASA = OBESIDAD

RESULTADOS DE UN SISTEMA NERVIOSO PASIVO

La ventaja de saber si su cuerpo se inclina más hacia el lado EXCITADO o hacia el lado PASIVO está en que ello le permitiría adaptar la Dieta 2x1 o la Dieta 3x1 a su tipo de sistema nervioso dominante, lo cual le ayudará a sentirse con más energía mientras adelgaza, controlar una condición de diabetes y para mejorar la energía y la salud en general. A mi entender, y basado en lo que he observado en cientos de personas, seleccionar adecuadamente sus tipos de Alimentos En base a su tipo de sistema nervioso, EXCITADO o PASIVO, le ayudará a lograr sus metas mucho más rápido y con un mejor estado de ánimo.

Observe que la Dieta 2x1 o la Dieta 3x1 le enseña a proporcionar correctamente su plato entre los Alimentos Tipo A (los que adelgazan) y los Alimentos Tipo E (los que le engordan). Pero también existen diferentes alternativas entre cada uno de estos dos tipos de alimentos.

Si usted observa a continuación las características de cada uno de estos dos tipos de sistemas nerviosos entonces podría localizar hacia qué lado se inclina el suyo, si para el lado EXCITADO o para el lado PASIVO. Esto puede ser de bastante importancia porque al localizar hacia qué lado se inclina su cuerpo podría entonces hacer una mejor selección de alimentos, de acuerdo a su tipo de sistema nervioso, y tomando en cuenta el hecho de que su cuerpo no es igual al de nadie. Para saber hacia qué lado se inclina su sistema nervioso fíjese en las tablas a continuación:

2 TIPOS DE SISTEMA NERVIOSO A BASE DE LO QUE SEA MÁS PREDOMINANTE	
EXCITADO	**PASIVO**
TAMBIEN SE LES LLAMA	
SISTEMA NERVIOSO SIMPÁTICO	SISTEMA NERVIOSO PARASIMPÁTICO
"YANG" EN LA CHINA	"YIN" EN LA CHINA

Familiarizarse con las características básicas de ambos tipos de sistema nervioso (PASIVO o EXCITADO), le ayudará a entender las diferencias más marcadas entre el PASIVO y el EXCITADO. Un poco más adelante podrá hacer la PRUEBA PARA DETERMINAR SU TIPO DE SISTEMA NERVIOSO, y eso le permitirá saber con claridad si su sistema nervioso es predominantemente PASIVO o si es EXCITADO. El propósito es adaptar su Dieta 2x1 o Dieta 3x1 para proveerle a su cuerpo los tipos de alimentos que mejor le favorezcan para mejorar la eficiencia de su metabolismo.

Cuando el sistema nervioso EXCITADO está activo, el cuerpo se prepara para la acción física de "pelear o correr" y eso limita la capacidad digestiva. La lógica dicta que no se puede "pelear o correr" cuando se está haciendo la digestión. Por ejemplo, si una persona está tranquilamente cenando y de momento alguien le trae una muy mala noticia, o tiene que salir corriendo porque en ese momento está ocurriendo un terremoto, de seguro eso le dañará la digestión. A continuación puede observar cómo se refleja en el sistema digestivo de su cuerpo, la influencia de un sistema nervioso EXCITADO a diferencia de la de un sistema nervioso PASIVO:

TENDENCIAS DIGESTIVAS	
EXCITADO	**PASIVO**
SISTEMA DIGESTIVO DÉBIL O DELICADO	DIGESTION EFICIENTE DE CUALQUIER ALIMENTO
LAS COMIDAS TARDE EN LA NOCHE LE CAEN MAL	PUEDEN COMER A CUALQUIER HORA
NO TOLERAN LA GRASA SATURADA	TOLERAN LA GRASA SATURADA

Sabiendo cuál es su tipo de sistema nervioso dominante, también se puede entender mejor el funcionamiento del sistema hormonal de su cuerpo, lo cual le ayudará a controlar mejor las condiciones hormonales como la diabetes o el hipotiroidismo. También sabría el grado de importancia que el control del estrés podría tener para usted. Algunas características hormonales que son distintas entre el sistema nervioso PASIVO y el EXCITADO serían las siguientes:

CARACTERÍSTICAS HORMONALES	
EXCITADO	**PASIVO**
EXCESO DE ADRENALINA QUE ES EXCITANTE	PREDOMINA LA SEROTONINA CALMANTE
SU PÁNCREAS PRODUCE POCA INSULINA	SU PÁNCREAS PRODUCE MUCHA INSULINA
TENDENCIA AL HIPERTIROIDISMO	TENDENCIA AL HIPOTIROIDISMO

Existen también otras características que diferencian estos dos tipos y son las siguientes:

OTRAS CARACTERÍSTICAS DEL CUERPO	
EXCITADO	**PASIVO**
PULSO RÁPIDO	PULSO MÁS LENTO
RÍTMO ACELERADO DEL CORAZÓN	RÍTMO MÁS LENTO DEL CORAZÓN
TENDENCIA A PADECER DE ALTA PRESIÓN	TENDENCIA A PADECER DE BAJA PRESIÓN
PUPILAS DILATADAS	PUPILAS CONTRAIDAS

Cuando hablamos de "una tendencia" nos referimos a un tipo de inclinación hacia cierto estado. No obstante, tener una "tendencia" sólo significa que se posee una alta probabilidad de que algo ocurra. Es como cuando se hacen encuestas antes de las elecciones políticas y los resultados de las encuestas reflejan "una tendencia que indica que el candidato Juan Pérez va a ganar las elecciones". Pero, al llegar el día de las elecciones, cabe la posibilidad de que Juan Pérez no resulte ser el ganador porque la tendencia que reflejaban las encuestas no se materializó. Las "tendencias" no son verdades absolutas y por lo tanto pueden variar. No obstante, conocer las tendencias de cada tipo de sistema nervioso, PASIVO y EXCITADO, nos permite un mejor entendimiento de la inclinación de cada tipo.

OTRAS TENDENCIAS	
EXCITADO	**PASIVO**
CUERPOS MUSCULOSOS	CUERPOS FLÁCIDOS
SON MÁS ATLÉTICOS	SON MÁS SEDENTARIOS
ESTREÑIMIENTO	MEJOR ELIMINACIÓN
MENOR PROBABILIDAD DE PADECER ALERGIAS	MAYOR PROBABILIDAD DE ASMA Y ALERGIAS
DIFICULTAD PARA DORMIR O INSOMNIO	DUERMEN BIEN Y PROFUNDO
FANÁTICOS AMANTES DE LOS ALIMENTOS DULCES Y DEL AZÚCAR	GUSTAN DE ALIMENTOS SALADOS, CONDIMENTOS Y ESPECIES
(AMANTES DEL CAFÉ) TOMAR CAFÉ LES ENERGIZA Y LES ACLARA LA MENTE	(INTOLERANCIA AL CAFÉ) UNA TAZA DE CAFÉ DEMÁS LES CAUSA NERVIOSISMO

Su Dieta 2x1 o su Dieta 3x1 le funcionará mejor si usted toma estos factores en consideración y escoge sus Alimentos Tipo A (los que adelgazan) y sus Alimentos Tipo E (los que engordan) en base a su tipo de sistema nervioso. Es decir, con la Dieta 2x1 o la Dieta 3x1 usted determina las proporciones que consumirá entre los Alimentos Tipo A y los tipo E y con el tipo de sistema nervioso de su cuerpo podrá determinar qué tipos de proteínas (carne de res o cerdo que son altas en grasa o carne de pollo o pavo que son más bajas en grasa, pescado blanco bajo en grasa o pescados rojizos altos en grasa, como lo son el salmón y el atún, quesos con grasa o bajos en grasa, etc.). O sea, saber cuál es su tipo de sistema nervioso dominante le permite afinar la selección de los alimentos que componen su Dieta 2x1 o Dieta 3x1, para obtener los mejores resultados posibles y mejorar su metabolismo. Los alimentos son el combustible del cuerpo, como lo es la gasolina para el motor de su carro. De la misma forma que existen carros que funcionan con gasolina y otros con combustible diésel, también existen alimentos que son más apropiados para un sistema nervioso PASIVO y otros que son más apropiados para un sistema nervioso EXCITADO.

Por ejemplo, si su sistema nervioso es del tipo EXCITADO, ya sabe que el consumo abundante de los vegetales y ensaladas (tienen un efecto tranquilizante), son de suma importancia para usted. Por esta razón le van a convenir los jugos de vegetales frescos que se recomiendan en el capítulo de ACELERACIÓN AL MÁXIMO. Puede también incluir proteínas livianas como pollo, pavo y pescados blancos (mejor que salmón ya que es alto en grasa) entre sus Alimentos Tipo A. Es posible que usted necesite ayudar a la digestión de su cuerpo con un suplemento de enzimas digestivas, dado que el tipo de sistema nervioso EXCITADO tiene dificultad para digerir las proteínas y las grasas adecuadamente.

Si su sistema nervioso resulta ser del tipo PASIVO, puede consumir una mayor cantidad de alimentos que contengan aceites y grasas, sobre todo si se cuida de no excederse en su consumo de los Alimentos Tipo E, que son los que fuerzan a su cuerpo a producir más *insulina*. La *insulina* es la hormona que convierte la glucosa en grasa además de que permite que la grasa que usted consume con sus alimentos se pueda añadir o se sume al resto de la grasa de su cuerpo.

PRUEBA PARA DETERMINAR SU
TIPO DE SISTEMA NERVIOSO

Bueno, ya usted tiene una idea general de las diferencias entre el sistema nervioso PASIVO y el EXCITADO. Llegó el momento de determinar cuál sistema nervioso es más dominante en su cuerpo, y esto lo hacemos con una prueba sencilla. La prueba consiste en observar 5 indicadores del sistema nervioso EXCITADO y marcar cuántos de ellos usted ha observado en su propio cuerpo.

Si por ejemplo, usted solamente marca uno (1) de estos 5 indicadores, digamos el hecho de que usted tiene un sueño muy liviano y se despierta con cualquier ruidito, eso significaría que su sistema nervioso está en un estado de continua alerta como para "pelear o huir", lo cual es una característica del sistema nervioso EXCITADO. Si marca dos indicadores, significaría que usted tiene un grado mayor de excitación, y así sucesivamente.

La norma es que si usted marca aunque sea uno solo de estos cinco indicadores, debe considerar que su cuerpo tiene un sistema nervioso EXCITADO. Si usted no marca ninguno de los 5 indicadores debe considerar que su cuerpo tiene un sistema nervioso PASIVO.

Bajo ninguna circunstancia debe usted llegar a la conclusión de que tiene un sistema nervioso que es parte PASIVO y parte EXCITADO. Sea como sea siempre va a existir una inclinación hacia PASIVO o hacia EXCITADO y lo que usted quiere es descubrirla, cualquiera que sea. Esta prueba le ayuda a detectarla. La realidad es que todos nosotros tenemos tanto un lado PASIVO como un lado EXCITADO del sistema nervioso. Pero usted siempre encontrará que hay un lado que tiende a estar más activo que el otro, o sea que es más predominante, y eso es lo que usted quiere saber. Recuerde que estamos hablando de su CUERPO y no de usted. Su CUERPO es su cuerpo y USTED es usted.

Ahora, observando los cinco indicadores de la siguiente tabla, marque cuántos de estos usted ha observado en su cuerpo:

INDICADORES DEL SISTEMA NERVIOSO EXCITADO	
# 1	**PUEDO TENER DIFICULTAD PARA DIGERIR LA CARNE ROJA** (SI NO CONSUME CARNE ROJA CONSIDERE QUÉ PASARÍA SI LO HICIERA)
# 2	**CONSUMIR GRASA SATURADA O ALIMENTOS GRASOS, COMO CERDO, CHULETAS O ALIMENTOS FRITOS, ME PUEDE CAUSAR PROBLEMAS DIGESTIVOS**
# 3	**SI CONSUMO ALIMENTOS TARDE EN LA NOCHE SE ME DIFICULTA LA DIGESTIÓN**
# 4	**CONSUMIR ALIMENTOS DESPUÉS DE CIERTA HORA DE LA NOCHE ME PUEDE DIFICULTAR EL SUEÑO** (TARDO EN CONCILIAR EL SUEÑO)
# 5	**TENGO UN SUEÑO "LIVIANO" Y LOS RUIDOS O MOVIMIENTOS EXTERNOS ME PUEDEN DESPERTAR CON FACILIDAD** (SUEÑO POCO PROFUNDO)

¿Cuántos indicadores marcó usted? **Si marcó uno o más de estos 5 indicadores <u>debe considerar que su cuerpo tiene un sistema nervioso EXCITADO</u>. Si no marcó ninguno de los 5 indicadores usted tiene un sistema nervioso PASIVO**. O sea, los que tienen un sistema nervioso EXCITADO pueden haber marcado 1, 2, 3, 4 o 5 de los 5 indicadores anteriors. El nùmero de indicadores de EXCITADO marcados refleja el grado de excitación del sistema nervioso de su cuerpo. Sin embargo, los que no marcaron ningún indicador de EXCITADO verdaderamente tienen lo que llamamos un sistema nervioso PASIVO. Yo Frank Suárez tengo un sistema nervioso PASIVO, mi esposa Elizabeth tiene un sistema nervioso EXCITADO donde marca 5 indicadores que es el máximo grado de excitación.

Pero hay personas de sistema nervioso EXCITADO que sólo marcan 1 indicador (1 de 5 posibles) y como quiera hay que tratarlos como EXCITADOS para obtener buenos resultados mejorando el metabolismo y la salud. Veamos ahora cuáles serían las recomendaciones de tipos de alimentos que le convendría consumir como parte de su Dieta 2x1 o Dieta 3x1 para obtener los mejores resultados.

Estas serían las recomendaciones básicas de selección de alimentos según se aplica la Dieta 2x1 o la Dieta 3x1 y a su tipo de sistema nervioso:

ALIMENTOS RECOMENDADOS	
EXCITADO	**PASIVO**
DIETA CON MÁS ABUNDANCIA DE VEGETALES Y ENSALADA	DIETA MÁS CARNIVORA
CONSUMO MODERADO DE PROTEÍNAS BLANCAS Y BAJAS EN GRASAS: POLLO, PAVO Y PESCADO	CARNES ROJAS, CERDO Y PESCADOS MÁS GRASOS COMO SALMÓN, ATÚN, SARDINAS
PEQUEÑAS PORCIONES DE QUESOS BAJOS EN GRASA	PORCIONES DE QUESOS MÁS ABUNDANTES
HUEVOS COCIDOS EN AGUA, EN OMELET O REVUELTOS (NO FRITOS EN ACEITE)	HUEVOS PREPARADOS EN CUALQUIER FORMA (INCLUSO FRITOS)
DIETA CON UNA ABUNDANCIA PREDOMINANTE DE ENSALADA Y VEGETALES	VEGETALES Y ENSALADA SE RECOMIENDAN PARA SER COMBINADOS CON CARNES O MARISCOS
YOGUR BAJO EN GRASA Y AZÚCAR	YOGUR BAJO EN AZÚCAR Y CARBOHIDRATOS
EL ADEREZO IDEAL ES EL ACEITE DE OLIVA Y LIMÓN O VINAGRE. EVITAR LOS ADEREZOS CREMOSOS; TIENEN GRASA	EL ADEREZO IDEAL ES EL ACEITE DE OLIVA Y LIMÓN O VINAGRE. EVITAR ADEREZOS AZUCARADOS COMO EL "THOUSAND ISLAND".

RESTRINGUIR EL AZÚCAR, LAS FRUTAS DULCES, EL PAN Y LAS HARINAS COMO TRIGO O MAÍZ	RESTRINGUIR EL AZÚCAR, LAS FRUTAS DULCES, EL PAN Y LAS HARINAS COMO TRIGO O MAÍZ
USO DE SAL COMPLETA COMO HIMALAYA, SAL DE MAR O SAL CÉLTICA	USO DE SAL COMPLETA COMO HIMALAYA, SAL DE MAR O SAL CÉLTICA
LE CAE BIEN EL CONSUMO REGULAR DE CAFÉ	USO MODERADO DEL CAFÉ
DIETA BAJA EN CARBOHIDRATOS REFINADOS	DIETA BAJA EN CARBOHIDRATOS REFINADOS

Alguien que tiene un sistema nervioso EXCITADO se beneficiará grandemente en adaptar su Dieta 2x1 o Dieta 3x1 haciendo una selección correcta de alimentos bajos en grasa que beneficien a su cuerpo.

Es vital que la persona que tiene un sistema nervioso EXCITADO escoja correctamente el tipo de proteínas (carnes, quesos) y que evite la grasa o los alimentos fritos, ya que estos son alimentos que estimulan el sistema nervioso. Por ejemplo, en la Dieta 2x1 para un EXCITADO el plato se vería algo así:

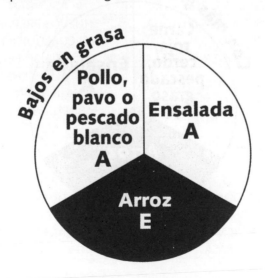

Fíjese que para un sistema nervioso EXCITADO la carne sería mejor cocinarla a la brasa, a la parrilla o al vapor para evitar que la grasa estimule en exceso al sistema nervioso. La carne frita de cerdo o la carne roja de res no serían una buena opción para alguien con un sistema EXCITADO. Los pescados serían de carne blancas como la tilapia, el bacalao fresco (no el salado) o como el mero, y no se prepararían fritos para evitar la grasa. Alguien con un sistema nervioso EXCITADO evitaría los pescados grasos como el salmón y el atún por la misma razón. Sabría también que los mariscos o moluscos como el camarón, la langosta, las almejas o los ostiones son estimulantes al sistema nervioso, por lo cual los evitaría para reducir la estimulación de su sistema nervioso y tener un metabolismo más eficiente. Por otro lado, el sistema nervioso EXCITADO tiende a retener líquidos y tiende a padecer de alta presión, por lo cual se beneficia grandemente del potasio y el magnesio de una dieta abundante en vegetales.

Sin embargo, los que tenemos un sistema nervioso PASIVO (como yo) pueden darse el lujo de combinar un plato con la Dieta 2x1 utilizando proteínas más altas en grasa como este:

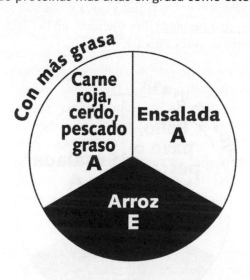

Los que tenemos un sistema nervioso PASIVO tenemos tendencia a padecer de baja presión arterial, en vez de alta presión como los de sistema nervioso EXCITADO. Por su puesto, si usted tiene un sistema nervioso PASIVO y tiene sobrepeso u obesidad puede fácilmente padecer de alta presión, porque el exceso de grasa es una de las causas principales de la misma, y por lo tanto se debe reducir la sal o suplementar con potasio, si se padece de alta presión. En efecto lo que principalmente hace engordar a una persona que tiene un sistema nervioso PASIVO no es la grasa sino principalmente las harinas (pan, pizza, galletas, etc.), el azúcar, las frutas dulces, los almidones como el arroz y la papa que levantan la producción de insulina del cuerpo.

Cuando el sistema nervioso es EXCITADO los estimulantes (café, chocolates, azúcar, dulces, nicotina, etc.), si son usados en exceso, causan estragos al sistema hormonal y terminan por perjudicar al metabolismo y la salud.

En la práctica con miles de personas que han recibido la ayuda del sistema NaturalSlim, hemos descubierto que cuando estos datos sobre la selección de alimentos se adapta al tipo de sistema nervioso (PASIVO o EXCITADO), las mejorías en la salud y en el nivel de energía de una persona pueden ser impresionantes. Constantemente vemos casos de personas que estaban muy enfermas o deprimidas a quienes se les mejoran o se les desaparecen "milagrosamente" sus condiciones o enfermedades, simplemente con seleccionar los alimentos correctos en base a su tipo de sistema nervioso. Esto me llevó a la conclusión inevitable de que muchos de los problemas de salud o incluso muchas de las "enfermedades mentales" o de los problemas de comportamiento son causados por una selección inadecuada de alimentos que descontrolan el metabolismo a través de su influencia en el sistema nervioso del cuerpo.

Es interesante observar cómo las personas aplican la Dieta 2x1 o la Dieta 3x1 adaptándolas a su tipo de sistema nervioso y en un corto tiempo les regresa la energía, empiezan a dormir bien, se les va la depresión, sus médicos les reducen o le eliminan los medicamentos, y adelgazan.

Si usted desea conocer aún más sobre los efectos del sistema nervioso PASIVO o EXCITADO, sobre el metabolismo y la salud, le invito a que visite mi sitio de videos educacionales, www.MetabolismoTV.com donde ofrezco explicaciones más amplias.

"DÉFICIT DE ATENCIÓN" E HIPERACTIVIDAD

Desgraciadamente muchos niños son diagnosticados con las enfermedades mentales de moda, "Déficit de Atención" o "Hiperactividad", unas supuestas enfermedades mentales que están basadas en opiniones y para las cuales no existe ninguna prueba científica (análisis de laboratorio, radiografía, electrocardiograma, etc.) confiable. Debe también saber que la teoría sobre los "desbalances químicos del cerebro" que los promotores de estas enfermedades proponen nunca se ha podido probar. Me temo que las víctimas de estos diagnósticos psiquiátricos muchas veces son niños que por razones hereditarias tienen un sistema nervioso EXCITADO y que sus padres, por desconocimiento, les permiten tener una dieta que contiene sustancias estimulantes como azúcar, dulces y grasa. En algunos casos a estos niños les proveen refrescos carbonatados (Coca-Cola, Sprite, etc.) que en realidad son "dulces líquidos", ya que uno de estos refrescos contiene hasta 3 cucharadas de azúcar. Es triste que tengamos que terminar drogando a nuestros niños con medicamentos psicotrópicos [1] como Ritalin, Adderall, Concerta y otros, que son equivalentes a las drogas callejeras como la cocaína, simplemente por no saber cuál es el tipo de alimentación que les calmaría su sistema nervioso EXCITADO.

---

[1] Psicotrópico: es un químico o medicamento que actúa sobre el sistema nervioso central lo cual produce cambios temporales en la percepción, ánimo, estado de conciencia y comportamiento.

Cuando el sistema nervioso está demasiado EXCITADO la persona o el niño no puede concentrar su atención porque el cuerpo está en un estado de total descontrol nervioso. El sistema nervioso EXCITADO es el sistema que el cuerpo utiliza para "pelear o correr". En otras palabras, es el que controla los sistemas de defensa del cuerpo ante cualquier amenaza. Observe que cuando el sistema nervioso está excesivamente EXCITADO los sentidos del cuerpo (ver, oír, oler, sentir - tacto) se agudizan durante un estado de peligro o emergencia. Si usted está teniendo niños con este tipo de problemas de "Déficit de Atención" o "hiperactividad" por favor revise la dieta y los otros factores que pueden producir un estado EXCITADO del sistema nervioso como: infección con el hongo *candida albicans* (candidiasis), intolerancia al gluten[1] (la proteína del trigo, pan, pizza), alergias a colorantes o preservantes, intoxicación con metales pesados, contaminación con pesticidas, problemas hormonales, dieta alta en azúcar u otras causas reales médicas, nutricionales o ambientales que pudieran ser ocultadas por un diagnóstico que no está basado en pruebas científicas comprobables como el "Déficit de Atención" o la "Hiperactividad". Puede obtener más información al respecto de las posibles causas reales de los problemas de comportamiento o aprendizaje en el sitio de Internet de la doctora Mary Ann Block, www.blockcenter.com. También puede enterarse de los derechos que tienen los padres en www.cchrint.org (en inglés) o en www.cchrlatam.org (en español).

De todas maneras lo más importante es que usted observe los resultados de sus decisiones sobre la alimentación y sobre su "estilo de vida" para que pueda constatar que en efecto está usted tomando las mejores decisiones para su salud y metabolismo. Todo el conocimiento de este libro está orientado a buscar resultados positivos. Si usted observa que ha tenido buenos resultados y luego

---

[1] *Gluten: proteína que contiene el trigo la cual se ha descubierto que puede causar serios problemas de salud a las personas que son "intolerantes" a ella. La condición de "intolerancia al gluten" parece ser bastante común entre las personas con sobrepeso pero es difícil de diagnosticar (detectar). La solución más práctica es eliminar todas las fuentes de gluten por 14 días y observar si ocurre una mejoría notable.*

nota que se detuvo el progreso al cambiar alguno de los factores, simplemente tome acción correctiva y vuelva a hacer lo que anteriormente estaba haciendo. Lo más importante en el proceso de recuperar o mejorar la salud, la energía y el metabolismo es observar los resultados para determinar qué le funciona mejor a usted. ¡Todos no somos iguales!

LO QUE PUEDE PASAR

Me toca ahora dejarle saber que al empezar a aplicar la información sobre el metabolismo, la Dieta 2x1 o Dieta 3x1, usted pudiera comenzar a sentir bastantes cambios en su cuerpo. Puede que todos los cambios que experimente no sean agradables al inicio. Si toma la decisión de aplicar esta información como un nuevo "estilo de vida" le garantizo que verá una mejoría muy notable en su salud, diabetes, hipotiroidismo y en su estado de energía general.

Ahora, hay una ley de física que establece que por cada ACCIÓN siempre va a existir una REACCIÓN. Esa ley de física también aplica en el caso de los conceptos que se establecen en este libro. Al usted empezar a tomar acciones con su cuerpo, que son distintas a las que usualmente tomaba, pudiera experimentar reacciones que de inicio pueden resultarle desagradables en lo que su cuerpo se ajusta a la nueva dieta y régimen de vida.

Es algo parecido a lo que le pasa a una persona sedentaria que de momento decide hacer ejercicio físico. Generalmente, cuando alguien que no acostumbra a hacer ejercicio empieza a hacerlo, puede sentir bastante dolor muscular al punto que pudiera sentir que "le duele hasta el alma" después de su primer día de ejercicio físico. La persona tomó una acción (hacer ejercicio) que generó una reacción inesperada (dolor muscular).

El tipo de reacciones que usted pudiera sentir en su cuerpo, al comenzar a aplicar lo que se explica en este libro, van a depender del estado actual de su cuerpo. Si su cuerpo está en un relativo buen estado (buena hidratación, pocos hongos, poco estrés, sin enfermedades) usted sólo experimentará reacciones agradables como: mucha más energía, menos hambre, mejor calidad de sueño, pérdida de peso y un estado emocional más estable.

Pero, si su cuerpo resulta estar en mal estado (hipotiroidismo, diabetes, alta presión, deshidratación, exceso de hongos, mucho exceso de peso) usted pudiera experimentar una o varias reacciones desagradables o inesperadas que pudieran preocuparle si usted no conoce sobre ellas antes de empezar. Por eso, mi intención en este capítulo es prevenirle sobre los cambios o reacciones que pudieran crearse al usted empezar a cambiar su dieta y estilo de vida con la información de este libro.

La buena noticia es que todas las reacciones negativas (síntomas, dolores, picores, cansancio o cambios negativos en los análisis de laboratorio) que se pudieran experimentar al iniciar este programa SON TEMPORERAS. O sea, son reacciones que en poco tiempo desaparecerán. Los naturistas le llaman la "crisis de curación" donde se establece que el cuerpo humano siempre empeora temporeramente antes de mejorar.

Lo que a usted pudiera molestarle más es que yo no tenga la delicadeza de predecirle las cosas que pudieran pasar, en este proceso de cambio que usted está por empezar. Este capítulo fue escrito recientemente ya que tenía conocimiento de varias personas nos llamaron alarmados por reacciones inesperadas o preocupantes que habían experimentado al empezar a cambiar su dieta y al aplicar los conceptos que se explican en *El Poder del Metabolismo*. Fíjese que son cosas que "pudieran pasar". No hay forma de determinar si a usted le van a tocar o no porque desconocemos las particularidades de su cuerpo, que naturalmente no es igual al cuerpo de ninguna otra persona.

Después de haber ayudado a cientos de miles de personas a adelgazar en el sistema NaturalSlim y después de que este libro ha sobrepasado el medio millón de copias vendidas, pienso que ya no existen situaciones que no hayamos experimentado. Comparto aquí con usted lo que hemos descubierto al respecto de las reacciones o cambios inesperados que se pudieran experimentar.Posiblemente usted no experimente nada desagradable o inesperado, solamente mejorías. Pero quiero prepararle para que entienda cualquier manifestación desagradable o inesperada que pudiera sentir u observar para que no le tome por sorpresa si acaso le llegase a ocurrir.

Cuando usted empieza a tomar suficiente agua y cambia los componentes de su nutrición aplicando la Dieta 2x1 o Dieta 3x1 usted estará, entre otras cosas, afectando y creando cambios en su sistema hormonal. Estará también creando posibles reacciones si resulta que su cuerpo está severamente infectado del hongo *candida albicans,* como lo están los cuerpos de la gran mayoría de las personas con sobrepeso, diabetes o hipotiroidismo.

Las cosas que pueden pasar, que quizá no le pasen a usted, son las siguientes:

DOLOR DE CABEZA, SINUSITIS, MIGRAÑAS, DIARREA, SENSACIÓN DE EXTREMO AGOTAMIENTO O PICOR EN LA PIEL:

Aunque no le sea nada real el hecho de que su cuerpo puede estar severamente infectado del hongo *candida albicans* créame que es así. Llevo muchos años viendo a miles de personas experimentar las manifestaciones desagradables que produce la colonia del hongo *candida* cuando empieza a morirse dentro de sus cuerpos. El término técnico de todas estas manifestaciones desagradables que se pueden producir por la muerte de los hongos es "Herxheimer reaction". El doctor alemán Karl Herxheimer había descrito, en los años de 1920, las reacciones (dolor de cabeza, inflamación, etc.) que sufrían los pacientes de sífilis después de recibir los medicamentos y antes de poderse mejorar en su totalidad. En el caso de las personas que están sobrepeso, son diabéticos o padecen hipotiroidismo, estas reacciones negativas son producidas por los tóxicos que se desprenden de los hongos que van muriendo. Las más comunes son dolor de cabeza, sinusitis, migrañas, una sensación de cansancio o agotamiento físico o un picor en la piel. Son reacciones temporeras y en unos pocos días desaparecerán. La cantidad de días en que pueden persistir las manifestaciones es equivalente al grado de infección que tenga el cuerpo de la persona.

SUBIDA EN EL COLESTEROL:

Si usted se hace un análisis de laboratorio a los pocos días de haber empezado con la Dieta 2x1 o Dieta 3x1 pudiera ser que encuentre que sus niveles de colesterol están más altos de lo usual. No se asuste, es algo temporal. A veces se nos olvida que el colesterol es parte esencial de todas las células del cuerpo incluyendo las células de grasa. Cuando una persona empieza a adelgazar rápidamente, porque está tomando acciones para mejorar su metabolismo, puede perder hasta 3 libras de grasa por semana. Toda la grasa que se va rompiendo <u>contiene colesterol</u> y los niveles de colesterol de la sangre pueden reflejar un aumento, pero ello es debido a que las células de grasa que se rompen al adelgazar sueltan su contenido de colesterol en el torrente sanguíneo. Este aumento temporal en el colesterol no tiene nada que ver con el hecho de que usted esté consumiendo huevos o carne con grasa en la Dieta 2x1 o Dieta 3x1. La realidad es que la fuente principal del colesterol que se detecta en la sangre es el colesterol que se fabrica a diario en nuestro hígado, no el colesterol que nosotros ingerimos en los alimentos (vea el capítulo LA VERDAD SOBRE EL COLESTEROL). Fíjese que usted puede aumentar los niveles de colesterol dramáticamente si abusa de alimentos como el pan integral que aunque no contiene colesterol su hígado lo puede convertir en colesterol. El cuerpo produce colesterol en respuesta a los aumentos en los niveles de glucosa que ocasionan los carbohidratos refinados (pan, harina, arroz, azúcar, etc.). Al poco tiempo de haber empezado la dieta recomendada usted verá su colesterol bajar a los niveles normales, pero en el inicio pudieran subir de forma temporera.

AUMENTO EN LAS ENZIMAS HEPÁTICAS:

Las enzimas hepáticas (del hígado) son sustancias que reflejan cierta cantidad de destrucción celular en el hígado. Los médicos periódicamente solicitan exámenes de laboratorio para medir las enzimas hepáticas porque ellos reflejan el estado del hígado. Ahora, resulta que el hígado es precisamente el órgano favorito del hongo *candida albicans* que infecta el cuerpo de las personas sobrepeso, con hipotiroidismo o con diabetes. Esto es debido a que los hongos necesitan del mineral hierro para poder reproducirse y el hígado es el órgano del cuerpo que contiene la mayor cantidad de hierro. Es por esto que antiguamente se trataba la anemia por deficiencia de hierro con una dieta alta en porciones de hígado. Las infecciones con el hongo *candida* son generalmente sistémicas (que invade todo el cuerpo sin excepción) pero el hígado es siempre el órgano más afectado por este parásito.

El hongo *candida albicans* es un hongo de color blanco brillante. La palabra *"albicans"* proviene de "albino" que significa "de color blanco". Los embalsamadores en las funerarias han notado que cuando les llega un cadáver de una persona obesa siempre encuentran que los órganos internos están todos cubiertos de lo que parece ser un polvo blanco. Ellos han notado que siempre el órgano más afectado por este polvo blanco (*candida albicans*) es el hígado. Cuando una persona sobrepeso empieza a reducir los carbohidratos refinados, y añade a su dieta sustancias naturales que matan hongos, como el aceite de coco, pudiera notar que las enzimas hepáticas aumentan en sus exámenes de laboratorio. Este aumento en las enzimas hepáticas es temporal y es producido por la destrucción de aquellas células del hígado que estaban invadidas por las raíces del hongo. Cuando el hongo empieza a morir se van destruyendo sus raíces y ello ocasiona que el contenido de enzimas de las células del hígado, donde estaban clavadas las raíces, se vaya vertiendo en la sangre lo cual aumenta el nivel de enzimas hepáticas de forma temporera.

OTROS SÍNTOMAS O MANIFESTACIONES:

Es imposible predecir todo lo que usted pudiera experimentar en su cuerpo al aplicar la Dieta 2x1 o Dieta 3x1, sobre todo si también empieza a utilizar suplementos naturales que matan hongos, bacterias, parásitos o virus como el aceite de coco orgánico y otros. Todos los cuerpos son distintos en su nivel de infección con los organismos parasíticos (hongos, bacterias, parásitos, virus). Cuando usted empieza a cambiar su dieta y estilo de vida pudiera empezar a sentir algunas manifestaciones desagradables o inesperadas. La gran mayoría de las personas lo único que notan es un aumento en sus niveles de energía, una pérdida de grasa corporal acelerada y hasta una mejoría en la calidad de su sueño. Sin embargo, he visto de todo; mareos, palpitaciones, dolor de espalda, piernas hinchadas, flema, mucosidad, flujo vaginal, sangrado vaginal, sangrado por la nariz y otras más. TODAS estas manifestaciones son temporeras, y a los pocos días se sanan y se van. Lo importante es que si le toca a usted experimentar una o varias de ellas que no le tomen por sorpresa.

AYUDAS NATURALES PARA EL METABOLISMO

DESCUBRIMIENTOS DE SUSTANCIAS NATURALES

Se han descubierto varias sustancias naturales que ayudan a mejorar o a recuperar el metabolismo. Son sustancias extraídas de los alimentos, hierbas o plantas que tienen un efecto positivo sobre la energía del cuerpo y ayudan a combatir el "metabolismo lento".

Los descubrimientos científicos sobre algunas de estas sustancias naturales son relativamente nuevos. Este es el caso de las sustancias naturales llamadas "adaptógenos[+]" cuyo descubrimiento se originó en Rusia.

Otras son sustancias naturales que se han conocido por cientos de años como el magnesio, el zinc o el selenio, pero sobre las cuales se han hecho descubrimientos recientes que comprueban su importante contribución para lograr un metabolismo óptimo.

Sepa que los medicamentos que se han desarrollado para adelgazar son en realidad químicos que buscan bloquear la grasa o acelerar el metabolismo pero lo hacen de una forma que no es natural al cuerpo. Por eso, los medicamentos siempre traen consigo algún efecto secundario indeseable. Son químicos que no pertenecen al funcionamiento natural del cuerpo.

Por el contrario, los suplementos formulados a base de sustancias naturales trabajan a favor del cuerpo y son aceptados por las células sin causar efectos secundarios. Por eso, siempre recomiendo el uso de suplementos naturales en vez de medicamentos.

EL SECRETO RUSO DE LOS ADAPTÓGENOS

En los años de 1947 a 1991, durante la época de la llamada "guerra fría", entre los Estados Unidos y Rusia existía un ambiente muy hostil y competitivo. Estas dos poderosas naciones del mundo competían en todos los niveles por ganar aliados a sus respectivas ideologías.

En aquella época los rusos trataban de demostrarle al resto del mundo que sus tecnologías, poder militar, capacidades físicas y deportivas eran las mejores. Ambas naciones competían en una carrera de lanzamientos espaciales y de tecnología nuclear.

En el ámbito de los deportes y de las competencias internacionales de atletismo los rusos y sus aliados se destacaban como atletas y deportistas. En especial los rusos demostraban tener una gran fuerza y una resistencia física sin igual. En los eventos olímpicos los atletas rusos siempre terminaban entre las primeras posiciones.

Parte de estos méritos atléticos de los rusos se debía al uso de los llamados "adaptógenos[+]". El término "adaptógeno" fue creado por los rusos para describir un grupo de sustancias naturales que tienen unas propiedades muy especiales. Son sustancias que ayudan al cuerpo humano a adaptarse a condiciones de estrés interno o externo. Son sustancias que logran que el cuerpo pueda resistir situaciones de estrés que normalmente afectarían el funcionamiento de forma negativa.

Los adaptógenos no se parecen en nada a las sustancias estimulantes como la cafeína, guaraná o efedrina. Los adaptógenos son sustancias que ayudan al cuerpo a lograr un balance óptimo de las energías internas. Por ejemplo, una sustancia natural como la de los adaptógenos tiende a bajar la presión arterial si resulta que la persona padece de presión alta. Pero, este mismo adaptógeno también tiene el efecto de subir la presión arterial en una persona que padece de baja presión arterial. O sea, los adaptógenos "adaptan" al cuerpo y contribuyen a obtener un estado más equilibrado de funcionamiento celular.

Hay sustancias naturales que reducen la presión arterial como decir el ajo. Hay también sustancias que suben la presión como la cafeína o la sal. Sin embargo, los adaptógenos tienden a estabilizar la presión arterial y las otras funciones del cuerpo. Se dice que los adaptógenos son "bidireccionales" porque trabajan en ambas direcciones contrarías según sea la necesidad. Como decir que aceleran los sistemas del cuerpo que están muy lentos (por ejemplo el metabolismo) mientras desaceleran y tranquilizan los estados de estrés emocional que han demostrado ser productores de obesidad.

Los adaptógenos son sustancias naturales que regulan la química interna del cuerpo en la dirección que sea necesaria para lograr un equilibrio. Aumentan la resistencia del cuerpo a cualquier situación estresante (sobrepeso, debilidad física, cansancio, estrés emocional, etc.). Dan la impresión de ser sustancias "inteligentes" que logran lo mismo aumentar que reducir lo que sea necesario en el cuerpo como para lograr un mejor nivel de adaptación y un equilibrio físico, mental y emocional.

Por muchos años los rusos condujeron estudios científicos secretos sobre los adaptógenos con la idea de obtener ventaja para sus soldados, atletas y cosmonautas. Hicieron extensos estudios con sus poblaciones para determinar las propiedades y los efectos de los adaptógenos. Estos estudios eran secretos del estado ruso y solamente trabajaban en ellos sus científicos contratados. Los atletas y los cosmonautas rusos usaban, de forma secreta, adaptógenos para obtener mayor resistencia, aumentos en la fuerza física, mejor concentración mental, mejor coordinación de reflejos y tiempos de reacción.

El 25 de diciembre de 1991 se disolvió la Unión Soviética y cayó el régimen comunista que había dominado a Rusia por tantas generaciones. Desde ese día los científicos que habían trabajado en secreto con los adaptógenos quedaron sin trabajo. Muchos de ellos emigraron hacia Europa y Estados Unidos y con ellos nos llegó la información sobre la existencia de estas maravillosas sustancias naturales.

Existen en nuestro planeta más de 3,700 hierbas naturales que han sido clasificadas con sus propiedades. Sin embargo solamente 11 de ellas son consideradas "adaptógenos". Para que alguna clase de hierba o planta natural sea considerada como adaptógeno debe tener la característica especial de poder trabajar en dos direcciones opuestas según le sea necesario al cuerpo. O sea, debe tener la característica de ser bidireccional en su funcionamiento. Sólo 11 de las hierbas o plantas del planeta cumplen con este requisito.

Los adaptógenos que nos interesan para efectos de mejorar el metabolismo son aquellos cuyas propiedades contribuyen a quemar grasa, controlar el estrés, reducir la inflamación, aumentar la energía y la resistencia física, los que tienen efectos como antidepresivos naturales y los que mejoran el sistema inmune del cuerpo. Algunos de ellos son *rhodiola rosea*, *rhododendron caucasicum*, *rhaponticum carthamoides* y *ashwagandha*. Son nombres extraños de origen botánico.

Las propiedades de estos adaptógenos naturales son realmente impresionantes. Cuando se utilizan en combinación con una dieta como la 2x1 o 3x1, y con otros buenos hábitos como el de tener un alto consumo de agua para mejorar la hidratación, el aumento que se produce en el metabolismo y en la energía del cuerpo es significativo. Los resultados los verá usted reflejados en los niveles de energía de su cuerpo y en su ropa que cada vez le quedará más holgada.

DOCTOR ZAKIR RAMAZANOV

Informarnos y aprender sobre los descubrimientos de los rusos en relación los adaptógenos no se nos hubiera hecho posible sin la participación destacada del Doctor Zakir Ramazanov.

El Doctor Ramazanov fue de los investigadores científicos principales que participaron en los estudios secretos rusos sobre los adaptógenos. A través del Doctor Ramazanov fue que pudimos informarnos sobre las propiedades de estas maravillosas sustancias naturales, los adaptógenos.

El Doctor Zakir Ramazanov, fue un catedrático ruso en bioquímica de las plantas y biología molecular. Él había estudiado a fondo las propiedades de distintos extractos de plantas, hierbas y algas. El Doctor Ramazanov escribió y publicó cientos de artículos científicos y varios libros sobre los temas de los adaptógenos y las algas. Zakir Ramazanov tenía varias patentes aprobadas en el campo de la biotecnología, en la bioquímica de las plantas, en la biología molecular y en varios compuestos activos de las plantas. El Dr. Ramazanov fue catedrático en el *Technological Institute*, en la Universidad de Madrid en España, en *Louisiana State University* (E.U.A.) y como Científico Senior de la Academia Rusa de las Ciencias.

Sus logros incluyen el haber sido reconocido por su trabajo en el área de la cultivación de organismos naturales en la estación rusa espacial MIR.

El Doctor Ramazanov es coautor de varios libros como los siguientes:

ARCTIC ROOT "Rhodiola Rosea, The Powerful New Ginseng Alternative" (1998)

"Effective Natural Stress & Weight Management using Rhodiola Rosea and Rhododendron Caucasicum" (1999)

"Rhodiola Rosea for Chronic Stress Disorder" (2002)

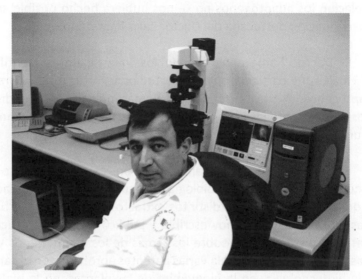

DR. ZAKIR RAMAZANOV

El Doctor Ramazanov desarrolló novedosos sistemas de cultivo de hierbas adaptógenas en ambientes orgánicos con climas controlados. Esto ha logrado un mayor rendimiento de los extractos activos de estas maravillosas hierbas, los adaptógenos, para beneficio de la humanidad.

Zakir Ramazanov fue un investigador que estaba totalmente enfocado en el descubrimiento y el estudio científico de las sustancias naturales que tienen la capacidad de mejorar nuestra salud, nuestra energía y nuestro estado emocional. Para mí fue un privilegio y un honor el haber contado con su experto asesoramiento en las áreas de la utilización de los adaptógenos para mejorar el metabolismo humano. Sus recomendaciones sobre los requisitos de las calidades y sobre las dosis correctas a usar de los distintos adaptógenos fueron muy valiosas. Zakir siempre respaldaba sus opiniones con copias de los estudios científicos que comprobaban la eficacia de las sustancias.

El uso de los adaptógenos ha traído a la ciencia del metabolismo humano una nueva esperanza de salud y metabolismo mejorado.

A finales del año 2006 el doctor Zakir Ramazanov murió sorpresivamente en las Islas Canarias, España, donde hacía investigaciones con las algas marinas. Zakir había sobrevivido hasta la guerra con agentes químicos en Afganistán cuando estuvo allí estacionado con el ejército ruso. Había visitado los lugares más remotos del planeta para localizar plantas curativas. Zakir era una verdadera enciclopedia de conocimientos científicos y tenía un carácter muy jovial, siempre estaba contento.

Su última formulación, con el uso de los adaptógenos rusos, fue el producto RELAXSLIM que para muchas personas ha resultado ser casi "milagroso". Este es un suplemento natural que utiliza los adaptógenos para ayudar a mejorar el metabolismo de las personas con "metabolismo lento", diabetes o hipotiroidismo. Es un suplemento que incluso ayuda a las personas a adelgazar mientras controlan el estrés y por eso se llama RELAXSLIM.

El doctor Zakir Ramazanov ya no está con nosotros pero nos dejó un legado eterno: sus descubrimientos sobre las sustancias naturales que mejoran el metabolismo y la salud. Sus estudios, investigaciones y conocimientos sobre los adaptógenos y otras plantas naturales estarán con nosotros para siempre.

ADAPTÓGENO: RHODIOLA ROSEA

Todos los adaptógenos son sustancias naturales de propiedades realmente únicas. No obstante, uno de los adaptógenos más estudiado y que más prominencia ha tenido en los medios noticiosos ha sido la hierba llamada *rhodiola rosea*. Hace unos años, salió en la portada de la revista Time que la exaltaba como "el antidepresivo natural del futuro".

Esta planta crece en altitudes de entre 11,000 y 18,000 pies sobre el nivel del mar. Sus flores amarillas tienen un olor similar al de las rosas y de ahí se deriva el nombre "rosea". Es un tipo de planta que crece en sitios inhóspitos (donde la vida no es fácil) y quizá por esto desarrolla compuestos naturales poseedores de propiedades que aumentan la energía celular que facilita la capacidad para sobrevivir.

Rhodiola es una planta medicinal extraordinaria. Era una de las plantas consideradas "secreto militar" de los rusos durante el régimen soviético. Ha sido objeto de estudios extensivos sobre sus propiedades.

El adaptógeno *rhodiola* tiene una historia milenaria que incluye expediciones que ordenaban los emperadores de China para ir a buscar lo que llamaban "raíz dorada" o "raíz ártica" que los chinos consideraban una fuente de bienestar y de un alto desempeño sexual. El uso de esta planta está documentado en los más antiguos textos de medicina china donde se utilizaba para combatir todo tipo de enfermedades.

En el año 1947 el científico ruso Lasarev, de la Academia de Ciencias de Rusia, reportó por primera vez, que los extractos de esta planta de la región de la Siberia ayudaban a aumentar la resistencia del cuerpo a distintos factores estresantes del medioambiente.

Los estudios rusos sobre *rhodiola rosea* demostraron que posee un alto nivel de actividad terapéutica (curativa). Por otro lado, *rhodiola* no demostró tener efectos tóxicos ni efectos secundarios adversos aún en dosis altas. Sin embargo, demostró que aumenta la resistencia del cuerpo a varias enfermedades, a los estados estresantes, y a la depresión emocional.

Existen más de 200 variedades del género *rhodiola* del cual la variedad llamada *"rhodiola rosea"* es la única que posee propiedades especiales como adaptógeno. Los agentes activos de la *rhodiola rosea* se identificaron como *rosavin, rosin, rosarin y salidroside.* La rhodiola rosea genuina contiene potencias comprobables de estos compuestos naturales que son los que le dan sus propiedades.

Los efectos principales que nos interesan sobre la *rhodiola rosea* son sus propiedades comprobadas para combatir la obesidad y la depresión. Estas son propiedades que se han comprobado en varios estudios poblacionales que hicieron los investigadores rusos.

Varios psiquiatras americanos han empezado a utilizar los extractos de *rhodiola rosea* para tratar a sus pacientes de depresión. La ventaja principal que han visto los psiquiatras en el uso de este adaptógeno es que la *rhodiola rosea* controla la depresión mientras ayuda a la persona a evitar el aumento de peso que producen los medicamentos antidepresivos. De hecho, la *rhodiola* ayuda a las personas a adelgazar mientras controla los estados de severo estrés.

Por ejemplo, en un estudio controlado que se llevó a cabo en el Hospital del Estado de la República de Georgia, en el que participaron 130 personas con sobrepeso, las personas que usaron *rhodiola* perdieron un promedio de 20 libras de peso mientras el grupo de control que utilizaba un placebo (cápsulas de engaño) sólo rebajo 7 libras en el mismo periodo.

La *rhodiola* tiene la habilidad de activar la enzima *lipasa* que es la enzima que el cuerpo necesita para romper las grasas acumuladas.

El consumo de extractos de *rhodiola* aumenta la eliminación de las grasas en un 9% aun sin hacer ejercicios. No obstante, los estudios reflejaron que cuando se combinó el uso de *rhodiola* con un régimen de ejercicio moderado la eliminación de grasas se aumentó en un increíble 72%. Significa que para los que no se ejercitan la *rhodiola* es una buena ayuda para adelgazar pero para los que sí hacen ejercicios puede ser una maravilla.

Rhodiola ha demostrado que aumenta la duración y la fuerza disponible durante el ejercicio físico. Esto lo logra aumentando los niveles de producción de la sustancia llamada ATP (*"adenosine triphosphate"*, en español "trifosfato de adenosina"). El ATP es la sustancia química que las células producen como resultado del metabolismo de los alimentos para proveerle energía al cuerpo. El ATP es energía química concentrada. Mientras más ATP se produzca en las células mayor energía y metabolismo tendrá el cuerpo. Incluso, se han hecho estudios donde la *rhodiola* ha demostrado tener propiedades de aumentar la potencia sexual tanto en el hombre como en la mujer. En los hombres se pudo comprobar que una mayoría de los que usaban *rhodiola rosea* logró reducir significativamente los problemas de erecciones débiles y de eyaculación prematura. Estos hallazgos justificaron la tradición antigua rusa, de cientos de años, de regalarle una jarrita llena de *rhodiola rosea* a las parejas recién casadas para garantizar la fertilidad.

Uno de los efectos más beneficiosos de la *rhodiola rosea* es su capacidad de reducir los niveles de la hormona *cortisol* que produce el cuerpo bajo condiciones de estrés. La hormona *cortisol* tiene el efecto de acumular grasa especialmente en las áreas del abdomen y en la cadera. Es por esto que sabemos que el estrés engorda. Rhodiola tiene un efecto reductor del *cortisol* y ayuda a rebajar aun a las personas que padecen de severo estrés.

Hay varias otras propiedades que tiene la *rhodiola rosea*. Para efectos de lograr mejorar el metabolismo he mencionado las más importantes. No obstante, la siguiente lista de propiedades es la lista completa:

Anti-arrítmica (estabiliza los latidos del corazón)
Antidepresiva
Anti-estrés
Anti-fatiga
Aumento en la energía física
Ayuda a personas con Parkinson
Desintoxicación del hígado
Mejoría de alerta mental
Mejoría de la función sexual
Mejoría de la memoria
Mejoría en la capacidad de aprendizaje
Mejoría en la habilidad de concentrarse
Quema grasa

El uso de *rhodiola rosea* tiene también el efecto de mejorar la calidad del sueño. Es un hecho que los niveles altos de *cortisol* producidos durante periodos de estrés no permiten que una persona tenga un sueño conciliador. Las personas con altos niveles de *cortisol* en la sangre padecen de insomnio y se levantan cansados por la mañana. *Rhodiola rosea* tiene el efecto de controlar y reducir la producción de *cortisol* en el cuerpo y eso logra que la persona empiece a dormir mucho mejor cuando usa este adaptógeno.

En Rusia, *rhodiola rosea* se ha utilizado para darle tratamiento a los pacientes de Parkinson. Resulta que *rhodiola rosea* aumenta los niveles de dopamina que es el neurotransmisor del cual están deficientes los pacientes de Parkinson.

Las propiedades del adaptógeno *rhodiola rosea* la han convertido en una ayuda valiosa en la lucha por combatir el "metabolismo lento" y varios de los otros factores causantes del mismo como lo es el estrés.

ADAPTÓGENO: RHODODENDRON CAUCASICUM

Este otro adaptógeno se descubrió en el estado de Georgia, antes parte de la Unión Soviética, hace cientos de años. Los habitantes de esta región han usado el té de *rhododendron caucasicum* por muchísimas generaciones. El "té alpino" que se prepara con *rhododendron caucasicum* es parte de sus costumbres más antiguas.

En la región de Georgia, según sus últimas estadísticas, había más de 23,000 habitantes de 100 o más años de edad. Esto representa un alto por ciento de habitantes de larga durabilidad cuando consideramos que el estado de Georgia sólo tiene 3.2 millones de habitantes. Los habitantes de 100 años o más de esta región son casi el 1% de la población. Aunque no existen pruebas, la población en general opina que es el uso rutinario del té de *rhododendron caucasicum* es el responsable de la larga durabilidad de sus habitantes.

En Rusia se descubrió que *rhododendron caucasicum* tiene propiedades que combaten los ataques de asma y las alergias. El *rhododendron caucasicum* bloquea la acción inflamatoria del ácido araquidónico que es un compuesto natural de las carnes rojas (res y cerdo) y de algunos aceites.

Sabemos por los estudios científicos que efectuaron los rusos que el *rhododendron caucasicum* tiene varias propiedades únicas en su clase. Las propiedades comprobadas de este adaptógeno son:

Acelera la eliminación de grasas del cuerpo
Aumenta el flujo de sangre a los músculos
Aumenta el flujo de sangre al cerebro
Aumento en la habilidad y movilidad física
Ayuda con las condiciones de la válvula mitral

Combate el endurecimiento de las arterias
Combate la arteriosclerosis
Desintoxica al cuerpo
Efecto protector de los vasos sanguíneos
Elimina el ácido úrico de las condiciones de gota
Funciona como agente antidepresivo
Inhibe el cáncer del colon
Mejora la eficiencia del sistema cardiovascular
Propiedades anti-bacteriales
Reduce el colesterol
Reduce la presión arterial
Reduce los dolores artríticos
Reduce o elimina los dolores de pecho
Tiene un efecto antioxidante

El uso de *rhododendron caucasicum* aumenta la temperatura (calor) del cuerpo, excita la sed y produce sudor. Este efecto aumenta la eliminación de tóxicos del cuerpo y eso de por sí aumenta el metabolismo. Estas propiedades desintoxicantes de *rhododendron caucasicum* son las que han propulsado su uso como agente natural para combatir la artritis, el reumatismo y la gota (acumulación de ácido úrico).

Una de sus propiedades principales, el acelerar la eliminación de las grasas del cuerpo, es la que más nos interesa. En uno de los estudios que hicieron los científicos rusos, se reflejó que el uso de *rhododendron caucasicum* aumentó la eliminación de grasas entre un 15% a un 20% cuando se comparaba con las personas del estudio que no recibieron este adaptógeno. Este efecto acelerador de pérdida de grasa contribuye a que una persona pueda adelgazar más rápidamente que si no tuviera esta ayuda.

Adaptógeno: Ashwagandha

Ashwagandha es un adaptógeno que no procede de Rusia, se originó en la India.

Este adaptógeno, en estudios clínicos controlados, ha demostrado reducir los niveles de *cortisol* (la hormona del estrés) hasta en un 26%. *Ashwagandha* logra esto mientras que a la misma vez reduce los niveles de glucosa en la sangre. Hay que recordar que son los niveles altos de glucosa los que nos obligan a engordar. *Ashwagandha* mantiene los niveles de glucosa más bajos de lo que serían sus niveles usuales. Eso nos ayuda a adelgazar. También es una ayuda muy positiva para los diabéticos. En uno de los estudios el uso de *ashwagandha* logró controlar los niveles de glucosa de los diabéticos de forma superior a los medicamentos recetados para este propósito.

Las personas que estuvieron usando *ashwagandha* en estos estudios también reportaron tener una mejor calidad de sueño, un sentido de bienestar y unos niveles de fatiga reducidos.

Para efectos de subir el metabolismo la ayuda principal que nos brinda *ashwagandha* es su habilidad de mejorar la conversión de la hormona T4 que produce la tiroides a la hormona activa T3 que es la que realmente sube el metabolismo. Muchas personas que padecen de hipotiroidismo notan una mejoría sustancial en sus niveles de energía cuando usan Ashwagandha.

Este adaptógeno, *ashwagandha*, tiende a evitar el estancamiento del metabolismo que ocurre cuando una persona ya lleva muchas semanas en una dieta. El cuerpo, como está vivo, se adapta a los niveles más bajos de glucosa que produce la dieta, y eso tiende a reducir la función de la glándula tiroides. *Ashwagandha*, al mejorar la conversión de hormona T4 a T3, acelera el metabolismo y evita el estancamiento.

Tiene también un efecto calmante en el sistema nervioso. Se ha usado en India para tratar las depresiones y la ansiedad. Incluso ha demostrado tener propiedades que son valiosas para combatir las enfermedades degenerativas del cerebro y del sistema nervioso como Alzheimer's[1] y Parkinson[2].

Ashwagandha posee propiedades antibacteriales (mata bacterias), antifungales (mata hongos) y también como anti-tumores (reduce o evita los tumores). En distintos estudios que se hicieron en la India se comprobaron estas propiedades.

A este adaptógeno, *ashwagandha*, se le llama el "ginseng de la India" por sus propiedades energizantes. Ashwagandha es una ayuda natural que ha demostrado ser efectiva contra el "metabolismo lento".

---

[1] *Alzheimer's: enfermedad degenerativa del cerebro en la cual una persona pierde de forma progresiva sus capacidades de pensamiento, memoria y lenguaje. Se desconocen las causas y afecta a más de 5 millones de personas en Estados Unidos y a más de 30 millones a nivel mundial.*
[2] *Parkinson: condición degenerativa del sistema nervioso y muscular del cuerpo. Las personas con Parkinson experimentan temblores, descoordinación muscular, dificultad para comer, rigidez muscular y otros síntomas. Se desconocen las causas de esta enfermedad.*

El Suplemento "Guggul"

Uno de los factores principales de fracaso en las dietas es causado por la capacidad del cuerpo humano de adaptarse a cualquier cambio en su medioambiente o alimentación. El cuerpo humano es un organismo que se auto-regula utilizando el sistema hormonal como agente de control.

La glucosa de la sangre es el alimento principal de todas las células del cuerpo. Cuando una persona empieza una dieta lo primero que el cuerpo siente es que se reducen los niveles de glucosa en la sangre. La respuesta inicial del cuerpo a la reducción de glucosa es la de empezar a romper sus grasas acumuladas para convertirlas en glucosa y alimentar las células. Esto es parte de la capacidad de adaptación que tiene el cuerpo.

Ahora, cuando la dieta continúa por algunas semanas el cuerpo percibe que los niveles de glucosa continúan siendo más bajos de lo usual. Esto es una situación que el cuerpo parece interpretar como una "época de escasez". Su reacción a la "escasez" es economizar energías. Esto, aparentemente, el cuerpo lo hace para mejorar sus posibilidades de sobrevivir durante la supuesta "escasez".

La forma en la que el cuerpo economiza energía es reduciendo la producción de las hormonas de la tiroides para desacelerar el metabolismo. O sea, se reduce la producción de la hormona T4 y su producto la T3. Esto reduce el metabolismo y ahorra energías.

Es inevitable que al hacer cualquier sistema de dieta el cuerpo no reaccione de esta manera: reduce la producción de la tiroides y con ello el metabolismo. Es un mecanismo automático que está diseñado para sobrevivir cualquier situación de escasez. La dieta, cualquiera, tiende a traer consigo una cierta reducción del metabolismoHay distintas técnicas que se utilizan para evitar que el cuerpo reduzca el metabolismo durante la dieta. Todas estas ayudan: mucha agua, ejercicio, aceite de coco orgánico y vitaminas bien potentes.

Además de estas técnicas uno puede ayudar al cuerpo a evitar la reducción del metabolismo durante la dieta utilizando un suplemento natural llamado *guggul*. Este suplemento es una resina que produce un árbol de la India que también se conoce como *"commiphora mukul"* o *"guggulipid"*. El guggul se utiliza en la India desde hace cientos de años para combatir la obesidad. Antes no se sabía por qué funcionaba pero sí se sabía que funcionaba.

Modernamente se descubrió que el *guggul* estimula la producción de hormonas de la glándula tiroides. Esto logra aumentar la producción de T4 y T3 lo cual evita que el metabolismo se reduzca durante la dieta.

El *guggul* contiene unas sustancias activas llamadas *"guggulsterones"* que reducen los niveles de colesterol "malo" (LDL) mientras aumentan la proporción del colesterol "bueno" (HDL). Se sabe que las condiciones de hipotiroidismo producen aumentos en el colesterol. Cuando el *guggul* mejora la función de la tiroides se reduce el colesterol por esa misma razón. El *guggul* también reduce los triglicéridos (grasas en la sangre).

En el 1986 el gobierno de la India les otorgó permiso, a los fabricantes de suplementos naturales hechos a base de *guggul,* para anunciarse como medicina natural para reducir el colesterol. Es obvio que el beneficio que el uso de *guggul* produce para efectos de adelgazar está relacionado a su habilidad de estimular la tiroides.

Una forma de ayudarnos a vencer el "metabolismo lento" que pudiera agravarse durante el periodo de dieta es utilizar un suplemento que contenga *guggul*.

ACEITE DE COCO ORGÁNICO

Hace unos 30 años los medios noticiosos y las autoridades médicas empezaron una campaña masiva para informar al público sobre los daños que podía causar el aceite de coco. Se publicó en aquel entonces que el aceite de coco era una grasa saturada. Se llegó a decir que subía el colesterol. Se habló de que el público debería a toda costa evitar el consumo de aceite de coco. La campaña tuvo éxito y el aceite de coco desapareció de nuestra dieta. Los fabricantes que lo usaban para confeccionar sus productos lo sustituyeron por aceite de soya o maíz que supuestamente eran mucho mejores para la salud.

En esa época existía un esfuerzo concertado y una campaña de relaciones públicas de los fabricantes del aceite de soya para acaparar el mercado de los aceites. Bueno, nos convencieron de que el aceite de coco era "malo" y el aceite de soya era "bueno".

Hoy en día se sabe que todo esto era o una falsedad, o un desconocimiento craso. La información que en esa ocasión nos dieron los "expertos" era equivocada.

El aceite de coco es una grasa saturada. Eso es verdad. Ahora, todas las grasas saturadas no son "malas" de la misma forma que hoy en día se sabe que existe un colesterol "bueno" y uno que llaman "malo". Antiguamente se pensaba que todo el colesterol era "malo" y esto fue así hasta que se descubrió que existían unas diferencias marcadas entre estos dos tipos de colesterol.

La grasa saturada que contiene el aceite de coco es una grasa llamada *triglicéridos de cadena media* (MCT's o *medium chain triglycerides* en inglés). De hecho es un tipo de grasa saturada cuya molécula es bien pequeñita en tamaño y la cual el cuerpo no utiliza para construir más grasa.

Las moléculas de estas grasas saturadas del aceite de coco son tan pequeñas que el cuerpo las envía DIRECTAMENTE a las células para ser convertidas en energía sin pasar por el filtro del hígado como pasa con todas las otras grasas y aceites que ingerimos. Son grasas saturadas que se convierten en ENERGÍA casi instantáneamente y nos ayudan a subir el metabolismo lo cual nos hace rebajar.

El aceite de coco ha resultado ser una de las sustancias más valiosas que existen para ayudar a las personas a levantar su metabolismo y adelgazar. Observe que en los países de medio oriente y las islas del océano Pacífico donde se utiliza el aceite de coco a diario para cocinar y freír prácticamente no existe ni sobrepeso ni obesidad.

Para las personas con hipotiroidismo el uso del aceite de coco ha sido una bendición. Este aceite sube la temperatura del cuerpo de forma tan notable que se puede medir el aumento con un termómetro. Las personas con hipotiroidismo tienen el cuerpo frío. Está frío porque el hipotiroidismo ocasiona un "metabolismo lento". Mientras más lento sea un metabolismo más frío estará el cuerpo.

Por años estuve buscando un suplemento natural que realmente hiciera la diferencia para poder ayudar a las personas con hipotiroidismo. Nunca he visto nada tan efectivo como el uso del aceite de coco para calentar el cuerpo y levantar el metabolismo. Hasta las personas con hipotiroidismo logran bajar de peso cuando utilizan una dosis diaria de aceite de coco.

CUIDADOS CON EL ACEITE DE COCO

El aceite de coco que se utilice debe ser "orgánico". Lo que quiere decir "orgánico" es que está certificado por una entidad acreditada que inspecciona las áreas donde se produce para garantizar que nunca se han utilizado pesticidas, solventes químicos, preservantes o colorantes ni en sus cosechas ni en su procesamiento o empacado.

El aceite de coco contiene un compuesto llamado *ácido caprílico*. Este compuesto, que es parte natural del aceite de coco, tiene unas propiedades que nos interesan. Las propiedades son:

- Es fungicida y mata hongos como *candida albicans*
- Destruye ciertos virus como el herpes
- Elimina bacterias
- Logra que el cuerpo se desprenda de tóxicos internos

Estas propiedades nos ayudan a limpiar el cuerpo de organismos parasíticos que causan infecciones y nos reducen el metabolismo. Esto es muy bueno. Pero, el problema estriba en que algunas personas están tan infectadas de estos organismos que cuando usan aceite de coco sufren una reacción por la repentina muerte que el aceite de coco les causa a estos organismos parasíticos. Son reacciones que pueden ser muy desagradables como:

- Dolor de cabeza
- Diarrea
- Dolores musculares
- Picores en la piel
- Mucosidad en las fosas nasales

Estas reacciones son causadas por la muerte de los organismos parasíticos que residen en el cuerpo como el hongo *candida albicans*, bacterias, virus y parásitos que residen en el intestino y en otros órganos del cuerpo. El problema es que estos organismos parasíticos se mueren DENTRO del cuerpo. Al morirse dentro del cuerpo se pudren y se pueden convertir en tóxicos que le ocasiona al cuerpo todas estas reacciones desagradables.

Si usted empieza a utilizar aceite de coco en su dieta para subir su metabolismo puede que no sienta ninguna de estas manifestaciones desagradables. Pero, puede que sí las sienta si su cuerpo está infectado de alguno o varios de estos organismos.

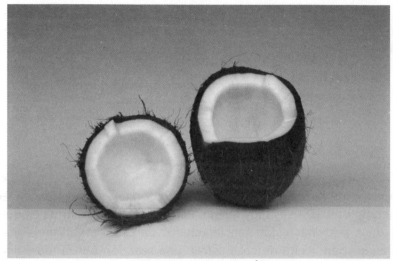

EL COCO ES UNA FUENTE NATURAL DE TRIGLICÉRIDOS DE CADENA MEDIA
QUE SUBEN EL METABOLISMO

El aceite de coco es una verdadera maravilla para bajar de peso. ¡Es algo que realmente funciona! No obstante, hay que saberlo usar de forma juiciosa e inteligente.

La solución es empezar con una dosis baja diaria para darle oportunidad al cuerpo de que pueda eliminar las toxinas que se acumulen al morir los organismos internos. Las personas que tienen infecciones severas del hongo *candida albicans* (véase tema: CANDIDA ALBICANS, "LA EPIDEMIA SILENCIOSA") deben tener un especial cuidado de no subir la dosis demasiado rápido.

La clave es subir la dosis del aceite de coco de forma GRADUAL (poquito a poco). Por ejemplo, subir la dosis solamente una ½ cucharada al día cada semana.

Existe un aceite de coco clasificado como "virgen" que también es "orgánico". No obstante, cuando es para acelerar el metabolismo el aceite de coco orgánico es superior al "virgen" porque no tiene ningún sabor y no le cambia el sabor a las batidas o a otros alimentos con los que se mezcle.

Hay varios libros escritos sobre las propiedades del aceite de coco orgánico. En mi opinión, el mejor de ellos es el libro titulado *"The Coconut Oil Miracle"* escrito por el doctor naturista Bruce Fife.

RESUMEN FINAL

Nadie, ni siquiera yo, posee el 100% de la verdad. Por eso nadie puede realmente reclamar que su punto de vista y sus opiniones son las únicas correctas.

Llevo una parte de mi vida buscando cuáles son los factores principales que causan la condición de "metabolismo lento" que cada día tiene a más y más personas en una condición de sobrepeso u obesidad. Son los mismos factores que a mi entender mantienen a muchas personas enfermas y tomando medicamentos.

Aunque usted no practique todo lo que en este libro se le recomienda puede estar seguro de que si practica los conceptos más básicos aquí expresados tendrá resultados positivos. Consejos como tomar mucha agua, usar una dieta baja en carbohidratos refinados y azúcar, usar vitaminas potentes y buscar formas o suplementos para controlar sus estados de estrés le ayudarán, de seguro, a mejorar sus niveles de energía, su metabolismo y su salud.

Existen varios suplementos naturales y especiales para subir el metabolismo como RELAXSLIM, METABOLIC PROTEIN y COCO-10 PLUS. No obstante, usted no tiene que utilizarlos para tener éxito en adelgazar y recuperar el metabolismo. El uso de los suplementos es para facilitar el proceso. Aun sin el uso de estos suplementos especiales usted podrá notar una mejoría muy significativa en sus niveles de energía y en su metabolismo si comienza a aplicar las recomendaciones que le he hecho en este libro. Lo he visto funcionar en cientos de miles de personas que hemos ayudado con el sistema NaturalSlim.

Si tiene curiosidad por saber cuán afectado está su metabolismo visítese el sitio de Internet de NaturalSlim llamado

EL PODER DEL METABOLISMO

www.rebajar.com y hágase la prueba de metabolismo gratis que hay en la página principal. Esta prueba de metabolismo fue diseñada con la ayuda de varias universidades y especialistas en metabolismo. Al terminar de contestar su cuestionario de la prueba de metabolismo gratis, su por ciento debería siempre ser 100% pero difícilmente lo será. Si el resultado de la prueba le da, por ejemplo, 90%, ello quiere decir que usted ha perdido el equivalente al 10% de su metabolismo.

Si ya ha fracasado en muchísimas dietas e intentos anteriores es posible que necesite una ayuda más intensiva y personalizada como la que provee un sistema como NaturalSlim. Si siente que no necesita una ayuda intensiva aplique lo que ha aprendido en este libro y le garantizo que en la gran mayoría de los casos verá resultados positivos en poco tiempo. Si tiene acceso a los suplementos especiales que han sido formulados para mejorar el metabolismo puede hacer uso de ellos para ayudarse en el proceso. Los suplementos especiales como RELAXSLIM, METABOLIC PROTEIN y COCO-10 PLUS fueron formulados tomando en cuenta los factores principales que ocasionan un "metabolismo lento". Factores como control de estrés, ayuda para la glándula tiroides y control del hongo *candida albicans.* Estos suplementos utilizan adaptógenos y otras sustancias naturales que ayudan a aumentar el metabolismo sin afectar negativamente al sistema nervioso.

Sea como sea, usted no podrá dejar de saber lo que ha aprendido sobre el tema del metabolismo. El conocimiento que ahora tiene sobre las causas del "metabolismo lento", y sus soluciones, lo comprometen en cuanto a la responsabilidad de hacer algo para remediarlo. Las personas que tienen un "metabolismo lento" debido a su desconocimiento son víctimas de su ignorancia sobre el tema. Pero, una vez ya se conocen las causas y las soluciones a un problema lo único que cuenta es la RESPONSABILIDAD y la decisión firme de solucionarlo.

Ningún problema se soluciona solo. El problema del "metabolismo lento" no es una excepción a esta regla. No hay "milagros" ni pastillas "milagrosas". Sólo existe el conocimiento y la voluntad de tener éxito.

Si usted padece de diabetes sepa que se juega la vida en este asunto. Las personas con diabetes son la porción de la población que más enfermedades mortales padecen. Una gran parte de los diabéticos padece de alta presión, altos triglicéridos, problemas del corazón, problemas con los riñones, neuropatía diabética (pérdida de sensación en los nervios) y hasta ceguera. Si quiere ponerle control a su diabetes, antes de que su diabetes le quite el disfrute de vivir, tiene que controlar su uso de carbohidratos refinados y azúcar. Las otras recomendaciones como hidratar su cuerpo, uso de vitaminas potentes y uso del aceite de coco orgánico le mejorarán el metabolismo y la salud.

En el tema del metabolismo lo más importante es la CONSISTENCIA. Es llevar un patrón definido con una estrategia de acción que tenga sentido. Por ejemplo, le garantizo que si su estrategia es reducir los carbohidratos refinados, para reducir los niveles de glucosa en la sangre, usted logrará bajar de peso hasta el punto que desee hacerlo. Si lo logra rápidamente, o más lentamente, es más un asunto de cuántos de los factores que suben el metabolismo usted implanta y cuántos usted ignora.

Realmente no hace falta un exceso de "disciplina". Lo que hace falta es tener el CONOCIMIENTO adecuado a la situación. Si logró entender el mensaje que trato de llevarle podrá aplicar lo que aprendió y nunca pasará "hambre". Por lo tanto, no tendrá que depender de la "disciplina".

Tampoco se ponga demasiada presión. Usted no necesita añadir ningún estrés adicional a su vida. ¡Recuerde que el estrés engorda! Aquí la clave del éxito es TOMAR LA DECISIÓN y luego, contra viento y marea, hacerla valer aplicando lo aprendido.

LA REGLA DEL 90% y el 10% (90/10)

Incluso, si utiliza la regla del 90/10 tendrá éxito. La regla del 90/10 es la regla de hacer las cosas bien por lo menos el 90% de las veces y dejar un 10% de las veces para cuando quiera jugar al "malo de la película" comiéndose lo que le venga en gana. Si usted está sobrepeso o con obesidad es sólo debido a que del 50% al 80% de las veces está haciendo lo incorrecto. Cambiarse a hacer las cosas bien un 90% de las veces es una tremenda mejoría y no le pide un sacrificio mayor. No queremos "estrés", queremos <u>resultados positivos</u>.

El *Poder del Metabolismo* está todavía en su cuerpo. Aplicar lo que ha aprendido le ayudará a recuperar su metabolismo al máximo posible para su edad. Su metabolismo se puede mejorar si usted empieza a cooperar con su cuerpo con un nuevo y mejorado "estilo de vida". Todavía su cuerpo tiene el potencial de mejorar el metabolismo y la salud. Todo el mundo puede mejorar si aplica estos conocimientos.

SUPLEMENTOS ESPECIALES: NATURALSLIM

LA BÚSQUEDA DE LO QUE PRODUCE BUENOS RESULTADOS

Estos más de veinte años de trabajo y la experiencia de haber ayudado a rebajar a cientos de miles personas en el sistema NaturalSlim (www.naturalslim.com) me han hecho aprender cuáles son las técnicas que funcionan. En el caso de NaturalSlim era una situación donde o producíamos resultados positivos en nuestros miembros o simplemente fracasábamos como empresa. Es verdad que "los clientes contentos son la mejor publicidad". Pero, también es verdad que si lo que hacemos en NaturalSlim no produce los resultados esperados nuestro fracaso como empresa no se hará esperar. La voz sobre lo que no funciona, sobre los engaños, al igual que los "chismes" se riega mucho más rápido que cualquier publicidad.

Por lo tanto, me dediqué todos estos años a observar y aislar los factores que realmente demostraban mejorar el metabolismo y ayudar a adelgazar. ¡Probamos todo! Muchas veces nos dimos cuenta que aunque eran técnicas que aparentaban tener mucha lógica simplemente no producían resultados con nuestros miembros. Los miembros del sistema NaturalSlim fueron, por mucho tiempo, parte de un "experimento" donde nos interesaba comprobar si algún suplemento natural o técnica nutricional que habíamos descubierto realmente funcionaba o no.

Con los miembros de NaturalSlim probamos cientos de distintos suplementos naturales para determinar cuáles producían resultados y cuáles no los producían. Teniendo la ventaja de pesar y medir los niveles de grasa de cientos de personas cada semana podíamos observar si nuestras recomendaciones de suplementos o de alimentación estaban funcionando o no. Tan pronto descubríamos que algún nuevo suplemento no hacía una diferencia notable en la pérdida de grasa semanal lo eliminábamos como posible alternativa. Fue un largo proceso de "experimentación" buscando lo único importante para nosotros y nuestros miembros: RESULTADOS.

Nos tomó unos años pero logramos aislar del resto cuáles eran los suplementos naturales y las recomendaciones de dieta que realmente producían el aumento en el metabolismo y la reducción de grasas del cuerpo. Hoy en día ya no se experimenta con nada en el sistema NaturalSlim. Ya no hace falta porque se obtienen resultados uniformemente, buenos para la gran mayoría de los miembros participantes. Dicen que "lo que funciona no se cambia" y por eso hoy en día estamos operando NaturalSlim sólo con lo que ha demostrado que produce buenos resultados.

Siempre nos mantenemos al tanto de los nuevos descubrimientos relacionados al metabolismo pero ya no estamos en una búsqueda frenética de lo que funciona o no funciona como en los primeros años. Simplemente sabemos lo que funciona y lo aplicamos con buenos resultados.

No obstante, sabemos que existen cientos de miles de personas, sino millones, que necesitan ayuda pero que desconocen las causas del "metabolismo lento", el sobrepeso y la obesidad. Personas que no requieren de un tratamiento intensivo y personalizado como el que ofrece NaturalSlim. Personas que residen demasiado lejos de una sucursal de NaturalSlim donde puedan recibir la asistencia. Incluso, personas que no tienen los medios económicos para pagar un sistema intensivo y personalizado como lo es NaturalSlim.

NaturalSlim se especializa en "casos difíciles" de personas que ya han "tratado de todo". En esa área somos exitosos porque generalmente las personas que no han logrado rebajar con ningún otro sistema lo logran con el sistema NaturalSlim. No es que estemos haciendo nada "milagroso", es que estamos EDUCANDO a la persona a aplicar lo que le ayudará a recobrar su metabolismo. Simplemente, NaturalSlim tiene un enfoque educacional donde la ayuda principal es el CONOCIMIENTO que la persona adquiere para adelgazar y no volver a ganar el peso nuevamente. De ahí la frase "el peso que se fue... ¡para siempre!".

Como parte de la experiencia y los conocimientos adquiridos en NaturalSlim aprendimos que el metabolismo se ve reducido por una variedad de factores. Son más de 13 factores distintos. Pero, hay 4 de ellos que son muy prominentes entre las personas que tienen un "metabolismo lento". Estos 4 factores principales son:

1. El efecto negativo que tiene el **estrés** y el exceso de producción de la hormona *cortisol* que ocasiona una acumulación de grasa y reduce el metabolismo. O sea, el estrés que nos engorda.

2. Los **problemas con las deficiencias de la glándula tiroides** y la conversión de la hormona T4 a hormona activa T3. Las personas con hipotiroidismo son víctimas directas de este factor pero también lo es todo aquel que permanezca en una dieta por más de 3 o 4 semanas.

3. Las **infecciones del hongo *candida albicans*** cuyos tóxicos produce un "metabolismo lento" además de un sinnúmero de síntomas y enfermedades como, picor en la piel, sinusitis y migrañas.

4. La **dieta incorrecta** que es demasiado rica en carbohidratos refinados (pan, harina, arroz, dulces, etc.) sin hidratación (agua) adecuada.

Con la idea de ofrecer ayuda a esos cientos de miles o millones de personas que no requieren una ayuda intensiva o que por alguna otra razón no pueden participar del sistema NaturalSlim presencialmente, creamos una división de servicio a distancia en la que usted puede recibir consultoría por teléfono con nuestros Consultores en Metabolismo Certificados y se le envían los suplementos que necesite, de acuerdo a sus necesidades.

Los primeros tres factores reductores del metabolismo (estrés, tiroides y *candida albicans*) los mejoramos con dos suplementos naturales llamados RELAXSLIM y COCO-10 PLUS. El factor de la dieta incorrecta lo manejamos con una batida de proteínas de whey llamada METABOLIC PROTEIN que se recomienda como desayuno y con la Dieta 2x1 o 3x1 que recomendamos que se haga (véase tema: UNA DIETA CON LA QUE SE PUEDE VIVIR).

De esta forma tratamos de cubrir las necesidades más importantes que tiene el cuerpo para vencer el metabolismo lento y adelgazar mientras se recupera el metabolismo.

La investigación sobre los componentes y sustancias naturales que contienen estos suplementos llevó más de tres años. Los consultores del sistema NaturalSlim estuvieron participando de forma secreta en probar los efectos y los resultados que las sustancias nuevas, como los adaptógenos rusos, producían en sus cuerpos. Queríamos ofrecer algo que produjera resultados positivos y la única forma era probarlo en nosotros mismos.

Cuando descubrimos los adaptógenos rusos tuvimos la asistencia del Doctor Zakir Ramazanov quién nos ayudó a entender los múltiples beneficios de esas sustancias para el metabolismo y el control del estrés. El Doctor Ramazanov nos ayudó a localizar las fuentes más puras y certificadas de estos adaptógenos (*rhodiola rosea*, *rhododendron caucasicum*). En el mercado de los suplementos y las sustancias naturales también existen las imitaciones y las sustancias adulteradas. Es que los niveles de ética comercial en nuestro planeta no son muy altos que se diga. Por lo tanto, hay que saber qué calidad de sustancia natural o hierba se compra, y hacerla certificar por laboratorios especializados que comprueben su potencia y tener la seguridad de que está libre de pesticidas y tóxicos adulterantes.

Poco tiempo después desarrollamos el suplemento STRESS DEFENDER el cual fue formulado específicamente para controlar los efectos negativos del estrés. Es un suplemento natural que reduce los niveles de la hormona del estrés llamada *cortisol* y ayuda a las personas a poder adelgazar mucho más rápidamente. Hay cantidad de personas cuya causa principal de sobrepeso es el estrés lo cual se refleja por la acumulación excesiva de grasas en el área abdominal (barriga).

También formulamos una fórmula especial de vitaminas y minerales para subir el metabolismo llamada METABOLIC VITAMINS. Son vitaminas y minerales formulados para ayudar a subir el metabolismo de incluso esas personas que tienen un "metabolismo lento" causado por hipotiroidismo o diabetes.

Muchas personas que habían leído este libro en su primera versión se identificaban con el problema de la infección del hongo *candida albicans* porque padecían muchas de las manifestaciones que produce este hongo como picor en la piel, sinusitis, migrañas y gases estomacales en exceso. Todas eran personas que tenían un "metabolismo lento" debido a la infección de este hongo. Eso nos llevó a tener que crear un programa para limpieza de hongos para estas personas de manera que pudieran reducir la infección de *candida* y pudieran adelgazar sin tantos problemas. El programa de limpieza de hongos se llama el CANDISEPTIC KIT. Este conjunto de tres suplementos naturales ayuda a las personas a eliminar una gran parte de su infección de hongos y los resultados son muy positivos en la salud y en el metabolismo de la persona.

Como parte de la constante búsqueda e investigación relacionada al tema del metabolismo encontramos una información muy valiosa del Dr. David Brownstein. En su libro "Iodine: Why You Need It, Why You Can't Live Without It" el Dr. Brownstein nos explica la importante relación que existe entre el yodo y la glándula tiroides que controla el metabolismo. No pudimos evitar estar de acuerdo con el Dr. Brownstein en su opinión de que una parte sustancial de la población está deficiente de yodo lo cual les crea un "metabolismo lento". Por eso desarrollamos el suplemento THYROL que contiene un extracto de yodo orgánico natural extraído de las algas marinas.

En fin, existen ayudas naturales que funcionan y que producen buenos resultados cuando se combinan con una dieta correcta como la Dieta 2x1.

EL SUPLEMENTO RELAXSLIM

Creamos un suplemento, RELAXSLIM, que contiene una combinación de 21 distintos compuestos naturales que han demostrado que mejoran el metabolismo. Son sustancias naturales que reducen los efectos del estrés, reducen el crecimiento del hongo *candida albicans*, y dan apoyo a la glándula tiroides lo cual es vital para subir el metabolismo.

Son cápsulas y se usan solamente dos cápsulas al desayuno y dos cápsulas al almuerzo. Localizamos sustancias naturales con potencias superiores garantizadas de los compuestos activos para evitar que hubiera que utilizar docenas de cápsulas diarias de menor potencia.

Este suplemento contiene los adaptógenos rusos que proveen energía, queman grasa y reducen la producción de la hormona *cortisol* que produce el estrés y nos engorda.

Contiene las vitaminas y minerales que evitan que el hongo *candida albicans* continúe creciendo y propagándose de forma descontrolada dentro del cuerpo. Son suplementos naturales como *biotina* que es una vitamina del complejo B. Esta vitamina le para el sistema reproductivo al hongo *candida* y controla su crecimiento.

Usamos también una dosis relativamente alta de *niacina (vitamina B3)*. La *niacina* es una vitamina fungicida, o sea, mata los hongos. La *niacina* tiene también un efecto antidepresivo, reduce el colesterol, elimina tóxicos del cuerpo y rompe grasas. Nada de esto es cierto con la *niacinamida* que utilizan los fabricantes de vitaminas. Los fabricantes de vitaminas comerciales sustituyen la *niacina (vitamina B3)*, que es una vitamina en su estado natural, por la *niacinamida* que es una creación de la industria para evitar que la *niacina* cause una reacción al chocar con tóxicos u hongos en el cuerpo. La *niacina* es desintoxicante, por eso es que, a las personas que tienen el cuerpo lleno de tóxicos, les puede ocasionar un enrojecimiento ("*niacin flush*") de la piel. Por ejemplo, cuando hubo el accidente nuclear en Chernóbil, Rusia, en 1986 se le dieron altas dosis de *niacina (*vitamina B3*)* a la población para ayudarles a extraer la radiación acumulada en sus cuerpos. Si usted empieza a utilizar RELAXSLIM y nota que por ratos la piel de la cara se le pone muy rojiza sepa que no corre ningún peligro. Solamente su cuerpo se está limpiando de los tóxicos acumulados y en algún tiempo dejará de tener esas reacciones.

RELAXSLIM contiene hierbas como guggul y como el adaptógeno ashwagandha que ayudan a la glándula tiroides a funcionar mejor. Contiene también todas las vitaminas y minerales que son esenciales al cuerpo y a la tiroides para convertir la hormona T4 que produce la tiroides en hormona T3, que es la hormona que realmente sube el metabolismo. Contiene un compuesto natural llamado "*myricetin*" que ha demostrado en estudios controlados que aumenta la absorción del mineral yodo por parte de la tiroides. El yodo es esencial a la producción de las hormonas de la tiroides.

El suplemento RELAXSLIM tiene otro beneficio en el hecho de que contiene el adaptógeno llamado *rhodiola rosea* el cual tiene un efecto anti-estrés, antidepresivo y de eliminación de las grasas del cuerpo. Este adaptógeno, *rhodiola rosea,* tiene también el efecto de aumentar la potencia y el apetito sexual tanto en el hombre como en la mujer y por esta razón ha sido utilizado en Rusia como afrodisíaco[1] por muchas generaciones. En Rusia ha existido una costumbre de regalarle una jarrita con *rhodiola rosea* a las parejas de recién casados para garantizar la fertilidad de la pareja.

RELAXSLIM contiene también otros adaptógenos como *rhaponticum carthamoides (leuza)* y *rhododendron caucasicum* que aumentan la energía celular a nivel de todo el cuerpo e incluso mejoran la capacidad intelectual y de aprendizaje.

---

[1] *afrodisíaco: Procede de Afrodita, la diosa griega del amor. Sustancia que aumenta el apetito o la potencia sexual.*

En fin, RELAXSLIM es el producto de tres años de intensa investigación, de pruebas, de consultas con investigadores y científicos que conocen el tema del metabolismo. No contiene ningún agente estimulante porque ya vimos que los agentes estimulantes, aunque sean naturales, no proveen beneficios a largo plazo. De hecho, causan un estado de "nervios" que produce aún más estrés. Por lo tanto, usamos las propiedades antidepresivas, energizantes y calmantes que contienen los adaptógenos. De esta forma subimos el metabolismo cooperando con el bienestar y la energía del cuerpo y sin forzarlo.

Coco-10 Plus

En el año 2005, trajimos por primera vez el aceite de coco orgánico para ofrecerlo a los miembros del sistema NaturalSlim. Fue, sin lugar a dudas, uno de los descubrimientos más importantes de nuestra historia como sistema para adelgazar.

Los resultados fueron espectaculares. Las personas con hipotiroidismo, que estaban bajando de peso a un ritmo semanal más lento por su condición, empezaron a bajar casi al doble de la velocidad tan pronto empezaron a utilizar una dosis diaria del aceite de coco orgánico. Todos los miembros que empezaron a utilizar el aceite de coco orgánico aumentaron la cantidad de libras de grasa que perdían en sus pesajes semanales.

Desde entonces, el aceite de coco orgánico se convirtió en una de las ayudas estándares del sistema NaturalSlim.

Naturalmente, el aceite de coco orgánico si no se acompaña con una dieta correcta no dará estos resultados. No hay "milagros".

Considerando que el sistema RelaxSlim no tendría todas las ventajas del trato personalizado, los tratamientos para reducir el hongo *candida albicans,* y las otras muchas ayudas del sistema NaturalSlim, estuvimos viendo si existía alguna manera de mejorar las propiedades ya comprobadas del aceite de coco orgánico.

Vimos cientos de posibilidades pero finalmente descubrimos que el suplemento CoQ10, que tiene muchos estudios que comprueban su habilidad de subir la energía de las células y mejorar el metabolismo, podía ser lo que necesitábamos para crear un "súper aceite de coco orgánico". Por eso, hicimos pruebas, consultamos con químicos de productos naturales, leímos los estudios y finalmente se creó COCO-10 PLUS.

COCO-10 PLUS es un "súper aceite de coco orgánico" porque es una mezcla de una alta calidad de aceite de coco orgánico con el suplemento energizante CoQ10 que aumenta y mejora los procesos respiratorios y de oxigenación de las células. El CoQ10 aumenta la producción de la molécula de energía celular ATP (*"adenosine triphosphate"*, en español "trifosfato de adenosina"). Eso logra aumentar el metabolismo.

El CoQ10 es un suplemento cuya producción la controlan los japoneses. Fueron los japoneses que descubrieron los procesos de fermentación natural que permite producir grandes cantidades de este compuesto. ¡Es un suplemento caro!

El suplemento CoQ10 es caro porque su producción mundial escasamente llega a cubrir la demanda internacional y eso lo encarece. En Japón, Alemania, Suiza, Australia y otros países el CoQ10 se utiliza como tratamiento médico para los problemas del corazón.

Resulta que el CoQ10 nunca antes se había combinado con aceite de coco orgánico. Esto de por sí fue un gran logro ya que hubo que hacer docenas de pruebas con distintos suplidores de CoQ10 para lograr obtener un CoQ10 que se disolviera de forma perfecta dentro del aceite de coco orgánico. La pureza del CoQ10 tenía que ser de 99% o más para lograr que se disolviera perfectamente en el aceite de coco orgánico. Finalmente, lo logramos.

El aceite de coco orgánico tiene una propiedad que por suerte va perfecta con el CoQ10. El aceite de coco orgánico aumenta la absorción de los otros aceites que se combinen con él al doble de lo que es normal. El aceite de coco orgánico está compuesto de *triglicéridos de cadena media (MCT's)* que son enviados directamente a las células y sin pasar por el hígado. Eso hace que no haya desperdicio o pérdidas entre la ingesta de aceite de coco y lo que llega a las células. Es por eso que el aceite de coco orgánico llega directamente a las células y su efecto energizante no se hace esperar.

La industria farmacéutica es el mayor consumidor del aceite de coco orgánico a nivel mundial. Ellos descubrieron que el aceite de coco orgánico es un "carrier oil" (aceite transportador) que transporta hacía adentro de las células todo aquello que esté mezclado con él. Por esa razón, las compañías farmacéuticas consumen miles de barriles de aceite de coco orgánico, el cual utilizan para mezclar con sus medicamentos solubles en aceite para mejorar la absorción y la penetración celular de las medicinas.

Esta propiedad de "aceite transportador" que posee el aceite de coco orgánico logra aumentar la potencia de la dosis que usamos de CoQ10 en el COCO-10 PLUS porque al aumentarse la absorción al doble, la dosis de CoQ10 también equivale al doble. El CoQ10 combinado con el aceite de coco orgánico es realmente un potente estimulador del metabolismo.

Uno de los efectos más notables del uso del suplemento COCO-10 PLUS es la claridad mental que produce. Este beneficio lo genera el CoQ10 porque al aumentar la energía que producen las células se mejora también la producción de energía de las células del cerebro.

Debe saber que el aceite de coco orgánico que contiene el COCO-10 PLUS cambia de forma líquida a forma sólida según la temperatura del ambiente. El suplemento COCO-10 PLUS no necesita refrigeración porque el aceite de coco orgánico es muy estable y no se descompone en un ambiente de calor. Si usted vive en un ambiente donde la temperatura es más fría de 76° Fahrenheit su COCO-10 PLUS se pondrá sólido ya que el frío solidifica el aceite de coco. Eso no quiere decir que el producto esté dañado. Sólo hay que calentarlo un poco y nuevamente se volverá líquido para poderlo mezclar con su batida o para poderlo ingerir directamente en dosis de cucharadas.

Muy en especial para las personas que padecen de hipotiroidismo o para las personas que tienen muchas libras de exceso de grasa para adelgazar el COCO-10 PLUS es una ayuda importante porque sube el metabolismo.

Las dosis de COCO-10 PLUS deben irse subiendo de forma gradual. O sea, algo así:

Primera semana:
LUNES - ½ cucharada al día
MARTES - ½ cucharada al día
MIERCOLES - ½ cucharada al día
JUEVES - ½ cucharada al día
VIERNES - ½ cucharada al día
SÁBADO - ½ cucharada al día
DOMINGO - ½ cucharada al día

Segunda semana:
LUNES - 1 cucharada al día
MARTES - 1 cucharada al día
MIERCOLES - 1 cucharada al día
JUEVES - 1 cucharada al día
VIERNES - 1cucharada al día
SÁBADO - 1 cucharada al día
DOMINGO - 1 cucharada al día

Tercera semana:
LUNES - 1 ½ cucharada al día
MARTES - 1 ½ cucharada al día
MIERCOLES - 1 ½ cucharada al día
JUEVES - 1 ½ cucharada al día
VIERNES – 1 ½ cucharada al día
SÁBADO - 1 ½ cucharada al día
DOMINGO - 1 ½ cucharada al día

De 1 ½ cucharada al día se subiría la dosis a 2 cucharadas diarias y así sucesivamente a base de ½ cucharada de aumento por cada semana. Se puede seguir subiendo la dosis hasta 4 cucharadas diarias siempre y cuando el cuerpo lo permita. Si el cuerpo empieza a tener unas diarreas constantes es que usted se pasó de la dosis correcta para su cuerpo y debe reducirla.

A la mayoría de las personas le va muy bien con dos cucharadas al día. Fíjese que estamos hablando de cucharadas, no cucharaditas.

COCO-10 PLUS ayuda también a reducir el hongo *candida albicans* en el cuerpo y eso logra que el metabolismo suba lo cual le ayudará a adelgazar. No obstante, es importante que usted suba la dosis del COCO-10 PLUS de forma gradual para que le dé oportunidad al cuerpo de eliminar las toxinas que se producen al matar el hongo en su cuerpo.

METABOLIC PROTEIN

La alimentación en general es importantísima para subir el metabolismo. Pero, el desayuno sigue siendo la comida más importante del día para las personas que padecen de "metabolismo lento" y aún para aquellas que sólo interesan mantener su peso.

La mejor forma que hemos visto de empezar el día dándole un impulso al metabolismo para que "despierte" es utilizar una batida de proteínas de whey[†] como desayuno. Eso no significa que todos los días vamos a usar una batida. Periódicamente se puede usar un desayuno tipo Dieta 2x1 o 3x1 con huevos fritos o revueltos o una tortilla de huevo (omelet) acompañada de un poco de pan. No obstante, ningún par de huevos fritos puede subir el metabolismo como lo haría una batida de proteínas de whey como METABOLIC PROTEIN.

Las batidas METABOLIC PROTEIN no son batidas comunes como las que venden las tiendas naturistas o las que usan los fisiculturistas para levantar músculos. Son batidas formuladas para subir el metabolismo. Las necesidades del cuerpo de una persona con "metabolismo lento" no son iguales a las de las personas que no tienen este problema o a la de los fisiculturistas.

METABOLIC PROTEIN es un suplemento de alta tecnología nutricional. Es lo que llaman un "reemplazo de comida" ("*meal replacement*") porque contiene TODAS las vitaminas y minerales que el FDA ("*Food & Drug Administration*" o Administración de Alimentos y Drogas en español) requiere para ser llamado un "reemplazo de comida". Las batidas ("*shakes*") comunes no son "reemplazos de comida" ("*meal replacements*") porque no son alimentos completos y no cualifican para esa clasificación del FDA. Una batida común de proteínas es un "suplemento" de proteínas para suplementar la dieta normal pero no se puede utilizar como si

313

fuera una comida completa. METABOLIC PROTEIN es un "reemplazo de comida". O sea, una comida completa. METABOLIC PROTEIN se puede utilizar para reemplazar la comida de la cena si usted no desea cenar otro tipo de alimentos. Generalmente se utiliza una sola vez al día, al desayuno, pero se pudiera repetir si fuera necesario. Es una comida completa.

Si algunos días decide también utilizar la batida METABOLIC PROTEIN por la noche asegúrese de no añadirle la dosis de COCO-10 PLUS. El COCO-10 PLUS causa una subida rápida del metabolismo y provee energía. Pero usted no querrá esa energía a la hora de dormir porque le puede quitar el sueño. El COCO-10 PLUS se debe usar durante las horas de la mañana o temprano en la tarde pero nunca de noche por esta misma razón.

Las batidas de whey del mercado, además de que no son "reemplazos de comida", tienen un problema principal: **mal sabor**. Esto es un verdadero problema porque ¿cómo podría uno utilizar una batida de proteínas de whey cada mañana si se convierte en un "sacrificio" el tragarlas?

METABOLIC PROTEIN es sabrosa. Después de cientos de pruebas y de haber probado todas las batidas que existen en el mercado podemos decirle que no encontrará una batida más sabrosa que METABOLIC PROTEIN. De hecho, se vende con una "satisfacción garantizada" que le permite devolverla para crédito completo si usted por alguna razón no disfruta de su sabor.

Viene en 3 sabores: vainilla, chocolate y fresa. Cada uno tiene sus fanáticos. Algunas personas le dan otros "toques de sabor" a la de vainilla utilizando extracto de almendras o canela en polvo. En el tema de los sabores cada cual es dueño y señor. Los sabores son cuestión de gusto personal. METABOLIC PROTEIN, en pruebas que hemos hecho, tiene un nivel de aceptación de más de 95%.

METABOLIC PROTEIN contiene unas poderosas enzimas[1] que aumentan la absorción de los aminoácidos de las proteínas de whey a cerca de un 98%. Esto logra que una dosis de METABOLIC PROTEIN provea un aumento del metabolismo por largas horas. El aumento en el metabolismo es debido a que los aminoácidos, casi en su totalidad (98%), se hacen disponibles a las células como fuente de energía. Las proteínas comunes sólo se absorben en un 70% o menos cuando no vienen acompañadas de enzimas especiales que aumentan su absorción.

Las batidas METABOLIC PROTEIN también contienen una dosis alta del aminoácido *L-Glutamina*. Este aminoácido controla los "antojos" y elimina los deseos por dulces o azúcar. Ha sido utilizado para controlar los niveles de glucosa de los diabéticos. *L-Glutamina* logra que no exista la posibilidad del "bajón de azúcar" llamado "hipoglucemia". Cuando usted hace un desayuno con la batida METABOLIC PROTEIN no es fácil tentarlo con ningún "pecadillo" porque sus niveles de glucosa y de *insulina* se mantienen estables. Usted no tendrá hambre, ni "antojos".

La forma más rápida de subir el metabolismo y adelgazar es utilizar una dosis del COCO-10 PLUS dentro de su batida METABOLIC PROTEIN. Esto se prepara generalmente por la mañana temprano en una licuadora o recipiente con tapa que le permita agitar la mezcla. El COCO-10 PLUS no le cambia el sabor a la batida METABOLIC PROTEIN.

La batida METABOLIC PROTEIN mezcla bien en una licuadora ("*blender*") pero también se puede mezclar en un recipiente cerrado agitando los ingredientes hasta mezclarlos. La preparación de la batida que generalmente se utiliza como reemplazo del desayuno es la siguiente:

---

[1]*Enzimas: son sustancias que logran que los alimentos se digieran de forma más eficiente. Se ha descubierto que las proteínas en general no se absorben en más de un 70% lo cual causa un desperdicio del 30% de la proteína ingerida que el cuerpo no aprovecha.*

FÓRMULA PARA PREPARAR LA BATIDA:

8 onzas de agua
Dosis en cucharadas de COCO-10 PLUS™
1 o 2 bloquecitos de hielo (si le gusta más fría)
2 medidas ("scoops") de METABOLIC PROTEIN™

Si desea obtener una consistencia más espesa o más líquida puede aumentar o reducir la cantidad de la proteína de METABOLIC PROTEIN que utiliza para su batida.

Para los diabéticos o las personas con hipoglucemia esta batida ayuda a crear unos niveles normales de glucosa en la sangre lo cual permite mejorar ambas condiciones. Para las otras personas lo que más se nota al usar esta batida como desayuno es que se desaparece el hambre y los deseos de consumir dulces o carbohidratos refinados.

La combinación de METABOLIC PROTEIN con COCO-10 PLUS tiene el efecto de proveerle una fuente de energía superior a su cuerpo para levantar el metabolismo. La energía y sensación de bienestar que se siente al usar esta batida es notable.

EL SUPLEMENTO STRESS DEFENDER

Trabajando por tantos años con personas que padecen de un "metabolismo lento" nos dimos cuenta de que el ESTRÉS es uno de los mayores enemigos del metabolismo.

Muchos de nosotros vivimos una vida llena de situaciones estresantes que perduran por largos periodos de tiempo. De hecho, el estrés puede ser tan continuo y rutinario que incluso llegamos a considerarlo "normal", cuando en realidad el estrés es cualquier cosa menos "normal". Presiones económicas, problemas familiares, ambientes de trabajo estresantes más otra cantidad de malas noticias que a diario nos impactan, fuerzan a nuestro cuerpo a producir la hormona del estrés llamada *cortisol*.

La hormona *cortisol* crea en el cuerpo un conflicto hormonal porque interfiere con las hormonas que se producen en la glándula tiroides lo cual reduce nuestro metabolismo y crea una tendencia a acumular más grasa. El *cortisol* también hace que el cuerpo reaccione con drásticas subidas y disminuciones de los niveles de glucosa en la sangre lo cual no nos permitirá adelgazar. Incluso cuando los niveles de *cortisol* en la sangre están muy altos podemos empezar a padecer de insomnio o dificultad para dormir. La gente que experimenta mucho estrés generalmente duerme mal o se levantan cansados por la mañana. El estrés provoca la producción de *cortisol* y eso hace estragos tanto con el sistema hormonal como con el sistema nervioso del cuerpo.

El estrés mata gente pero antes de matarlos los hace engordar porque reduce el metabolismo. Para poder adelgazar se necesita estar lo más libre posible de los efectos del estrés y no estar sufriendo de ansiedad. También hay personas cuyos estados de ansiedad les provoca comer dulces o carbohidratos refinados y si no controlan la ansiedad tampoco podrán adelgazar con tranquilidad.

A través de más de veinte años, mientras ayudaba a miles de personas a mejorar su metabolismo y adelgazar, he visto los efectos negativos de situaciones estresantes que incluyen hasta la de tener la pareja incorrecta. Aun el tener que cuidar a un par de niños indisciplinados puede disparar por las nubes los niveles de *cortisol* a tal punto que le engorde o le evite adelgazar.

Hicimos pruebas con distintas sustancias naturales para tratar de descubrir cuáles de ellas nos podían ayudar a controlar los efectos negativos del estrés. Finalmente encontramos dos sustancias naturales que usadas en la proporción correcta producen un estado de calma y ayudan a las personas tanto a rebajar como a dormir mejor.

Al suplemento que creamos le llamamos STRESS DEFENDER. Es un suplemento natural muy efectivo que controla los efectos negativos del estrés logrando que el cuerpo produzca mucho menos *cortisol*. Hemos tenido a docenas de esposas y maridos agradecidos que han venido a darnos las gracias por el efecto calmante y anti-estrés que este suplemento ha producido en su pareja.

Este suplemento es una gran ayuda por su efecto de controlar el estrés lo cual mejora el metabolismo. No obstante también tiene un efecto tipo antidepresivo y no se debe mezclar con ciertos tipos de medicamentos antidepresivos de los llamados "MAO inhibitors[1]".

---

1 *MAO inhibitor – cierto tipo de medicamento que se utiliza en la enfermedad de Parkinson y para la depresión. Las marcas más comunes son Marplan, Nardil, Parnate y Eldepryl.*

METABOLIC VITAMINS

Según se explica en el capítulo llamado "¿VITAMINAS o VITAPOBRES?" su cuerpo no podrá recuperarse de un "metabolismo lento" si usted no le da lo que necesita para poder subir el metabolismo.

Miles de veces hemos visto lo siguiente: una persona quiere adelgazar pero no quieren invertir dinero en unas buenas vitaminas con minerales así que van a su tienda o almacén de descuento más cercano y se compran alguna fórmula barata. Un par de semanas después la persona anda desilusionada con los resultados de su esfuerzo por bajar de peso. Ya en este punto la persona está triste y desanimada y no se ha podido dar cuenta de que en el tema del metabolismo no existen los substitutos baratos. Un "metabolismo lento" es un metabolismo afectado. Usted necesita utilizar una fórmula de vitaminas y minerales que sea de ALTA POTENCIA para subir el metabolismo o se expone a fracasar.

El cuerpo humano es un organismo increíble. Es una entidad que siempre hace lo máximo que puede para lograr sobrevivir aun a pesar de las acciones dañinas que nosotros constantemente le ocasionamos. Sin embargo, es un organismo que tiene unas necesidades básicas que son vitales a su funcionamiento. Cuando estas necesidades básicas se le niegan el cuerpo va gradualmente perdiendo su habilidad de funcionar bien.

Los motores de los carros corren con gasolina, aceite y agua. Los cuerpos humanos son bastante más complejos que un carro y el metabolismo necesita unos 30 tipos distintos de vitaminas y minerales para poder funcionar. Algunas de las necesidades del cuerpo son en cantidades pequeñísimas llamadas microgramos. Un microgramo es igual a un gramo dividido por 1,000,000 de partes lo cual es una cantidad tan pequeña que se hace imposible de detectar sin el uso de instrumentos especializados. No obstante, y por dar un ejemplo, si su cuerpo necesita una cierta cantidad de microgramos del mineral *selenio* y usted no se la provee su glándula tiroides se verá afectada y su metabolismo se convertirá en un "metabolismo lento". En otras palabras, la falta de un nutriente (vitamina, mineral) el cual pesa menos que un cabello le evitará adelgazar aunque usted haga lo que haga.

Si no logra usted encontrar una fórmula de vitaminas y minerales que sea de verdadera ALTA POTENCIA como para reactivar el metabolismo le recomendamos la fórmula llamada METABOLIC VITAMINS. Esta es una fórmula que ha demostrado tener resultados. Las personas que la usan sienten la diferencia tanto en los niveles de energía del cuerpo como en la talla de ropa.

Esta fórmula de vitaminas y minerales es realmente potente. Por la misma razón nunca se debe utilizar teniendo el estómago vacío ya que son compuestos naturales muy concentrados. Estas vitaminas se pueden utilizar en combinación de la batida de desayuno METABOLIC PROTEIN o con su almuerzo.

EL PROGRAMA DE LIMPIAR HONGOS "CANDISEPTIC KIT"

Hay cantidad de personas que no han logrado bajar de peso principalmente debido a que sus cuerpos están excesivamente infectados del hongo *candida albicans*. Padecen de picores en la piel (especialmente de noche), sinusitis, migrañas, gases estomacales y alergias además de otros 20 síntomas de lo que los médicos llaman "candidiasis". El hongo *candida* a través de sus procesos de fermentación produce 78 tóxicos distintos dentro del cuerpo y eso crea un ambiente excesivamente lleno de sustancias ácidas que le reducen el oxígeno al cuerpo y por ello también crean un "metabolismo lento". La gente que tiene mucha *candida* generalmente fracasan en todas las dietas que empiezan debido a este mismo factor, el hongo *candida*.

Por otro lado, ninguna parte de la población está más infectada de este hongo que los diabéticos. El cuerpo de una persona con diabetes, por definición, es un cuerpo que tiene unos niveles altos de glucosa (azúcar de la sangre). Como el hongo *candida* se favorece de las azúcares como alimento, el exceso de glucosa que tiene el cuerpo de un diabético crea un ambiente demasiado propicio para que el hongo pueda crecer, multiplicarse y reproducirse a gran velocidad. No existe ninguna parte de la población que tenga más hongo *candida* en sus cuerpos que las personas con diabetes. El exceso de glucosa en el cuerpo de un diabético crea un tipo de paraíso para los hongos porque se encuentran rodeados de un abasto abundante de glucosa que les ayuda a reproducirse.

Descubrimos que cuando una persona logra reducir la cantidad de hongo *candida* en su cuerpo su metabolismo se acelera y puede entonces adelgazar mucho más rápido y con resultados más permanentes. O sea, que no tiende a quedar con una tendencia a "rebotar" (bajar de peso para luego subir de peso nuevamente).

Creamos el CANDISEPTIC KIT que es un programa de limpieza de hongos compuesto de 3 suplementos naturales:

CANDIDA CLEANSE - contiene ingredientes fungicidas (mata hongos) naturales que atacan al hongo destruyendo su capacidad de reproducirse.

GOOD FLORA - si bien es importante reducir la colonia de hongos es igual de importante el reintroducir y reforzar las "bacterias buenas" que componen la flora intestinal. Si no se refuerza la flora saludable del intestino el hongo *candida* no puede ser controlado. La flora intestinal saludable compuesta de las llamadas "bacterias buenas" produce un compuesto llamado "acidophilin" el cual destruye los hongos y de esa forma protege nuestro intestino de una nueva infección de hongos.

IMMUNE SUPPORT - Mientras los hongos se van eliminando del cuerpo desgraciadamente también se va creando un ambiente tóxico dentro del cuerpo debido a que estos hongos que se van muriendo se descomponen y se convierten en tóxicos. Cuando hay una fuerte infección de hongos, como en el caso de los diabéticos, la limpieza puede ser bastante desagradable. Por eso, creamos este suplemento, IMMUME SUPPORT, que ayuda a aumentar el sistema inmune del cuerpo mientras promueve la eliminación de los tóxicos a través del hígado.

Limpiar los hongos del cuerpo es algo que puede llegar a ser algo incómodo pero con la ayuda del CANDISEPTIC KIT se puede lograr.

EL SUPLEMENTO THYROL

L os problemas relacionados a la tiroides son cada vez más evidentes en la población. Más de la mitad de las miles de personas que han utilizado nuestra ayuda para adelgazar padecen de una glándula tiroides vaga, o sea, hipotiroidismo. Algunos de ellos lo saben porque han sido diagnosticados por sus médicos y otros no se han enterado debido a que posiblemente padecen del llamado "hipotiroidismo subclínico" que no se refleja en los análisis de laboratorio para la tiroides. Una cosa sí es cierta, todas estas personas tienen manifestaciones claras de hipotiroidismo como frío en las extremidades, caída del pelo, retención de líquidos, piel reseca, insomnio, depresión, cansancio continuo, infecciones recurrentes (de bacterias, virus y hongos) y se les hace prácticamente imposible el bajar de peso.

Según nos explica el Dr. David Brownstein en su libro "Iodine: Why You Need It, Why You Can't Live Without It" la deficiencia de yodo es bastante común. De hecho el estudio federal NHANES demostró que en los últimos 20 años el consumo de yodo se ha reducido en un 50% y eso pudiera explicar las epidemias de hipotiroidismo y de obesidad que están arropando al país.

Un dato interesante del Dr. Brownstein es el hecho de que en el Japón el consumo promedio diario de yodo es de 13.8 miligramos cuando que en Estados Unidos es aproximadamente 90 veces menor (150 microgramos). Los japoneses consumen altas cantidades de algas marinas en su alimentación diaria y eso les provee una dosis alta de yodo. Curiosamente la incidencia de problemas de la tiroides en Japón es solamente como un 10% de la incidencia que experimentamos en los otros países. La falta de yodo también está muy relacionada a varias condiciones de salud como senos fibroquísticos (quistes dolorosos en los senos), cáncer en los senos y cáncer en la próstata entre otras condiciones.

El yodo es esencial para la tiroides, puesto que incluso la hormona T4 que produce la tiroides se llama "T4" debido a que contiene 4 átomos de yodo y la hormona T3 se llama "T3" porque contiene 3 átomos de yodo. Sin el yodo la glándula tiroides no tendría la materia prima esencial que necesita para crear las hormonas que energizan el metabolismo y nos hacen adelgazar.

Parte del problema que explica el Dr. Brownstein es que nuestro cuerpo ha estado recibiendo otras sustancias que compiten y desplazan al yodo a nivel celular. Son sustancias tóxicas como el fluoruro que encontramos en la pasta de dientes y como el bromuro que le añaden al pan y a la harina de trigo que comemos. El fluoruro es una sustancia altamente tóxica y el bromuro también. De hecho, por muchos años la medicina utilizó tabletas de fluoruro como medicamento para poder suprimir la producción de hormonas de la tiroides en los pacientes que tenían una tiroides demasiado acelerada (hipertiroidismo). El bromuro es otra sustancia tóxica que desde el año 1980 le están incorporando a casi todo el pan, las galletas y la harina de trigo que nos venden en el país. Los fabricantes de alimentos utilizan el bromuro para evitar que la harina de trigo se aglutine. Tanto el fluoruro como el bromuro son sustancias conocidas como "goitrógenos" que interfieren con la producción de hormonas de nuestra glándula tiroides lo cual causa o empeora el hipotiroidismo. Si una persona ha sido una entusiasta consumidora de pan o harina y además padece de la tiroides se puede sospechar que el exceso de bromuro haya sido, en alguna parte, causante de su obesidad o su hipotiroidismo.

Incluso, las personas que tienen en su boca algún trabajo dental compuesto de las llamadas amalgamas o platificaciones que contienen el mineral mercurio muchas veces empiezan a padecer de la tiroides. Resulta que el mercurio es un mineral altamente tóxico que también compite y desplaza al yodo en las células del cuerpo.

El suplemento THYROL, compuesto de yodo orgánico extraído de las algas marinas, es un líquido del cual se utilizan entre 3 a 9 gotas diarias para suplementarle el yodo al cuerpo. La dosis se puede mezclar en una batida de proteínas o en cualquier otro líquido incluyendo su café de la mañana. No se recomienda el uso de este suplemento a menos que usted ya haya hecho una limpieza del hongo *candida albicans* de su cuerpo con un programa de limpieza de hongos como el CANDISEPTIC KIT. Como el yodo es un mineral fungicida (mata hongos) si resulta que su cuerpo tiene una infección severa de hongos podría usted tener unas reacciones muy desagradables al empezar a consumir yodo. Si usted ha sido un ávido consumidor de pan, harina, arroz, dulces, azúcar o chocolates puede sospechar que su cuerpo estará excesivamente infectado del hongo *candida* ya que esos son los tipos de alimentos que favorecen la reproducción del hongo.

Las personas que padecen de la tiroides deben consultar con su médico antes de empezar a suplementar su cuerpo con yodo. Cuando la tiroides está deficiente de yodo y usted le suple una dosis de yodo la tiroides se puede acelerar de forma natural y eso haría que su médico tuviera que ajustarle la dosis de su medicamento recetado para la tiroides. No se recomienda el THYROL para personas que son alérgicas al yodo.

La dosis de THYROL debe empezarse en su nivel más bajo de 1 gota al día e irse aumentando de gota en gota para evitar una reacción desagradable del cuerpo. Por ejemplo, en el primer día se utilizaría una sola gota, en el segundo día 2 gotas, en el tercero 3 gotas y así sucesivamente hasta llegar al noveno día con una dosis diaria de 9 gotas. Las necesidades de yodo del cuerpo se afectan dependiendo de los niveles de grasa del cuerpo ya que la grasa consume mucho del yodo del cuerpo y mientras más grasa contenga el cuerpo de una persona generalmente más alta será su necesidad de yodo. También se sabe que los senos de la mujer compiten con la glándula tiroides por el yodo. Por eso las mujeres con senos más grandes necesitan más yodo que las mujeres con senos pequeños. Prácticamente todos los órganos del cuerpo necesitan obtener una dosis de yodo lo cual incluye los ovarios de la mujer, el hígado y la próstata en los hombres.

Cuando se utiliza el suplemento THYROL se pueden a veces sentir manifestaciones de desintoxicación ya que la dosis de yodo empieza a desplazar los tóxicos como fluoruro, bromuro y mercurio que estén alojados en el cuerpo. Estas manifestaciones se notan principalmente en erupciones de acné que son producidas por la salida del bromuro. Son manifestaciones pasajeras que tienden a desaparecer.

El yodo tiene un efecto calmante o relajante en el cuerpo ya que también es utilizado por nuestras glándulas adrenales para controlar la respuesta del cuerpo a las condiciones de estrés físico o emocional.

El THYROL se puede utilizar de forma tópica (en la piel) para tratar heridas o infecciones de hongos ya que penetra la piel y puede además ser una gran ayuda para mejorar su metabolismo. Mi recomendación principal sería que si a usted le gusta leer se eduque sobre el tema del yodo con el libro del Dr. David Brownstein.

FEMME BALANCE PARA LAS MUJERES

Para ofrecerle ayuda de tipo hormonal a las mujeres utilizamos la crema de progesterona natural FEMME BALANCE.

Esta crema contiene progesterona natural y en algunos casos puede ser considerada casi "milagrosa" para las mujeres. Según se explica en este libro la hormona femenina *estrógeno* es una hormona que acumula grasa y engorda. Esa es la razón por la cual engordaron aquellas mujeres que en algún momento utilizaron pastillas anticonceptivas o medicamentos de reemplazo de hormonas como Premarin y Prempro, entre otros. Tanto las pastillas anticonceptivas como las hormonas de reemplazo que se han usado para las mujeres en menopausia están fabricadas a base de la hormona *estrógeno*.

Ya se sabe que el *estrógeno* puede ser un causante y agente propulsor (que acelera el crecimiento) de cáncer en los senos. Por esa razón cuando a una mujer le descubren un cáncer en el seno los médicos siempre recomiendan que se eliminen todas las fuentes de estrógeno.

Muchas mujeres padecen de la llamada "predominación de estrógeno" que explica el doctor John Lee en su libro "What Your Doctor May Not tell You About Menopause". En mi experiencia las mujeres que tienden a tener un exceso de grasa abdominal y que tienen una fuerte tendencia a acumular grasa en los muslos y en las caderas son mujeres que se benefician grandemente del uso de la crema de *progesterona* natural. El uso de la *progesterona* natural ayuda a las mujeres a eliminar la grasa abdominal. Eso no significa que la mujer tenga que aplicar la crema de *progesterona* en el área del abdomen ya que la *progesterona* trabaja a nivel de todo el cuerpo contrarrestando los efectos negativos de la "predominación de estrógeno".

Cuando es correctamente usada, la crema de progesterona FEMME BALANCE puede incluso ayudar a esas mujeres que están sufriendo los llamados "hot flashes" o calores que se sienten durante el periodo de entrar a la menopausia. Cuando es para este uso se aplica de forma intra-vaginal (dentro de la vagina) y tiene el efecto de controlar los calores.

La progesterona natural tiene otros beneficios para la mujer que no son menos valiosos que los anteriores. Por ejemplo, la *progesterona* natural tiene el efecto de mantener la humedad natural de la piel y logra que la piel de una mujer adquiera un lustre juvenil. En efecto la *progesterona* es una hormona anti-vejez (anti-aging).

Además de esto la progesterona tiene un efecto calmante y antidepresivo para la mujer. El exceso de *estrógeno* que se produce durante la "predominación de estrógeno" tiene un efecto estimulante y puede afectarle la calidad de sueño a una mujer. Al contrario del *estrógeno* la progesterona ayuda a las mujeres a tener una calidad de sueño más profunda y reparadora.

Según el doctor John Lee, cuando una mujer utiliza *progesterona* está evitando la posibilidad de cáncer en los senos. El uso de la progesterona evita que exista una "predominación de estrógeno" y así la mujer reduce su riesgo de tener cáncer en los senos.

Por último, pero no menos importante, la *progesterona* natural levanta el libido (deseo de tener sexo) en la mujer y ha sido usada como tratamiento para los casos de frigidez sexual. Muchos maridos ya han descubierto que la *progesterona* tiene este efecto en su esposa y se aseguran de que ellas estén usando la crema de *progesterona* de forma regular.

TESTOSTERIN PARA LOS HOMBRES

Todos los órganos, glándulas, tejidos, músculos, nervios y huesos del cuerpo son controlados por las hormonas. Las hormonas a su vez son sustancias muy poderosas que pueden dar órdenes a las células del cuerpo y por lo tanto pueden modificar la estructura del cuerpo.

Muchos de nosotros hemos oído de atletas y peloteros que se han inyectado hormonas para obtener mayor fuerza y resistencia física. Varios conocidos atletas se han visto tentados por los llamados anabólicos (hormonas que construyen músculos). La tentación es grande porque cuando una persona se inyecta un anabólico sus músculos crecen y se fortalecen y ello logra un rendimiento deportivo superior que le provee una ventaja competitiva inigualable. Aunque sea una forma ilegal e inmoral de competir contra otros atletas la tentación es grande porque todo atleta quiere ser el mejor en su deporte.

En el ámbito de los suplementos naturales existen ciertas sustancias que ayudan a mejorar el sistema hormonal de las mujeres y otras que ayudan al sistema hormonal de los hombres.

Las mujeres que desean adelgazar utilizan la crema de progesterona natural para minimizar los efectos del estrógeno que es una hormona femenina que les engorda. Pero, hasta ahora no teníamos nada para ayudar al sistema hormonal de los hombres que desean adelgazar.

Estuvimos haciendo investigación y descubrimos que se podía mejorar el sistema hormonal de los hombres si se lograba aumentar de forma natural la producción de la hormona masculina *testosterona*. Los estudios científicos reflejan que después de los 30 años de edad los hombres van gradualmente perdiendo una parte de su producción de *testosterona*. Por ejemplo, se estima que a los 50 años de edad el cuerpo de un hombre produce aproximadamente un 50% de la cantidad de *testosterona* que producía cuando joven. A los 60 años se reduce a un 40% y a los 70 años la producción de *testosterona* puede ser tan baja como un 20% de lo que era originalmente.

Se sabe que la hormona *testosterona* es la que crea músculos fuertes y contribuye a tener un cuerpo bien definido. Por esto mismo cuando el hombre ya va entrando en edad su cuerpo empieza a ponerse más flácido, con menos músculos y con más grasa. La *testosterona* es una hormona que, al construir músculos grandes y fuertes en el cuerpo de un hombre, también contribuye a reducir la grasa del cuerpo ya que, de los tejidos del cuerpo, los músculos son los que más grasa consumen. Cuando un hombre hace ejercicios de resistencia como alzar pesas su cuerpo construye músculos y ello crea un aumento en la masa muscular. Los músculos a su vez consumen la grasa del cuerpo y crean un cuerpo delgado y bien definido. Si un hombre logra aumentar su producción natural de *testosterona* logrará también un aumento sustancial en su masa muscular y una reducción en la grasa del cuerpo. Al levantarse la producción de *testosterona* del hombre puede que no baje de peso debido a que los nuevos músculos pesan 2.5 veces más que la grasa pero su cuerpo cada vez será más esbelto y tendrá energía de sobra.

El otro beneficio que se recibe al aumentarse la producción natural de *testosterona* en el hombre es que puede tener un efecto muy positivo en su salud y funcionamiento sexual. La *testosterona* es la hormona que mantiene vivo el interés sexual hacia la pareja, además contribuye a la frecuencia y al sano disfrute de la actividad sexual de las parejas. Incluso hay estudios que reflejan que los hombres con niveles más altos de *testosterona* tienen muchos menos incidentes cardiovasculares.

Creamos un producto llamado TESTOSTERIN con el propósito de ofrecerle ayuda de tipo hormonal a los hombres. Este producto contiene un extracto de origen natural llamado TESTOFENÍ que en estudios clínicos demostró lograr un aumento de hasta 98% en la producción de *testosterona* del hombre. TESTOSTERIN contiene varios ingredientes dirigidos a crear una mayor producción de *testosterona* y varios antioxidantes que se utilizan para proteger la producción de óxido nítrico del cuerpo. El óxido nítrico es la molécula que permite que los hombres tengan una erección satisfactoria y fue el descubrimiento que dio pie a la creación del medicamento VIAGRA.

TESTOSTERIN, además de aumentar la producción de *testosterona*, logra un aumento en la producción de óxido nítrico. Este aumento del óxido nítrico no solamente es bueno para la actividad y salud sexual del hombre, también tiene el efecto de relajar el sistema cardiovascular y, en las personas con alta presión, puede ayudar a normalizarla relajando de forma natural la tensión de las arterias.

No está demás mencionar que los hombres que están activos sexualmente tienen una mejor disposición de mantener su peso y su figura. En el tema de mejorar el metabolismo y adelgazar, el estado emocional y la actitud general de la persona ante la vida son determinantes. El sexo saludable de la pareja fomenta el sentido de afinidad entre la pareja y es una excelente válvula para deshacerse del estrés. Como sabemos, el estrés produce otra hormona llamada *cortisol* que nos engorda y por eso la actividad sexual saludable puede contribuir a que tanto el hombre como la mujer puedan adelgazar sin tanto esfuerzo.

Hay varios estudios que reflejan que entre los hombres diabéticos los niveles de *testosterona* son bastante más bajos que entre los hombres que no padecen diabetes. Una de las consecuencias más funestas de la diabetes es que muchas veces produce impotencia en los hombres. TESTOSTERIN puede ser una gran ayuda para los hombres, sobre todo si el hombre es mayor de 30 años de edad o si padece de diabetes o alta presión.

EL POTASIO KADSORB

Cuando usted utiliza la Dieta 2x1 o 3x1 pasan ciertas cosas específicas en su cuerpo: se reducen los niveles de glucosa, su cuerpo produce menos *insulina* (la hormona que le engorda) y más *glucagona* (la hormona que le adelgaza) y su cuerpo también empieza a eliminar los excesos de grasa acumulada.

Todo esto es muy bueno porque usted se sentirá mejor y con más energía a la misma vez que empieza a adelgazar. Pero, la cosa no es tan simple. Cuando usted empieza a perder grasa su cuerpo se tiene que adaptar al nuevo estilo de nutrición de la Dieta 2x1 o 3x1. Ese proceso de adaptación, en algunos casos, revela una deficiencia del mineral *potasio* que existía en el cuerpo lo cual usualmente se refleja como una retención de agua o hinchazón sobre todo si usted tiene un sistema nervioso EXCITADO. En el cuerpo, los niveles de agua se mantienen controlados por una delicada relación de balance que existe entre la sal (sodio) y el *potasio*. La sal (sodio) retiene agua y el potasio la elimina. El mecanismo de las células que mantiene el balance se llama la "bomba de sodio-potasio". El sodio retiene el agua mientras el *potasio* la saca del cuerpo. Con la ayuda de ambos minerales el cuerpo trata de mantener el balance correcto de agua dentro y fuera de las células.

La sal (sodio) abunda en la mayoría de los alimentos ya que se utiliza como preservante. Las comidas preparadas o enlatadas tienden a tener un alto contenido de sal. Sin embargo el *potasio* principalmente se encuentra en las frutas, vegetales y ensaladas. Si usted no es del tipo de persona que acostumbra a comer mucha ensalada o vegetales seguramente tendrá una deficiencia de *potasio* en el cuerpo.

El cuerpo de las personas que están sobrepeso generalmente está repleto de sal (sodio) y por lo tanto tienden a padecer de alta presión arterial. La sal retiene el agua y al retenerse mayor volumen de agua dentro del cuerpo se obliga a la presión arterial a subir. El *potasio* tiene el efecto contrario de la sal. El *potasio* funciona como un diurético natural y obliga al cuerpo a orinar el exceso de sal lo cual incluso reduce la presión arterial.

Cuando alguien que está sobrepeso y cuyo cuerpo contiene un exceso de sal acumulada empieza a hacer la Dieta 2x1 o 3x1 es posible que note que su cuerpo empieza a retener agua. Si esto pasa es un indicador claro de que el cuerpo está demasiado deficiente del mineral *potasio*.

Si usted nota que al hacer la Dieta 2x1 o 3x1 su cuerpo retiene agua usted necesita suplementar su dieta con un suplemento de *potasio* para poder extraer la sal (sodio) del cuerpo. Las cápsulas de *potasio* vienen en un tamaño de dosis de 99 miligramos cada una. La dosis que se recomienda es de dos cápsulas de 99 mg por cada 25 libras de peso de su cuerpo. Por ejemplo, si su cuerpo pesa 200 libras usted necesitaría 16 cápsulas de *potasio* al día, divididas entre sus tres comidas.

En mi opinión y, basado en la experiencia con miles de personas que hemos ayudado a bajar de peso, no hay peligro alguno en consumir 16 o 20 cápsulas de potasio al día para compensar la sal (sodio) que contienen los alimentos de la dieta. Por ejemplo, 20 cápsulas diarias, que sería lo que utilizaría una persona con un peso de 250 libras, sumarían un total de 1,980 miligramos (20 x 99mg). Si usted se comiera dos bananas (le llamamos "guineos" en Puerto Rico) al día estaría consumiendo un total de 950 miligramos diarios ya que cada uno contiene 475mg de potasio. Es difícil pensar que dos bananas (guineos) al día le pondrían en peligro de una sobredosis de potasio. Lo mismo pasa con las 20 cápsulas de potasio si el peso de su cuerpo requiriera esa cantidad.

De hecho, si no fuera debido a que los guineos (bananas) son demasiado altos en carbohidratos, debido a su contenido de fructosa, le diría que se coma dos de ellos cada día. Pero desgraciadamente usted no adelgazaría al consumir tantos carbohidratos cada día. Por esta razón creamos Kadsorb, que es un suplemento que contiene una forma de potasio que es más absorbible, y de esa manera usted puede contrarrestar el sodio de la dieta y evitar que su cuerpo retenga un exceso de agua.

Hemos tenido cantidad de personas que nos han reportado que con la ayuda del suplemento Kadsorb y el MAGICMAG han logrado reducir la presión arterial o incluso estabilizar las condiciones de arritmia (pérdida de ritmo) del corazón. Lo ideal sería que cada día usted consumiera una buena cantidad de vegetales y ensalada para así ingerir el potasio necesario a través de la dieta. Pero, sea como sea, a la hora de mejorar el metabolismo su cuerpo necesitará la ayuda del *potasio* para balancear los niveles de sodio. El potasio es importante.

Magnesio "Milagroso",
El Suplemento Magicmag

La doctora Mildred Seelig, en su libro *"The Magnesium Factor"*, es definitivamente la mejor exponente de los estragos a la salud y al metabolismo que puede causar una deficiencia de *magnesio* y de los posibles beneficios de suplementar su dieta con este importante mineral. En este libro ella explica la estrecha relación que existe entre la deficiencia de *magnesio* con las condiciones de alta presión arterial, enfermedades cardiovasculares, diabetes y otras enfermedades crónicas. Es un libro lleno de referencias científicas y de mucho sentido común.

En mi práctica de más de veinte años relacionada a los temas de la obesidad y el metabolismo me han impresionado muchas cosas. Pero pocas me han impresionado tanto como los efectos beneficiosos que el *magnesio* puede tener sobre la salud y el metabolismo de algunas personas.

El magnesio se puede ingerir en cápsulas o en forma de polvo soluble. Las cápsulas de magnesio tienen una limitación: no se absorben bien. Si bien son muy efectivas para resolver el problema del estreñimiento en casi el 100% de los casos, su limitación es que no proveen el *magnesio* en una forma lo suficientemente absorbible como para reversar o corregir una deficiencia acumulada de *magnesio* a nivel de todas las células del cuerpo. O sea, las cápsulas trabajan excelentemente bien para el sistema intestinal y para el estreñimiento pero no proveen un sistema eficiente para suplir el *magnesio* al resto del cuerpo y así contrarrestar las deficiencias de *magnesio* que afectan a las personas con alta presión, problemas cardiovasculares, dolores musculares, diabetes, insomnio o exceso de estrés.

Según explica la doctora Mildred Seelig, y según hemos podido comprobar en las personas con sobrepeso o diabetes, las deficiencias de *magnesio* pueden causar los siguientes síntomas:

Alta presión arterial
Ansiedad o nerviosismo
Baja energía corporal
Baja tolerancia al estrés o irritabilidad
Dificultad para dormir, insomnio
Dolores de cabeza, migrañas
Dolores de espalda
Espasmos musculares y calambres
Estreñimiento
Exceso de tensión muscular
Fatiga o debilidad
Huesos frágiles, osteoporosis
Metabolismo lento, dificultad para adelgazar
Niveles de glucosa incontrolables (diabéticos)
Ritmo irregular del corazón (arritmia)
Síndrome premenstrual (PMS)

El *magnesio* es un mineral esencial que se adquiere a través de la dieta, principalmente de los vegetales y del consumo de ensaladas. De hecho, en las plantas y en la naturaleza predomina el color verde de las hojas, el cual es creado por el mineral *magnesio*. Fíjese que el color verde que es característico de la vegetación es producido por la llamada *clorofila*[1] que es la sustancia de color verde que permite que las plantas capturen y utilicen la energía solar para su sustento. La *clorofila* es de color verde debido a su alto contenido de *magnesio*, ya que el mineral *magnesio* sólo refleja el color verde de la luz solar, de la misma forma que el mineral hierro que contiene

---

[1] *Clorofila: es un pigmento (que da color) que se encuentra en las plantas y algas. Es utilizado por las plantas para producir la energía que se extrae de la luz solar. Su nombre deriva del griego "cloros" que quiere decir "verde".*

la sangre sólo refleja el color rojo y por lo cual la sangre humana se ve de ese color.

Se estima que más del 80% de la población está deficiente de *magnesio* aunque el énfasis principal de la mayoría de los profesionales de la salud ha sido el recomendar que se suplemente la dieta con calcio. Fíjese que tanto el calcio como el *magnesio* son de suma importancia para el cuerpo humano. Estos dos minerales, calcio y *magnesio*, tienen efectos opuestos y ambos son vitales para el cuerpo. Pero, lo que explica la doctora Seelig es que las investigaciones y estudios clínicos apuntan al hecho de que <u>es mucho más prevaleciente la deficiencia de *magnesio* que la de calcio en nuestra población</u>.

Debe saber que la asimilación del calcio es imposible para el cuerpo si falta el *magnesio*. Hay personas que están consumiendo altas dosis de calcio debido a que su médico les recomendó suplementar con calcio por una condición de osteoporosis y en realidad sus cuerpos no logran asimilar el calcio debido a una deficiencia de *magnesio* que se los evita. El calcio que se ingiere y que no se logra asimilar se empieza a acumular en los tejidos, lo que produce una rigidez que puede aumentar la presión sanguínea por su efecto calcificante[1] en las paredes de las arterias. Sin el *magnesio* no se puede aprovechar el calcio.

Las deficiencias de *magnesio* son causadas por varios factores: un escaso consumo de vegetales y ensalada, condiciones de estrés emocional, algunos medicamentos (diuréticos, antibióticos, píldoras contraceptivas, insulina, cortisona), ejercicio severo, diabetes, problemas digestivos o un exceso de calcio en la dieta. Incluso se ha visto que muchos de los niños que son diagnosticados con el llamado "Déficit de Atención" o "Hiperactividad" en realidad lo que les pasa es que están deficientes de *magnesio*, lo cual mantiene a su sistema nervioso en un estado de constante excitación.

---

[1] *Calcificante: que añade calcio por lo cual endurece las células y resta flexibilidad.*

En un capítulo anterior titulado "Todos no somos iguales" le explicaba el concepto de lo que es un sistema nervioso EXCITADO versus un sistema nervioso PASIVO y su respectivo efecto sobre el metabolismo humano. Ahora me gustaría explicarle que el *magnesio* y el calcio trabajan en conjunto para excitar o tranquilizar el sistema nervioso. Por ejemplo, el calcio es el mineral que permite la contracción de los músculos y el *magnesio* es el que permite la relajación de los músculos. En ese sentido, el calcio y el *magnesio* en realidad representan los dos lados de una misma moneda.

Las personas que tienen un sistema nervioso EXCITADO necesitan más *magnesio* que las personas que tienen un sistema PASIVO. De hecho, las personas que tienen un sistema nervioso PASIVO generalmente requieren aumentar su consumo de calcio (excitante). El *magnesio* es tranquilizante y relajante mientras que el calcio es excitante y energizante. Por eso, para ayudar a corregir un estado de exceso de excitación, insomnio o contracción muscular (espasmos musculares) hace falta añadir más *magnesio* a la dieta.

Siempre que existen condiciones estresantes aumenta el flujo del calcio hacia el interior de las células y se reduce el contenido del *magnesio* en ellas. Generalmente hay por lo menos 10,000 veces más *magnesio* que calcio dentro de las células. Pero, cuando se dispara una condición de estrés el *magnesio* se reduce y el calcio se hace dominante, lo cual excita al sistema nervioso mientras contrae la musculatura y el sistema cardiovascular. Esto aumenta la tensión muscular y vascular (de las arterias) lo que a su vez sube la presión arterial. Es por esto que una mala noticia o pasar un "mal rato" le puede subir la presión arterial a una persona.

Observe que los medicamentos modernos más importantes que existen para tratar de controlar la alta presión son los llamados "bloqueadores de calcio" ("calcium channel blockers" en inglés). Al bloquear los excesos de calcio que se acumulan en las paredes del sistema cardiovascular estos medicamentos logran una relajación que se traduce a una presión arterial más baja y de esta forma controlan la alta presión. Bueno, el *magnesio* es, de forma natural, el "bloqueador de calcio" más eficiente que tiene el cuerpo humano. Por eso, en muchos casos se logra reducir la presión arterial cuando se suplementa la dieta con suficiente *magnesio*; sobre todo si se acompaña con un suplemento de potasio (el potasio no es recomendado para personas con problemas renales sin la supervisión de su médico). El *magnesio* y el potasio trabajan en conjunto para activar la llamada "bomba de sodio/potasio" de las células lo cual obliga al cuerpo a orinar el exceso de sodio (sal) que aumenta la presión arterial. Si esto se acompaña con un consumo adecuado de agua que provea una buena hidratación y que ayude a remover el exceso de sodio (sal) que mantiene la presión excesivamente alta, generalmente la alta presión sede o se reduce significativamente. Por favor, <u>no se le ocurra tratar de controlar su presión arterial o reducir su medicamento para la alta presión sin la ayuda de su médico</u>. El punto importante aquí es que el *magnesio* puede ser de gran ayuda para su metabolismo y para su salud, especialmente cuando se acompaña con un "estilo de vida" saludable como el que se recomienda en este libro.

Los diabéticos están mucho más deficientes de *magnesio* que el resto de la población, al igual que las personas con hipoglucemia (bajones de azúcar). Se estima que esto se debe al hecho de que el cuerpo humano no puede construir su hormona *insulina* sin el *magnesio* ya que el *magnesio* es parte integral de la molécula de la *insulina*. Las personas con estados de depresión también están mucho más deficientes de *magnesio*. Se sabe que el *magnesio* participa y es esencial a más de 300 de las enzimas que el cuerpo humano necesita para funcionar adecuadamente. Los envejecientes padecen mucho de esta deficiencia y se les refleja en estreñimiento, dolores musculares, huesos débiles y dificultad para dormir o relajarse. Muchas personas adultas padecen de osteoporosis (huesos porosos y frágiles) simplemente porque su cuerpo no puede absorber el calcio debido a la deficiencia de *magnesio* que parece ser epidémica. Otros observan que su arritmia (ritmo irregular del corazón) se mejora o se resuelve cuando logran suplementar su dieta con suficiente *magnesio*. El *magnesio* es un mineral que protege al corazón y hay estudios que demuestran que las personas que han tenido ataques al corazón se benefician con la suplementación de este importante mineral. En fin, el *magnesio* tiene muchos posibles beneficios a la salud y al metabolismo humano.

Estuve mucho tiempo buscando una forma de *magnesio* que fuera lo suficientemente absorbible como para resolver una deficiencia que se había acumulado por muchos años. Finalmente encontré la formulación que llamamos MAGICMAG o "magnesio mágico". Esta forma de magnesio en polvo tiene la cualidad de que se absorbe de forma efectiva y además tiene buen sabor, lo cual es bastante importante cuando uno desea suplementar la dieta con *magnesio* por suficiente tiempo como para resolver una deficiencia. Se puede consumir como si fuera un té ya que sólo requiere un vaso o taza con agua caliente y se disuelve con facilidad. El MAGICMAG contiene la forma más absorbible del *magnesio* y el cual ha sido "ionizado" (activado molecularmente) para que las células le permitan su entrada.

Las dosis para las necesidades de cada persona varían de acuerdo a su condición de salud y a su deficiencia acumulada. Se empieza con una pequeña dosis de media cucharadita diaria y se va subiendo gradualmente hasta 3 cucharaditas o más cantidad según la necesidad. Es importante subir la dosis de forma gradual para darle una oportunidad al cuerpo de incorporar el *magnesio* dentro de las células, que es donde se necesita. Cuando la dosis se hace excesiva lo que se produce es una diarrea debido al efecto relajante que tiene el *magnesio* sobre el sistema intestinal. La idea es que cada persona va probando las distintas dosis hasta que localiza cuál es la dosis correcta para su cuerpo, que siempre resulta ser la dosis máxima que se pueda ingerir sin que se produzca una diarrea. Puede que usted le sorprenda que su propia deficiencia acumulada de *magnesio* sea tan severa que pasen varios días de dosis altas de *magnesio* antes de que su cuerpo le dé la señal de que ya se sobrepasó de la dosis máxima correcta al causarle una leve diarrea.

Al *magnesio* le llaman "el mineral anti-estrés". Ciertamente, muchos de nosotros vivimos rodeados de un exceso de estrés causado en parte por la tormenta de malas noticias que los medios noticiosos tan efectivamente nos comunican a diario. Tómese su dosis de *magnesio*, respire hondo, relájese aunque sea por un instante y verá que el estrés de la vida, los problemas de salud, la diabetes y el "metabolismo lento" se pueden controlar.

EL SUPLEMENTO CONSTIPEND

Uno de los obstáculos que es causante de un "metabolismo lento" es tener un intestino congestionado, lo cual causa un movimiento intestinal demasiado lento o lo que llamamos "estreñimiento". Lo mínimo aceptable es ir al baño aunque sea una vez al día y lo ideal sería tener una eliminación 2 a 3 veces al día. Cuando esto no pasa, las paredes del intestino se van llenando de una capa pegajosa y resinosa que dificulta la absorción de los nutrientes. Especialmente si la persona no acostumbra consumir suficiente agua a diario, las heces fecales[1] se compactan contra las paredes del intestino y se produce una congestión que no solamente dificulta la absorción sino que además crea un estado extremadamente tóxico en el cuerpo que a su vez contribuye a un "metabolismo lento".

Me da algo de pena decirlo, pero esa "barriga" u obesidad abdominal que se resiste a reducirse en tamaño, aun cuando la persona está haciendo constantes ejercicios abdominales, muchas veces no es otra cosa que el reflejo de un intestino congestionado. Se ha podido comprobar en los exámenes de autopsias[2] que la acumulación de residuos y heces fecales puede llegar a hacer que el intestino se expanda hasta 2 o 3 veces su diámetro (ancho o grosor) normal. Un intestino cuyo diámetro se ha expandido por la acumulación de residuos de muchos años crea a su vez un abdomen notablemente expandido y por supuesto no se puede resolver con ejercicio porque no es un problema de exceso de grasa sino de exceso de residuos intestinales. Los médicos que practican las autopsias ya no se sorprenden cuando encuentran en

---

[1] *Heces fecales: los excrementos, materia fecal o desperdicios que se generan como producto final del proceso de la digestión de los alimentos.*
[2] *Autopsia: un procedimiento médico en el cual se examinan los tejidos y órganos del cuerpo de una persona después de muerto con el fin de obtener información sobre la causa, naturaleza, extensión y complicaciones de la enfermedad o accidente que sufrió en vida.*

las paredes del intestino los residuos de alimentos como granos de maíz y otros que son de difícil digestión y que la persona ingirió hace muchísimos años atrás.

Cuando el cuerpo está excesivamente tóxico por acumulación de heces fecales en las paredes del intestino el metabolismo se reduce y la persona no logrará adelgazar. En estos casos muchas veces empiezan a aflorar problemas con hemorroides, con alergias o con la piel, simplemente porque el cuerpo está excesivamente tóxico debido a la congestión intestinal.

La causa principal de la celulitis[1] o "piel naranja" en los glúteos (nalgas) o caderas, que tanto angustia a las mujeres y que crea un mercado millonario para cremas, liposucciones y otra multitud de remedios, lo es el estreñimiento y la acumulación de residuos y heces fecales que impactan las paredes del intestino. En fin, el intestino se convierte en una "tubería tapada" que acumula tóxicos y además crea un ambiente propicio para bacterias, hongos y parásitos.

Este tema del estreñimiento puede ser algo desagradable pero es necesario que se entienda en honor a la verdad. No se puede resolver un problema que uno mismo no sabe ni que existe.

Por otro lado, las mujeres padecen mucho más de la tiroides que los hombres. Según las estadísticas existen 8 mujeres con problemas de tiroides por cada hombre que padece de la tiroides. Por esta razón el estreñimiento es un problema que afecta mucho más a las mujeres que a los hombres.

No recomiendo el uso repetido y habitual de los laxantes debido a que generalmente trabajan a base de irritar al delicado

---

[1] *Celulitis: el término "celulitis" es un término médico que significa "inflamación de las células". Pero, cuando se usa para describir la "piel naranja" o la acumulación de grasas en los glúteos o caderas ello se refiere a la congestión que se nota debajo de la piel de los glúteos o caderas y que afea el área por lo cual crea un problema de belleza (estética) para las mujeres.*

tejido del intestino, como pasa con los suplementos a base de "cáscara sagrada". De forma muy distinta a lo que haría un laxante, CONSTIPEND es un producto formulado para combatir el estreñimiento a base de regular el movimiento intestinal, descongestionar el intestino, limpiar el intestino de hongos, bacterias y parásitos mientras se ayuda a regenerar el tejido intestinal.

En principio CONSTIPEND trabaja a base de descongestionar, limpiar y ayudar a regenerar los tejidos del intestino sin causar irritación. Si se acompaña con el uso del magnesio en polvo MAGICMAG generalmente se resuelven hasta los casos más graves de estreñimiento dado que la gran mayoría de la población está deficiente de magnesio, lo cual es una de las causas principales del estreñimiento.

Para tener un buen metabolismo hace falta evitar la acumulación de tóxicos en el intestino logrando un movimiento intestinal adecuado y para ese propósito CONSTIPEND puede ser de gran ayuda.

ENZIMAS HELPZYMES

A la hora de mejorar el metabolismo, es importante saber que lo que alimenta al cuerpo no es lo que nosotros comemos, sino lo que nuestro cuerpo digiere y absorbe. Para que un alimento (proteína, carbohidrato o grasa) y sus nutrientes (vitaminas y minerales) puedan servir de combustible al metabolismo, primero tienen que ser absorbidos. Hay cantidad de personas con problemas de "metabolismo lento" cuyo problema principal es que su cuerpo no tiene una buena digestión, por lo cual ni los mejores alimentos ni los mejores nutrientes le pueden beneficiar.

Es usual que, entre las personas que están sobrepeso, con obesidad o con condiciones como diabetes, existan problemas digestivos que se reflejan en acidez estomacal, gases intestinales, estreñimiento, reflujo y hasta mal olor en el cuerpo, debido a los alimentos que se descomponen dentro del cuerpo por falta de una buena función digestiva. La industria farmacéutica promueve todo tipo de medicamentos "antiácidos" ya que la mala digestión es un problema bien generalizado, que se agrava según la persona va entrando en edad. Entre los envejecientes el problema puede llegar a ser crónico y muchos de ellos no responden a una buena nutrición, simplemente porque su sistema digestivo no hace lo que debería de hacer.

Para colmo se ha descubierto que según aumentamos en edad, muchos de nosotros empezamos a padecer de una producción ineficiente del ácido clorhídrico (también llamado "ácido hidroclórico") en nuestro estómago. Este ácido, que es vital a la digestión, es el que permite que los alimentos puedan ser absorbidos por las células del cuerpo, en combinación con las enzimas digestivas, y así ser utilizados por el metabolismo. Algunos de los que hoy en día padecen de problemas digestivos o acidez estomacal pueden recordar una época anterior donde podían comer casi cualquier cosa y no tenían problemas digestivos

349

ni acidez. Pero muchos años de abuso al sistema digestivo, azúcar, dulces, refrescos carbonatados combinados con años de mala hidratación, llegan a tener su costo en un sistema digestivo poco eficiente.

La digestión es un proceso VITAL que determina la diferencia entre una buena salud y un cuerpo lleno de energía o un cuerpo enfermo y débil con un "metabolismo lento", que se vuelve pausado y obeso. Si fuéramos a comparar un cuerpo con un carro diríamos que los alimentos son el combustible o la gasolina del cuerpo, y que la digestión hace el equivalente de lo que hace el carburador del motor de un carro, que es el que hace disponible el combustible al motor para crear la energía. Aunque usted llene el tanque de su carro con la mejor gasolina del mundo, su carro no tendrá buena energía si el carburador no hace su función de proveerle la gasolina en una forma que el motor la pueda utilizar. Con la digestión es la misma situación. Si no existe una buena capacidad digestiva, no hay Dieta 2x1 ni Dieta 3x1 que le salve. Para tener un buen metabolismo necesitamos tener una buena digestión.

Además, el ácido clorhídrico que produce el estómago es el que evita que sobrevivan las bacterias o parásitos que puedan venir ocultos en la comida que usted ingiere. O sea, ese ácido estomacal es una parte integral de su sistema de defensa. Por tal razón las personas que padecen de una mala digestión también tienen más problemas de infecciones de bacterias y parásitos, lo cual también reduce el metabolismo y descontrola las condiciones como la diabetes.

A través de todos estos años hemos trabajado con miles de personas que tenían problemas digestivos, lo cual se reflejaba en un "metabolismo lento" o en una recuperación demasiado lenta de sus enfermedades. Me di a la tarea de investigar qué estaba pasando con estas personas que no mejoraban tan rápido como los otros, y encontré que muchos de ellos tenían un sistema digestivo comprometido. Entonces comencé a buscar cómo se les podía ayudar y descubrí que convenía suplementarles con enzimas digestivas y ácido clorhídrico. Trabajé en combinación con especialistas en enzimas digestivas y pude desarrollar un suplemento para ayudar a estas personas a recuperar su digestión. Este suplemento contiene varias enzimas digestivas proteolíticas (que sirven para absorber las proteínas), enzimas para digerir eficientemente los carbohidratos y también los aceites y las grasas. Este suplemento de enzimas digestivas y ácido clorhídrico se llama HELPZYMES. Para las personas que padecen de reflujo, cansancio después de comer (por la mala digestión), acidez estomacal o mal olor en el cuerpo, las enzimas HELPZYMES son de mucho beneficio.

A la hora de formular las enzimas HELPZYMES me di cuenta de que la industria de suplementos de enzimas digestivas estaba llena de ofrecimientos poco éticos, en el sentido de que algunos fabricantes pretendían ofrecer enzimas digestivas sin que pudieran comprobarse la ACTIVIDAD de dichas enzimas. O sea, que pretendían vender enzimas digestivas "por peso", lo cual es completamente ilógico dado que no es el peso ni la cantidad de una enzima lo que logra una buena digestión sino su ACTIVIDAD COMPROBADA para digerir proteínas, carbohidratos o grasas. Después de bastante buscar encontré fabricantes más confiables que podían proveernos con los análisis de laboratorios que certificaban el nivel de ACTIVIDAD digestiva que tenían sus enzimas. Aun en el campo de los "productos naturales" existe la motivación por el dinero, que muchas veces causa ofrecimientos de productos que prometen una ayuda que no pueden cumplir.

Las enzimas HELPZYMES se formularon especialmente para ayudar a las personas con "metabolismo lento", por lo cual tienen un alto contenido de las enzimas como "pancreatina", que ayudan a digerir las proteínas que activan el metabolismo. Adicionalmente se le reforzó el contenido la enzima "lipasa", que es la enzima que rompe la grasa, porque ayuda a la persona a adelgazar, además de que contribuye a remover los triglicéridos o grasas que se acumulan en las paredes de las arterias.

Los resultados con las enzimas HELPZYMES se hacen notar, ya que la persona que antes tenía problemas digestivos o acidez estomacal empieza a sentir que puede comer menos comida y su hambre se reduce, lo cual es el resultado de una mejor digestión y absorción. Las enzimas HELPZYMES no necesariamente tienen que usarse para siempre, dado que el sistema digestivo también tiene capacidad de recuperarse con el "estilo de vida" y la buena hidratación que se propone en este libro.

La condición de una producción deficiente de ácido hidroclórico está íntimamente asociada a los problemas con la glándula tiroides. Los problemas con la glándula tiroides reducen la producción del ácido hidroclórico del estómago y eso crea una digestión ineficiente que agrava el "metabolismo lento". Por tal razón reforzamos las enzimas HELPZYMES con una dosis de ácido hidroclórico, ya que sabemos que muchos de los que hoy padecen de "metabolismo lento" tienen problemas con su glándula tiroides.

A la hora de mejorar el metabolismo la buena digestión y absorción es VITAL.

GLOSARIO – DEFINICIONES DE LAS PALABRAS

Aceites poliinsaturados: Los aceites y las grasas están construidos de moléculas compuestas de átomos de carbón, hidrógeno y oxígeno. Cuando todos los átomos de carbón de un aceite están unidos a átomos de hidrógeno se le llama un aceite o una grasa saturada (grasa de cerdo, aceite de coco, etc.). Si existen átomos de carbón que no están unidos a átomos de hidrógeno entonces el aceite es un aceite poliinsaturado (aceite de maíz, aceite vegetal, etc.). Los aceites que no están saturados de hidrógeno reaccionan al oxígeno en el ambiente y se pueden oxidar o pudrir. Los aceites poliinsaturados son aquellos aceites que contienen una gran cantidad de átomos de carbón que no están unidos a átomos de hidrógeno y por lo tanto reaccionan al oxígeno y pueden oxidarse o pudrirse si no están refrigerados.

Adaptógeno: Los adaptógenos son sustancias naturales que fueron descubiertas por los rusos y estuvieron siendo estudiadas de forma secreta por los científicos de la antigua Unión Soviética desde el 1947 hasta el 1991 cuando se disolvió el régimen comunista en Rusia. Son sustancias que tienen propiedades que ayudan al cuerpo a adaptarse a todo tipo de situación adversa como estrés, cansancio, agotamiento o frío. Los adaptógenos se han utilizado con éxito para aumentar el metabolismo y la energía del cuerpo además de combatir una gran cantidad de enfermedades y condiciones como depresión, hipotiroidismo, diabetes u obesidad.

Almidón: Los carbohidratos como papa, yautía, yuca, batata y otros tubérculos están compuestos de almidón. El arroz también es un almidón. Los almidones son moléculas compuestas de azúcares simples las cuales el cuerpo convierte en glucosa con mucha facilidad.

Carbohidratos: Los carbohidratos son alimentos como pan, arroz, papa, harinas de distintos granos (maíz, trigo, cebada, etc.), pasta, vegetales, frutas y azúcares. A los carbohidratos también se les llama "hidratos de carbono" y son por definición moléculas de azúcares como glucosa, fructosa, lactosa y otras. El cuerpo humano utiliza la glucosa (azúcar de la sangre, carbohidratos) como fuente de energía para las células. Se les llama carbohidratos porque contienen los elementos carbón e hidrógeno junto con el elemento oxígeno.

Colesterol: Sustancia natural producida por el cuerpo humano y por los animales. El colesterol es la materia de construcción principal de muchas de las hormonas como estrógeno (hormona femenina) y testosterona (hormona masculina). Prácticamente todas las células del cuerpo contienen colesterol con excepción de las células de los huesos. Hay colesterol que es llamado "colesterol bueno" (HDL, "*high density lipoprotein*") y uno llamado "colesterol malo" (LDL, "*low density lipoprotein*").

Cortisol: Su nombre verdadero es "glucocorticosteroide" o cortisona. Esta hormona se produce en las glándulas adrenales que están localizadas en la parte de arriba de cada uno de nuestros dos riñones. La palabra "*cortisol*" es el nombre en inglés de esta hormona. Es una hormona que se produce en respuesta al estrés y cuyo efecto incluye acciones como aumentar los niveles de glucosa en la sangre (por eso engorda), destruir algunos músculos para convertirlos en aminoácidos que el cuerpo pueda usar para producir energía (al destruir los músculos crea la piel flácida), reducir la acción del sistema inmune (crea más probabilidad de infecciones de bacterias, virus, hongos o parásitos) y reducir cualquier inflamación del cuerpo.

Enzima: Las enzimas son proteínas que participan en lograr cambios y transformaciones de otras substancias. Por ejemplo, hay una enzima que transforma el colesterol y lo convierte en la hormona *estrógeno*. Hay distintas enzimas que se utilizan para poder digerir las grasas, las proteínas y los carbohidratos. Existen enzimas en el cuerpo cuya función principal es desactivar las sustancias tóxicas que penetran el cuerpo. Algunas enzimas rompen las uniones que existen entre los átomos de un alimento y de esa forma liberan la energía contenida en el alimento. Hay enzimas involucradas en todos los procesos del cuerpo.

Goitrógenos: Sustancias naturales o químicas que han demostrado que suprimen la función de la glándula tiroides. Todo lo que suprima la función de la glándula tiroides reduce el metabolismo. Algunos goitrógenos naturales están contenidos en la soya. El fluoruro de la pasta de dientes es uno de los goitrógenos porque reduce la producción de hormonas de la tiroides.

Hipertiroidismo: Es una condición en la cual la glándula tiroides produce un exceso de las hormonas de la tiroides. Esto causa pérdida de peso, palpitaciones, alta presión, insomnio, ataques de pánico, dificultad para concentrarse, cansancio continuo y nerviosismo, entre otras.

Hipoglucemia: La palabra "hipoglucemia" quiere decir "azúcar (glucosa) baja" en la sangre. El prefijo "hipo" quiere decir "bajo" o "baja" y "glucemia" viene de "glucosa". Contrario a los diabéticos que tienen la glucosa demasiado alta las personas con hipoglucemia por momentos tienen la glucosa demasiado baja. Tener la glucosa demasiado baja causa temblores, mareos, sudor y desorientación mental. Se estima que prácticamente todos los diabéticos pasaron por estados de hipoglucemia antes de llegar a la condición llamada diabetes.

Hipotiroidismo: Condición en la cual la glándula tiroides produce una cantidad insuficiente de las hormonas que controlan el metabolismo y la temperatura del cuerpo. Esta condición se caracteriza por síntomas como depresión, caída del pelo, frío en las extremidades, estreñimiento, resequedad en la piel, dificultad para adelgazar, cansancio continuo, problemas digestivos e infecciones continuas. Es una condición que no siempre se detecta en las pruebas de laboratorio y que puede existir subclínicamente (sin que se detecte con facilidad en los análisis de laboratorio).

Insulina: Una hormona importantísima que se produce en el páncreas y que es la que permite que la glucosa sea transportada hasta las células para ser utilizada como fuente de energía para el cuerpo humano. Es la hormona que permite la acumulación de grasa en el cuerpo cuando existe un exceso de glucosa que no es utilizado por las células. Los diabéticos tienen problemas relacionados a esta hormona y en algunos casos tienen que inyectársela si su páncreas ya ha sufrido daño y no produce suficiente de ella.

Metabolismo: La suma de todos los procesos y de todos los cambios químicos que utiliza el cuerpo para convertir los alimentos y los nutrientes en energía para sobrevivir. La palabra que mejor define al *metabolismo* es la palabra *movimiento*. El *metabolismo* tiene que ver con todos los *movimientos* del cuerpo humano.

Mofongo: En la comida típica de Puerto Rico existe un plato preparado con plátano frito y luego majado que se llama "mofongo". Se dice que es un plato que originaron los esclavos africanos de Puerto Rico en la época colonial. El nombre "mofongo" es de origen africano. Las personas de la República Dominicana tienen uno parecido al que le llaman "mangú" que aparentemente también fue originado por los esclavos de origen africano. El plátano es un almidón muy alto en carbohidratos. Es sabroso, pero si se abusa engorda.

Osteoporosis: Condición que afecta principalmente a las mujeres que están en su menopausia y en la cual se va perdiendo parte de los huesos de una mujer. Al perderse hueso se crean como si fueran unos poros en los huesos y eso aumenta el riesgo de fracturas a los huesos por cualquier simple golpe o caída.

Proteína de whey: De la leche se extraen varios tipos de proteínas como caseína y whey. En español el "whey" significa "suero de leche". El whey ha demostrado ser el tipo de proteína que más acelera el metabolismo humano e incluso su consumo tiene un efecto protector porque potencia el sistema inmune del cuerpo. Para bajar de peso o para mejorar el metabolismo no existe ninguna proteína más apropiada que la proteína de whey.

Proteínas: Las proteínas son materias como carnes, quesos y huevos. Las proteínas están compuestas de aminoácidos. Muchos aminoácidos juntos construyen una proteína. Muchas de las hormonas como la *insulina* son proteínas. Las enzimas digestivas también son proteínas porque están compuestas de aminoácidos. La palabra "proteína" se origina de la palabra "*protas*" del idioma griego la cual quiere decir "de importancia primaria".

Testosterona: La *testosterona* es una hormona que crea las características masculinas del hombre (mayor musculatura, voz de tono más bajo y pelo facial. Es también la hormona que controla el deseo sexual tanto en el hombre como en la mujer. El cuerpo de los hombres va perdiendo su capacidad de producción de *testosterona* según el hombre envejece.

Triglicéridos: Los triglicéridos son grasas. Todas las grasas y todos los aceites son triglicéridos. Se les llama así porque las moléculas de todas las grasas y de todos los aceites siempre contienen 3 (tri) líneas de extensiones compuestas de ácidos grasos unidas a un espinazo de glicerina. De ahí viene la palabra *triglicérido.* El tipo de ácido graso que compone la extensión es lo que determina si es aceite de oliva, de maíz o de cualquier otro tipo.

Tubérculos: alimentos como yuca, yautía, malanga, batata y otros que crecen debajo de la tierra y que están principalmente compuestos de almidones. Los almidones son moléculas de azúcar que se convierten en glucosa con mucha facilidad.

Yodo (Iodo): Mineral esencial que utiliza la glándula tiroides para poder construir las hormonas T4 y T3 que mueven el metabolismo y permiten la creación de energía a nivel de todas las células del cuerpo. El yodo es también necesario para la salud y el buen funcionamiento de otras glándulas del cuerpo como las glándulas mamarias (senos), ovarios, próstata y adrenales. Hay varios otros compuestos tóxicos al cuerpo que compiten y desplazan al yodo en las células del cuerpo lo cual puede causar hipotiroidismo. Por ejemplo, el cloruro que contiene la sal yodada compite con el yodo ya que la sal contiene 30,000 veces más cloruro que yodo. Lo mismo pasa con el fluoruro que contiene la pasta de dientes que interfiere con la absorción del yodo. De igual forma el bromuro que le añaden al pan y a las harinas de trigo bloquea la entrada del yodo. También el mercurio de las amalgamas dentales desplaza al yodo y afecta negativamente a la tiroides.

LECTURAS RECOMENDADAS Y RECURSOS DE INFORMACIÓN

Aceite de coco:
The Healing Miracles of Coconut Oil – Bruce Fife, N.D.

Eat Fat Look Thin - Bruce Fife, N.D.

Aceites y grasas:
Fats that Heal, fats that Kill – Udo Erasmus

Adaptógenos:
The Scientific Validation of Herbal Medicine – Daniel B. Mowrey, Ph. D.

Artic Root (Rhodiola Rosea) The Powerful New Ginseng Alternative – Carl Germano, R.D., C.N.S., L.D.N. and Zakir Ramazanov. Ph. D.

The Rhodiola Revolution – Richard P. Brown, M.D. and Patricia L. Gerbarg, M.D.

Effective Natural Stress and Weight Management Using Rhodiola Rosea and Rhododendron Caucasicum –   Dr. Zakir Ramazanov and Dr. María del Mar Bernal Suárez

Adicción a los carbohidratos:
The Hidden Addiction and How to Get Free – Janice Keller Phelps, M.D. and Alan E. Nourse, M.D.

Sugar Blues – William Dufty

The Carbohydrate Addict's Diet - Rachael F. Heller and Richard F. Heller

Aminoácidos L-Tirosina y L-Glutamina:
The Healing Nutrients Within – Eric R. Braverman, M.D.

CoQ10:
The Coenzyme Q10 Phenomenon– Stephen T. Sinatra, M.D., F.A.C.C.

Diabetes:
Dr. Bernstein's Diabetes Solution - Richard K. Bernstein, M.D.

Estrés y *cortisol*:
The Stress of Life- Hans Selye, M.D. (Ganador del Premio Nobel de Física en 1967)

The Cortisol Connection – Shawn Talbott, Ph. D.

Hongo *candida albicans*:
The Yeast Connection Handbook – William G. Crook, M.D.

Candida Albicans: The Quiet Epidemic – Stanley Weinberger, C.M.T.

The Yeast Syndrome – John Parks Trowbridge, M.D. and Morton walker, D.P.M.

The Missing Diagnosis – C. Orian Truss, M.D.

Hormona progesterona:
What Your Doctor May Not Tell You About Menopause – John R. Lee, M.D.

Natural Progesterone – John R. Lee, M.D.

Hormona testosterona:
Testosterone for Life
Abraham Morgentaler, M.D.

Importancia del agua:
Your Body's Many Cries for Water – F. Batmanghelidj, M.D.

Intolerancias a alimentos:
False Fat Diet – Elson M. Haas, M.D.

Leche:
Don't Drink Your Milk! – Frank A. Oski, M.D.

Metabolismo estancado:
Natural Hormonal Enhancement – Rob Faigin

Nutrición para adelgazar:
Protein Power – Michael R. Eades, M.D. and Mary Dam Eades. M.D.

Relación de la nutrición con distintas enfermedades:
Nutrition and Physical Degeneration – Weston A. Price, D.D.S

Life Without Bread – Christian B. Allan, Ph. D. & Wolfgang Lutz, M.D.

Tiroides y Yodo:
Thyroid Power – Richard L. Shames, M.D. and Karilee Halo Shames, R.N., Ph. D.

The Thyroid Diet – Mary J. Shomon

Wilson's Temperature Syndrome – E. Denis Wilson, M.D.

Solved: The Riddle of Illness – Stephen E. Langer, M.D. and James F. Scheer

Hypo-thyroidism: The Unsuspected Illness – Broda O. Barnes, M.D. and Lawrence Galton

Iodine: Why You Need It, Why You can't Live Without It – David Brownstein, M.D.

Trampolín rebotador:
The Miracles of Rebound Exercise – Albert E. Carter

Rebound Exercise, The Ultimate Exercise for The New Millenium – Albert E. Carter

Vitaminas, minerales y hierbas naturales:
New Vitamin Bible – Earl Mindell, R.P.H., Ph.D.

The Miracle of Magnesium – Carolyn Dean, M.D., N.D.

The Magnesium Factor
Mildred S. Seelig, M.D., MPH.

Clear Body, Clear Mind – L. Ronald Hubbard

RECURSOS ADICIONALES

NaturalSlim, Inc.   **www.NaturalSlim.com**
Oficinas centrales de NaturalSlim
con servicio directo a Puerto Rico y la República Dominicana
Teléfono Cuadro Central 787-763-2527
Reciba ayuda profesional y personalizada de un *Consultor en Metabolismo Certificado (CMC),* para mejorar el metabolismo y adelgazar. Especialidad en casos de personas que ya han experimentado varios fracasos debido a un metabolismo lento, diabetes o hipotiroidismo.

NaturalSlim Estados Unidos   **www.us.NaturalSlim.com**
Clearwater, Florida, USA.
Teléfono libre de cargos: 1-888-348-7352
Cuadro central Tel. 727-578-1600
Ofrece consultorías con *Consultores en Metabolismo Certificados (CMC)* y productos para mejorar el metabolismo a las personas que residen en los Estados Unidos continentales.

www.MetabolismoTV.com
Canal de TV de Internet y videoblog interactivo sobre el metabolismo y la salud. Vea los últimos episodios en videos donde Frank Suárez explica los temas más interesantes sobre sus últimos descubrimientos y la tecnología del metabolismo. También puede verlos en nuestro canal de YouTube www.youtube.com/MetabolismoTV o en la aplicación para iPhone (MetaTV).

www.ElPoderDelMetabolismo.com
Sitio de internet donde se pueden ver videos de personas que han bajado de peso con la ayuda de este libro. También para ordenar copias adicionales de este libro incluyendo las copias en formatos digitales PDF, iBook, Nook y Kindle.

Unimetab.com

Unimetab es el centro de estudio virtual más completo que existe sobre los temas del metabolismo y la salud. Unimetab quiere decir "metabolismo único" ya que con el poder de nuestro metabolismo se pueden mejorar la mayoría de las condiciones de salud, además de adelgazar. Se ofrecen cursos desde básicos hasta avanzados, basados en las investigaciones y descubrimientos del especialista en obesidad y metabolismo, Frank Suárez.

Los cursos tienen videos educaciones especiales hechos por Frank, exámenes de comprobación después de cada lección, gráficas y fotos ilustrativas de cada concepto, ejercicios de práctica, y un certificado oficial firmado por Frank. Los cursos se pueden hacer en el teléfono móvil, tableta o computador, en el tiempo en que a cada persona le sea más conveniente 24/7. El material del curso se puede revisar o utilizar como referencia futura, ya que continuará estando accesible para los estudiantes de Unimetab de forma permanente. Visítenos en www.unimetab.com.

Dr. Carlos Cidre

Manatí, Puerto Rico
Tel. 787-884-3139
El doctor Carlos Cidre es el médico consultor de NaturalSlim. Es un médico internista que también trata el hipotiroidismo subclínico con el sistema para reestablecer la función de la tiroides, desarrollado por el Dr. Denis Wilson (www.WilsonsTemperatureSyndrome.com). El doctor Cidre trata también otras condiciones de salud relacionadas a la obesidad como diabetes e hipertensión.

Dr. Fernando Álvarez Soto

Caguas, Puerto Rico
Teléfono 787-746-2530
Para problemas con la tiroides. El doctor Fernando Álvarez ofrece ayuda con el sistema creado por el Dr. Denis Wilson que permite reestablecer la función de la tiroides. Este sistema permite que una persona pueda, en muchos casos, evitar el tener que utilizar medicamentos para la tiroides por toda una vida.

ÍNDICE